Ania Carolina Muntau (Hrsg.)
Die 50 wichtigsten Fälle Pädiatrie

Ania Carolina Muntau (Hrsg.)

Die 50 wichtigsten Fälle Pädiatrie

Mit Beiträgen von
Ingo Borggräfe
Claudia Kupzyk
Alexandra Pohl
Christine Prell
Stephanie Putzker
Julia Roeb
Sebastian Schröder
Manuela Steinsdörfer

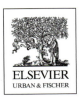

URBAN & FISCHER München

Zuschriften und Kritik an:
Elsevier GmbH, Urban & Fischer Verlag, Hackerbrücke 6, 80335 München. E-mail: medizinstudium@elsevier.de.

Wichtiger Hinweis für den Benutzer
Die Erkenntnisse in der Medizin unterliegen laufendem Wandel durch Forschung und klinische Erfahrungen. Die Autoren dieses Werkes haben große Sorgfalt darauf verwendet, dass die in diesem Werk gemachten therapeutischen Angaben (insbesondere hinsichtlich Indikation, Dosierung und unerwünschten Wirkungen) dem derzeitigen Wissensstand entsprechen. Das entbindet den Nutzer dieses Werkes aber nicht von der Verpflichtung, anhand weiterer schriftlicher Informationsquellen zu überprüfen, ob die dort gemachten Angaben von denen in diesem Buch abweichen und seine Verordnung in eigener Verantwortung zu treffen. Wie allgemein üblich wurden Warenzeichen bzw. Namen (z. B. bei Pharmapräparaten) nicht besonders gekennzeichnet.

Bibliografische Information der Deutschen Nationalbibliothek
Die Deutsche Nationalbibliothek verzeichnet diese Publikation in der Deutschen Nationalbibliografie; detaillierte bibliografische Daten sind im Internet über www.dnb.d-nb.de abrufbar.

Alle Rechte vorbehalten
1. Auflage 2012
© Elsevier GmbH, München
Der Urban & Fischer Verlag ist ein Imprint der Elsevier GmbH.

12 13 14 15 16   5 4 3 2 1

Für Copyright in Bezug auf das verwendete Bildmaterial siehe Abbildungsnachweis.

Das Werk einschließlich aller seiner Teile ist urheberrechtlich geschützt. Jede Verwertung außerhalb der engen Grenzen des Urheberrechtsgesetzes ist ohne Zustimmung des Verlages unzulässig und strafbar. Das gilt insbesondere für Vervielfältigungen, Übersetzungen, Mikroverfilmungen und die Einspeicherung und Verarbeitung in elektronischen Systemen.

Um den Textfluss nicht zu stören, wurde bei Patienten und Berufsbezeichnungen die grammatikalisch maskuline Form gewählt. Selbstverständlich sind in diesen Fällen immer Frauen und Männer gemeint.

Planung: Christina Nußbaum
Lektorat: Bettina Lunk
Redaktion: Elisabeth Dominik, Stockach
Herstellung: Cornelia Reiter, Renate Hausdorf
Satz: abavo GmbH, Buchloe; TnQ, Chennai/Indien
Druck und Bindung: Printer Trento, Trento, Italien
Umschlaggestaltung: SpieszDesign, Büro für Gestaltung, Neu-Ulm
Titelfotografie: © GettyImages/Image Source

ISBN 978-3-437-43301-6
ISBN e-Book 978-3-437-59355-0

Aktuelle Informationen finden Sie im Internet unter **www.elsevier.de** und **www.elsevier.com**.

Vorwort

Seit Inkrafttreten der neuen Ärztlichen Approbationsordnung ist das Medizinstudium in Deutschland wesentlich praxis- und patientenorientierter. Der Unterricht sieht bereits in den ersten Semestern Untersuchungskurse und Patientengespräche vor, im Rahmen studienbegleitender mündlicher Prüfungen und im mündlichen Teil des 2. Teils der Ärztlichen Prüfung soll der Studierende klinische Symptome erkennen und benennen, differenzialdiagnostische Überlegungen anstellen sowie diagnostische und therapeutische Konzepte erstellen. Verständlicherweise stellt dies zunächst eine große Herausforderung dar.

Um Sie dabei zu unterstützen, diese klinisch essenziellen Fähigkeiten für das Fach Pädiatrie zu erlernen und zu trainieren, haben wir die 50 wichtigsten Fälle aus der Kinderheilkunde zusammengetragen und didaktisch aufbereitet. Sie sollen Ihnen dabei helfen, eine charakteristische klinische Situation selbstständig und in der Reihenfolge des praktischen Vorgehens im klinischen Alltag zu evaluieren. Jeder Fall ist systematisch von der Anamnese bis zur Therapie aufgebaut. Das didaktische Konzept mit farbigen Tabellen und aussagekräftigen Abbildungen, Merke-Kästen und Zusammenfassungen wird Sie dabei unterstützen, das Gelesene zu strukturieren und damit dauerhaft zu verinnerlichen. Nach Beschreibung der Anamnese wird der Leser zu Beginn des Kapitels mit einer Serie von Fragen konfrontiert. Im Rahmen der Prüfungsvorbereitung ist es sinnvoll, die Fragen laut und konkret zu beantworten, da die Erfahrung zeigt, dass es Ihnen häufig schwer fällt, Ihr vorhandenes theoretisches Wissen in terminologisch korrekte und zielführende Antworten zu gießen. Das Buch könnte damit auch für Lerngruppen ein hilfreiches Instrument sein.

Ich glaube daran, dass dieses Buch ein weiterer Baustein für die optimale, patientenorientierte Unterrichtsbegleitung und Prüfungsvorbereitung ist. Wie immer standen Sie, die Leser, und Ihre von mir vermuteten Bedürfnisse bei der Schreib- und Redaktionsarbeit im Vordergrund. Es ist mir daher ein großes Anliegen, Ihre Rückmeldungen, Kommentare und Anregungen zu erhalten, um das Buch in Zukunft weiter zu verbessern. Ich wünsche Ihnen Freude mit dem Fach Pädiatrie und viel Erfolg bei Ihren Prüfungen!

München, im Herbst 2011
Ania Carolina Muntau

Danksagungen

Sehr dankbar bin ich meinen Kolleginnen und Kollegen PD Dr. Ingo Borggräfe, Dr. Claudia Kupzyk, Dr. Alexandra Pohl, Dr. Christine Prell, Dr. Stephanie Putzker, Dr. Julia Roeb, Dr. Sebastian Schröder und Dr. Manuela Steinsdörfer für die Erstellung der Fallberichte zu ihren Patienten und die sehr intensive und harmonische Zusammenarbeit. Auch den Mitarbeiterinnen des Elsevier Verlags, mit dem ich im Rahmen anderer Buchprojekte zum Thema Pädiatrie nun bereits seit langer Zeit verbunden bin, möchte ich sehr herzlich für die erneut ausgezeichnete und vertrauensvolle Zusammenarbeit danken. In diesem Fall haben mich Frau Bettina Lunk und Frau Leona Scher durch das Projekt begleitet.

Abkürzungen

A

A., Aa.	Arteria(e)
Abb.	Abbildung
ABPA	allergische bronchopulmonale Aspergillose
ACTH	adrenokortikotropes Hormon
ADH	antidiuretisches Hormon
AF	Atemfrequenz
AGS	adrenogenitales Syndrom
AIDS	Acquired Immunodeficiency Syndrome
AK	Antikörper
ALL	akute lymphatische Leukämie
AML	akute myeloische Leukämie
ANA	antinukleäre Antikörper
ANCA	Anti-Neutrophilen-zytoplasmatische Antikörper
AP	alkalische Phosphatase
aPTT	aktivierte partielle Thrombinzeit
ASCA	Anti-Saccharomyces-cerevisiae-Antikörper
ASD	Vorhofseptumdefekt
ASL	Antistreptolysin
AT-III	Antithrombin III
AV	atrioventrikulär
AZ	Allgemeinzustand

B

BAT	Blutaustauschtransfusion
bds.	beidseits
BE	Broteinheit, Base Excess
BKS	Blutkörperchensenkung
BTK	Bruton-Kinase
BZ	Blutzucker
bzgl.	bezüglich
bzw.	beziehungsweise

C

ca.	circa
CF	zystische Fibrose
CFTR	Cystic Fibrosis Transmembrane Conductance Regulator
CK	Kreatinkinase
CMV	Cytomegalievirus
CO_2	Kohlendioxid
CRP	C-reaktives Protein
CT	Computertomografie

D

d	Tag
DHEAS	Dihydroepiandrostendion
DIC	disseminierte intravasale Koagulopathie
DIOS	distales intestinales Obstruktionssyndrom
DMARD	Disease modifying antirheumatic Drug
DNA	Desoxyribonukleinsäure

E

E. coli	Escherichia coli
EBV	Epstein-Barr-Virus
ED	Einzeldosis
EEG	Elektroenzephalogramm
EHEC	enterohämorrhagische Escherichia coli
EKG	Elektrokardiogramm
ELISA	Enzyme-linked immunosorbent Assay
EMG	Elektromyogramm
EPU	elektrophysiologische Untersuchung
ERCP	endoskopisch retrograde Cholangiopankreatikografie
EZ	Ernährungszustand

F

FFP	Fresh Frozen Plasma
FPIES	Food Protein-induced Enterocolitis Syndrome

G

g	Gramm
GH	Wachstumshormon
GnRH	Gonadotropin-releasing Hormone
GOT	Glutamat-Oxalacetat-Transaminase
GPT	Glutamat-Pyruvat-Transaminase
γ-GT	γ-Glutamyl-Transferase

H

h	Stunde
Hb	Hämoglobin
HBV	Hepatitis-B-Virus
HCO_3^-	Bikarbonat

HCV	Hepatitis-C-Virus		**M**	
HF	Herzfrequenz			
Hg	Quecksilber		m	Meter
Hib	Haemophilus influenzae Typ b		M.	Musculus
HIV	Human Immunodeficiency Virus		mg	Milligramm
HL	Hodgkin-Lymphom		µg	Mikrogramm
HLA	Human Leukocyte Antigen		Min.	Minute(n)
HSV	Herpes-simplex-Virus		ml	Milliliter
HUS	hämolytisch-urämisches Syndrom		mm	Millimeter
HV	Hyperventilation		**MRT**	Magnetresonanztomografie
HVL	Hypophysenvorderlappen			

I

N

IART	intraatriale Reentry-Tachykardie
IE	internationale Einheiten
IgA, G, M	Immunglobuline A, G, M
IGF1	Insulin-like Growth Factor 1
IGF-BP3	Insulin-like Growth Factor 1 Binding Protein
IL	Interleukin
i. m.	intramuskulär
INR	International normalized Ratio
ITP	Immunthrombozytopenie
i. v.	intravenös

N.	Nervus
NEC	nekrotisierende Enterokolitis
NHL	Non-Hodgkin-Lymphom
NNRTI	Nicht-Nukleosid-Reverse-Transkriptase-Inhibitor
NRTI	Nukleosid-Reverse-Transkriptase-Inhibitor
NSAID	nichtsteroidale antiinflammatorische Substanzen
NSAR	nichtsteroidale Antirheumatika

O

ORL	orale Rehydratationslösung

J

JIA	juvenile idiopathische Arthritis
JME	juvenile myoklonische Epilepsie

P

PCR	Polymerasekettenrektion
PDA	persistierender Ductus arteriosus
PET	Positronenemissionstomografie
PI	Proteaseinhibitor
PLED	Periodic lateralized epileptiform Discharges
PML	progressive multifokale Leukenzephalopathie
p. o.	per os
PTT	partielle Thromboplastinzeit

K

Kg KG	Kilogramm Körpergewicht
KOF	Körperoberfläche

R

L

LDH	Laktatdehydrogenase
LE	Lupus erythematodes
LK	Lymphknoten

RF	Rheumafaktor
RNA	Ribonukleinsäure
RR	Blutdruck nach Riva-Rocci
RSV	Respiratory Syncytial Virus

S

s. c.	subkutan
Sek.	Sekunde(n)
SIDS	Sudden Infant Death Syndrome
SIRS	Systemic Inflammatory Response Syndrom
SLE	systemischer Lupus erythematodes
STH	Wachstumshormon
STIKO	ständige Impfkommission
SVT	supraventrikuläre Tachykardie

T

T_3, T_4	Trijodthyronin, Thyroxin
Tab.	Tabelle
TNF	Tumornekrosefaktor
TPO	Thyreoperoxidase
TSH	Thyreoidea Stimulating Hormone

U

u. U.	unter Umständen

V

V., Vv.	Vena, Venae
v. a.	vor allem
VLBWI	Very low Birth Weight Infants
VSD	Ventrikelseptumdefekt
VT	ventrikuläre Tachykardie
VZV	Varicella-Zoster-Virus

W

WPW	Wolff-Parkinson-White(-Syndrom)

Abbildungsnachweis

Abb. 1.1, 42.1, 48.1: Ingo Borggräfe.
Abb. 2.1, 15.2a b, 29.1, 35.1, 38.1, 45.2: Archiv des Dr. von Haunerschen Kinderspitals, Ludwig-Maximilians-Universität München.
Abb. 24.2, 24.3, 40.1, 43.1: Prof. Dr. med. Karl Schneider, Leitung der Abteilung für Radiologie am Dr. von Haunerschen Kinderspital, Ludwig-Maximilians-Universität München mit freundlicher Genehmigung.
Abb. 3.1, 14.1, 27.1, 45.1: Julia Roeb.
Abb. 4.1, 5.1, 11.1, 11.2, 12.1, 15.1a b, 16.2, 20.0, 20.1a b, 23.0, 24.1, 25.1, 28.1, 30.1, 30.2, 33.1, 34.1, 34.2, 37.1, 40.2, 41.1, 50.2a b: Muntau, Ania Carolina: Intensivkurs Pädiatrie, 4. Aufl., Elsevier GmbH, Urban & Fischer Verlag, 2007.
Abb. 6.1, 17.1a b, 18.1, 18.2, 19.1, 23.1: Mayatepek, Ertan: Pädiatrie, 1. Aufl., Elsevier GmbH, Urban & Fischer Verlag, 2007.
Abb. 8.1: Rössler, Helmuth; Rüther, Wolfgang: Orthopädie und Unfallchirurgie, 19. Aufl. Elsevier GmbH, Urban & Fischer Verlag, 2007.
Abb. 12.2, 50.1: Christine Prell.
Abb. 18.3: Claudia Kupczyk.

Abb. 27.2: Leitlinien Pädiatrie (Elsevier GmbH): Endokrinologie, Stand 11/2010, Kapitel Kleinwuchs E1 von Ranke, Michael und Heinrich, Udo E.
Abb. 23.1, 30.1, 30.2: Prof. Dr. med. Christoph Klein, München.
Abb. 44.1: Prof. Dr. med. Tim Niehues, Klinikdirektor der Helios Klinik Krefeld.
Abb. 15.3: Prof. Dr. med. Wolfgang Müller-Felber, München.
Abb. 16.1a b: PD Dr. med Thomas Pfluger, München.
Abb. 31.1: Prof. Dr. med. Thomas Höhn, Hilden.
Abb. 26.3: Prof. Dr. med. Dietrich Michalk, Köln.
Abb. 26.1: Prof. Dr. med. Hans-Iko Huppertz, Bremen.
Abb. 13.1a b, 26.2: Prof. Dr. med. Konrad Brockmeier, Universitätsklinikum Köln.
Abb. 33.2a b: Rumack et al.: Diagnostic Ultrasound, Elsevier Mosby, 2005.
Abb. 46.1: Rothrock et al.: Alexander's care of the patient in surgery, Elsevier Mosby, 2007.
Abb. 49.1a b: Blickman et al.: Pediatric Radiology – the requisites, Elsevier Mosby 2009.
Abb. 13.2: Stefan Elsberger, Planegg.

Inhaltsverzeichnis

01 Abwesenheit und fehlende Ansprechbarkeit (9 Jahre) 1
02 Somnolenz, Trinkschwäche und rezidivierendes Erbrechen (10 Tage) 5
03 Gehäufte Infekte (2 Jahre) 9
04 Asymmetrische Gesichtszüge (7 Jahre) .. 13
05 Erbrechen und Diarrhö (3 Jahre) 17
06 Petechien und Hämatome bei bestem AZ (3 Jahre) 21
07 Bewusstseinsverlust und rhythmische Zuckungen bei Fieber (15 Monate) 25
08 Beinschmerzen, hohes Fieber und Schüttelfrost (4 Jahre) 29
09 Trinkschwäche und vermehrtes Schwitzen (4 Tage) 33
10 Apnoen und Zyanose (4 Wochen) 37
11 Bauchschmerzen und Gewichtsverlust (14 Jahre) 41
12 Gedeihstörung und rezidivierende Bronchitiden (10 Monate) 45
13 Tachykardie (3 Monate) 49
14 Polyurie, Gewichtsabnahme und Bauchschmerzen (5 Jahre) 53
15 Proximal betonte Muskelschwäche, Gnomenwaden und Scapulae alatae (4 Jahre) 57
16 Fehlende Gewichtszunahme und Icterus prolongatus (25 Tage) 61
17 Subfebrile Temperaturen, Lymphadenopathie und Petechien (6 Jahre) 65
18 Akuter Hustenanfall, Zyanose und Atemnot (3 Jahre) 69
19 Somnolenz, Hämaturie und Ödeme (2 Jahre) 73
20 Gelenkschwellung und Hämatome nach Bagatelltrauma (11 Monate) 77
21 Polyurie, Polydipsie und Gewichtszunahme (16 Jahre) 81
22 Schmerzlose Makrohämaturie (9 Jahre) 85
23 Zervikale Lymphadenopathie und Exanthem (12 Jahre) 89
24 Krampfartige Bauchschmerzen und blutig-schleimige Stühle (18 Monate) ... 93
25 Kniegelenkschwellung (7 Jahre) 97
26 Therapieresistentes Fieber, Lymphadenopathie und Lacklippen (18 Monate) 101
27 Kleinwuchs (11 Jahre) 105
28 Trinkschwäche und Ikterus (7 Tage) 109
29 Hohes Fieber, petechiale Einblutungen und Bewusstseinstrübung (4 Jahre) 113
30 Übergewicht und Stimmungstief (13 Jahre) 117
31 Bradykardie, Apnoen, distendiertes Abdomen (Frühgeborenes, 20 Tage) 121
32 Trinkschwäche und Apathie (3 Tage) 125
33 Schwallartiges Erbrechen, Dystrophie und Dehydratation (6 Wochen) 129
34 Geschwollene Augen (8 Jahre) 133
35 Ikterus und Trinkschwäche (4 Tage) 137
36 Lymphknotenschwellung, Abgeschlagenheit und Gewichtsverlust (16 Jahre) 141
37 Schmerzen, Rötung und Überwärmung des Unterschenkels (10 Jahre) 145
38 Bauchschmerzen, Nasenflügeln und Einziehungen (4 Jahre) 149
39 Nächtliche Atemnot, bellender Husten und inspiratorischer Stridor (2 Jahre) ... 153
40 Fieber und Erbrechen (9 Monate) 157
41 Fieber, Gewichtsabnahme und Gelenkschwellungen (11 Jahre) 161
42 Hemifaziale Parästhesien und Kloni, Sprechstörung, Speichelfluss (9 Jahre) .. 165
43 Fieber, trockener Husten, Tachydyspnoe und Einziehungen (3 Monate) 169
44 Fieber, Abgeschlagenheit und Arthralgien (13 Jahre) 173
45 Wachstumsstillstand (13 Jahre) 177

46	Trinkunlust, Dyspnoe und vermehrtes Schwitzen (4 Wochen)	181
47	Schwere Atemwegsinfektionen, Lymphadenopathie und Fieber (2 Jahre)	185
48	Symmetrische Zuckungen und Entwicklungsretardierung (4 Monate)	189
49	Abdominelle Umfangszunahme (2 Jahre)	193
50	Gedeihstörung und Misslaunigkeit (11 Monate)	197
	Register	201

Inhaltsverzeichnis nach Krankheitsbildern

Absence-Epilepsie	1
Adrenogenitales Syndrom	5
Agammaglobulinämie	9
Akute Fremdkörperaspiration	69
Akute Gastroenteritis	17
Akute Immunthrombozytopenie	21
Akute lymphatische Leukämie (ALL)	65
Aortenisthmusstenose	33
Atypisches hämolytisch-urämisches Syndrom	73
Bakterielle Meningitis	37
Diabetes insipidus neurohormonalis	81
Diabetes mellitus Typ 1	53
Fieberkrampf	25
Gallengangsatresie	61
Harnwegsinfektion	157
Hämophilie	77
Hypertrophe Pylorusstenose	129
Icterus neonatorum	137
IgA-Nephritis	85
Infektiöse Mononukleose	89
Invagination	93
Juvenile idiopathische Arthritis	97
Kawasaki-Syndrom	101
Konnatale Hypothyreose	109
Meningokokkensepsis	113
Morbus Crohn	41
Morbus Cushing	117
Muskeldystrophie Duchenne	57
Nekrotisierende Enterokolitis	121
Neonatale Sepsis	125
Nephroblastom	193
Nephrotisches Syndrom	133
Neuroborreliose	13
Non-Hodgkin-Lymphom	141
Osteomyelitis	29
Osteosarkom	145
Pneumonie	149
Pseudokrupp	153
Rheumatisches Fieber	161
Rolando-Epilepsie	165
RSV-Infektion	169
Systemischer Lupus erythematodes	173
Ullrich-Turner-Syndrom	177
Ventrikelseptumdefekt	181
Vertikale HIV-Infektion	185
Wachstumshormonmangel	105
West-Syndrom	189
WPW-Syndrom	49
Zöliakie	197
Zystische Fibrose	45

Inhaltsverzeichnis nach Fachgebieten

Endokrinologie
- 02 Somnolenz, Trinkschwäche und rezidivierendes Erbrechen (10 Tage) 5
- 21 Polyurie, Polydipsie und Gewichtszunahme (16 Jahre) 81
- 27 Kleinwuchs (11 Jahre) 105
- 28 Trinkschwäche und Ikterus (7 Tage) 109
- 30 Übergewicht und Stimmungstief (13 Jahre) 117

Erkrankungen des Neugeborenen
- 09 Trinkschwäche und vermehrtes Schwitzen (4 Tage) 33
- 16 Fehlende Gewichtszunahme und Icterus prolongatus (25 Tage) 61
- 31 Bradykardie, Apnoen, distendiertes Abdomen (Frühgeborenes, 20 Tage) 121
- 33 Schwallartiges Erbrechen, Dystrophie und Dehydratation (6 Wochen) 129
- 35 Ikterus und Trinkschwäche (4 Tage) 137

Gastroenterologie
- 05 Erbrechen und Diarrhö (3 Jahre) 17
- 11 Bauchschmerzen und Gewichtsverlust (14 Jahre) 41
- 16 Fehlende Gewichtszunahme und Icterus prolongatus (25 Tage) 61
- 31 Bradykardie, Apnoen, distendiertes Abdomen (Frühgeborenes, 20 Tage) 121
- 33 Schwallartiges Erbrechen, Dystrophie und Dehydratation (6 Wochen) 129
- 50 Gedeihstörung und Misslaunigkeit (11 Monate) 197

Genetik
- 45 Wachstumsstillstand (13 Jahre) 177

Hämatologie/Gerinnung
- 06 Petechien und Hämatome bei bestem AZ (3 Jahre) 21

HNO und Pulmologie
- 12 Gedeihstörung und rezidivierende Bronchitiden (10 Monate) 45
- 18 Akuter Hustenanfall, Zyanose und Atemnot (3 Jahre) 69
- 38 Bauchschmerzen, Nasenflügeln und Einziehungen (4 Jahre) 149
- 39 Nächtliche Atemnot, bellender Husten und inspiratorischer Stridor (2 Jahre) 153

Immunologie
- 03 Gehäufte Infekte (2 Jahre) 9
- 06 Petechien und Hämatome bei bestem AZ (3 Jahre) 21
- 22 Schmerzlose Makrohämaturie (9 Jahre) 85

Infektionen
- 04 Asymmetrische Gesichtszüge (7 Jahre) 13
- 05 Erbrechen und Diarrhö (3 Jahre) 17
- 08 Beinschmerzen, hohes Fieber und Schüttelfrost (4 Jahre) 29
- 10 Apnoen und Zyanose (4 Wochen) 37
- 23 Zervikale Lymphadenopathie und Exanthem (12 Jahre) 89
- 29 Hohes Fieber, petechiale Einblutungen und Bewusstseinstrübung (4 Jahre) 113
- 32 Trinkschwäche und Apathie (3 Tage) 125
- 38 Bauchschmerzen, Nasenflügeln und Einziehungen (4 Jahre) 149
- 40 Fieber und Erbrechen (9 Monate) 157
- 43 Fieber, trockener Husten, Tachydyspnoe und Einziehungen (3 Monate) 169
- 47 Schwere Atemwegsinfektionen, Lymphadenopathie und Fieber (2 Jahre) 185

Kardiologie
- 09 Trinkschwäche und vermehrtes Schwitzen (4 Tage) 33
- 13 Tachykardie (3 Monate) 49
- 26 Therapieresistentes Fieber, Lymphadenopathie und Lacklippen (18 Monate) 101
- 46 Trinkunlust, Dyspnoe und vermehrtes Schwitzen (4 Wochen) 181

Nephrologie
- 19 Somnolenz, Hämaturie und Ödeme (2 Jahre) 73
- 22 Schmerzlose Makrohämaturie (9 Jahre) 85

34 Geschwollene Augen (8 Jahre)	133
40 Fieber und Erbrechen (9 Monate)	157
49 Abdominelle Umfangszunahme (2 Jahre)	193

Neurologie

01 Abwesenheit und fehlende Ansprechbarkeit (9 Jahre)	1
04 Asymmetrische Gesichtszüge (7 Jahre)	13
07 Bewusstseinsverlust und rhythmische Zuckungen bei Fieber (15 Monate)	25
15 Proximal betonte Muskelschwäche, Gnomenwaden und Scapulae alatae (4 Jahre)	57
42 Hemifaziale Parästhesien und Kloni, Sprechstörung, Speichelfluss (9 Jahre)	165
48 Symmetrische Zuckungen und Entwicklungsretardierung (4 Monate)	189

Onkologie

17 Subfebrile Temperaturen, Lymphadenopathie und Petechien (6 Jahre)	65
36 Lymphknotenschwellung, Abgeschlagenheit und Gewichtsverlust (16 Jahre)	141
37 Schmerzen, Rötung und Überwärmung des Unterschenkels (10 Jahre)	145
49 Abdominelle Umfangszunahme (2 Jahre)	193

Orthopädie/Rheumatologie

25 Kniegelenksschwellung (7 Jahre)	97
41 Fieber, Gewichtsabnahme und Gelenkschwellungen (11 Jahre)	161
44 Fieber, Abgeschlagenheit und Arthralgien (13 Jahre)	173

Stoffwechselerkrankungen

14 Polyurie, Gewichtsabnahme und Bauchschmerzen (5 Jahre)	53

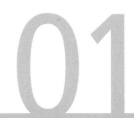

Abwesenheit und fehlende Ansprechbarkeit (9 Jahre)

Sebastian Schröder und Ingo Borggräfe

Anamnese

Thomas ist seit Wochen verträumt und immer wieder abwesend. Sogar die Lehrer haben seine Mutter, Frau Huber, schon darauf angesprochen. Die Noten sind im letzten Halbjahr immer weiter abgesackt und das ausgerechnet in der 4. Klasse. Neulich hat Frau Huber bei den Vorbereitungen zu Thomas' Kindergeburtstag beobachtet, wie er beim Aufblasen eines Luftballons plötzlich für ca. 10 Sekunden vor sich hinstarrte und nicht ansprechbar war. Nun macht sich Frau Huber Sorgen und will wissen, was da los ist.

Untersuchungsbefund

9 Jahre alter Junge in gutem Allgemein- und Ernährungszustand. Klinischer Befund internistisch-pädiatrisch und neurologisch unauffällig.

1. Wie ist die Absence-Epilepsie definiert?

2. Welche Differenzialdiagnosen kommen in Betracht?

3. Welche Provokationsmethoden müssen bei der EEG-Ableitung durchgeführt werden?

4. Welche Arten von EEG-Wellen gibt es?

5. Welche Veränderungen müssen bei der EEG-Befundung beschrieben werden?

6. Wie wird die kindliche Absence-Epilepsie (Pyknolepsie) behandelt?

Fall 01 Abwesenheit und fehlende Ansprechbarkeit (9 Jahre)

1. Absence-Epilepsie

Die Absence-Epilepsie gehört zu den **idiopathischen generalisierten Epilepsien** mit plötzlich auftretendem Bewusstseinsverlust und ebenso abruptem Ende nach einigen Sekunden fehlender Reagibilität. Das EEG zeigt generalisierte 3/Sekunde Spike-and-Wave-Komplexe (➤ Abb. 1.1). Man spricht dann in Abhängigkeit des Alters von **kindlicher Absence-Epilepsie (Pyknolepsie**: Alter 4–10 Jahre, Anfallshäufigkeit hoch, wenig Neigung zu generalisiert tonisch-klonischen Anfällen) und **Absence-Epilepsie des Jugendalters** (Alter 11–16 Jahre, niedrige Anfallsfrequenz, höhere Neigung zu generalisiert-tonisch klonischen Anfällen). Auch bei anderen Epilepsien können Absencen als Anfallssemiologie auftreten. Das **Doose-Syndrom** ist charakterisiert durch Absencen **plus** myoklonische-astatische Anfälle und generalisierte tonisch-klonische Anfälle. Ein Auftreten bei anderen idiopathischen Epilepsien (JME: juvenile myoklonische Epilepsie) ist ebenfalls möglich. Darüber hinaus können Einschränkungen des Bewusstseins auch bei fokalen Epilepsien als Anfallsform

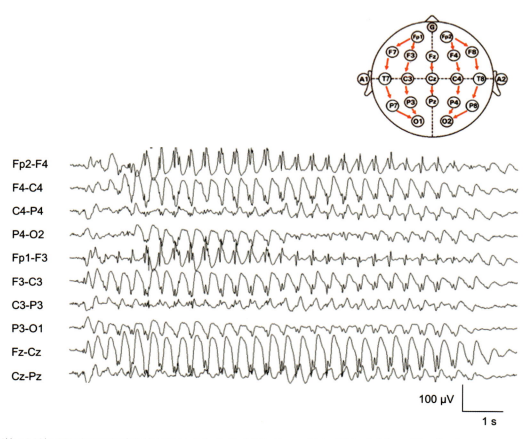

Abb. 1.1 Video-EEG mit Hyperventilation bei Absence-Epilepsie: Wach-EEG mit generalisierten 3/Sekunde Spike-and-Wave-Komplexen.

auftreten. Diese werden als atypische Absencen bezeichnet, da sie gelegentlich weniger abrupt beginnen.

2. Differenzialdiagnosen

Neben der typischen Absence-Epilepsie muss differenzialdiagnostisch gedacht werden an:
- Anfälle im Rahmen fokaler Epilepsien („atypische Absencen").
- **Nicht epileptische** Phänomene: Tagträume, psychogene Anfälle.

3. Provokationsmethoden

Wenn bei einem Patienten der Verdacht auf eine abnorme Hirnfunktion besteht, im Wach- und Ruhezustand jedoch keine hinreichend deutlichen EEG-Anomalien zu erkennen sind, können verschiedene Methoden angewendet werden, die zu einer **Aktivierung abnormer EEG-Tätigkeit** beitragen. Die Antwort auf die Provokationsmethoden ist altersabhängig und kann auch bei Gesunden auftreten, sodass eine Interpretation unter allen Rahmenbedingungen erforderlich ist:
- **Öffnen und Schließen der Augen:** Der Grundrhythmus wird am wachen Patienten mit geschlossenen Augen über der okzipitalen Elektrode bestimmt.
- **Hyperventilation** (HV): Tiefes und schnelles Ein- und Ausatmen mit einer Frequenz von 25–30/Minute über 3–4 Minuten führt zu einer Amplitudenzunahme und Verlangsamung des Grundrhythmus sowie zu einer Zunahme langsamer Wellen. Diese Veränderungen sind bei Epilepsiepatienten ausgeprägter als bei Gesunden. Es kann zur Provokation von Anfällen (z. B. Absencen, generalisiert tonisch-klonische Anfälle) und zu epilepsietypischen Potenzialen v. a. bei generalisierten Epilepsien kommen.
- **Schlaf:** Für die Schlafaktivierung ist ein natürlicher Schlaf gewünscht. Spontanschlaf wird aufgrund der Stresssituation in der Routine-EEG-Ableitung selten erreicht, sodass schlaffördernde Mittel zum Einsatz kommen, die die Schlafarchitektur nicht beeinflussen (Chloralhydrat oder Melatonin p. o.). Durch Schlaf werden epilepsietypische Potenziale bei fokalen und generalisierten Anfällen provoziert; Schlafentzug führt häufiger bei generalisierten Epilepsien zu einem Anfall.
- **Photostimulation**: Dem Patienten werden rasch wiederholte Blitzreize (1–50 Hertz) für jeweils 10 Sekunden präsentiert. Neben dem sog. Photic Driving (eine zentral und okzipital betonte Synchronisation der Hirnaktivität) können insbesondere bei den generalisierten Epilepsien (v. a. JME) generalisiert tonisch-klonische Anfälle oder epilepsietypische Potenziale im EEG ausgelöst werden.

4. EEG-Wellen

Bei der Interpretation eines EEG wird die Frequenz (Wellen/Sekunde in Hertz) und die Amplitude (µV) der EEG-Wellen beurteilt. In Abhängigkeit des Reifegrads des Gehirns sind unterschiedliche Frequenzbereiche und Amplituden normal bzw. pathologisch. Die Frequenz der EEG-Wellen wird in 4 Bereiche unterteilt:
- **Delta-Band:** 0,5–3,5 Hz.
- **Theta-Band:** 4–7 Hz (langsame Wellen).
- **Alpha-Band:** 8–13 Hz (Grundrhythmus über okzipital bei einem gesunden Patienten > 8 Jahre).
- **Beta-Band:** > 13–30 Hz (schnelle Wellen).

5. EEG-Befundung

Befundet werden der **Grundrhythmus** bezüglich Frequenz, Amplitude, Lokalisation und Verteilung, die Morphologie (einschließlich Symmetrie und Modulation), das zeitliche Verhalten/Häufigkeit (Ausprägung) und die Reagibilität (Reaktivität). Hiernach werden pathologische Veränderungen nach dem gleichen Muster wie oben beschrieben:
- **Verlangsamungen** des okzipitalen Grundrhythmus (intermittierend oder kontinuierlich, generalisiert oder multi-/regional).
- **Epilepsietypische Muster**: Häufig mit Epilepsie assoziierte Wellenformen wie Spitzen (Spikes), scharfe Wellen (Sharp Waves), Polyspikes und Spitze-Wellen-Komplexe (Spike-Wave-Komplexe).
- **Besondere Muster**, z. B. triphasische Wellen, periodische Muster (Periodic lateralized epileptiform Discharges, PLED, oder biphasische PLED, BiPLED,

Fall 01 Abwesenheit und fehlende Ansprechbarkeit (9 Jahre)

bei bestimmten Syndromen oder klinischen Konstellationen).
- **Asymmetrien**: Erhöhung der Amplitude trotz physiologischer Aktivität, z. B. bei Knochenlücken oder Erniedrigung der Amplitude, z. B. bei subduralem Hämatom/Hygrom oder kortikalen Resektionen.
- **Koma-Muster**: Delta-Aktivität Koma, Burst Suppression.

Wichtig ist die Beschreibung von vorhandenen Ableitungsartefakten. **Biologische Artefakte** treten z. B. bei Ableitung eines Oberflächen-EMG über die frontalen Elektroden bei Anspannung der Kopfmuskulatur (M. frontalis), durch eine Pulswelle, Lid- und Bulbusbewegungen, Schwitzen, Atembewegungen oder Körperbewegungen auf. Auch das stets mit aufgezeichnete EKG-Signal kann die EEG-Aktivität überlagern und ein Artefakt hervorrufen. Eine Zahnprothese oder Zahnspange kann ebenfalls zu Störungen bei der EEG-Ableitung führen. **Exogene Artefakte** treten bei schlechtem Elektrodensitz, abgerissenen Elektrodenkabeln, Kriechströmen, elektrostatischer Induktion, elektromagnetischer Induktion, Störungen im EEG-Gerät oder bei schlechter Erdung auf. Entscheidend ist, dass eine Befundung des EEG nur bei Kenntnis der vorliegenden Klinik möglich ist. Für eine abschließende Beurteilung muss außerdem die bereits bestehende Medikation inklusive aktueller Medikamentenspiegel bekannt sein.

6. Therapie der Absence-Epilepsie

Medikamente der ersten Wahl bei idiopathischer Absence-Epilepsie sind **Valproat** (VPA), **Lamotrigin** (LTG) und **Ethosuximid** (ESM). Welches der Medikamente zum Einsatz kommt, ist abhängig von Begleiterkrankungen und Nebenwirkungsprofil (VPA ist z. B. kontraindiziert bei Leberfunktionsstörung). Bei unzureichendem Therapieeffekt ist eine **Kombinationstherapie** von VPA mit LTG oder ESM möglich.

Medikamente zweiter Wahl sind z. B. Topiramat (TPM), Levetiracetam (LEV), oder Clobazam (CLB). Bei **therapieresistenter Epilepsie** sollte die weitere Behandlung in einem **Epilepsiezentrum** erfolgen, um die Diagnose zu überprüfen und ggf. eine alternative Therapie einzuleiten (z. B. Vagusnervstimulation, ketogene Diät).

Merke

Zur EEG-Befundung werden **Grundrhythmus** der Hirnaktivität, generalisierte und/oder regionale **Verlangsamungen** sowie epilepsietypische und weitere besondere **Muster** beschrieben. Nur in Kenntnis der Klinik und der bestehenden medikamentösen Therapie ist eine abschließende Beurteilung des EEG und eine Therapieempfehlung durch einen erfahrenen pädiatrischen Neurologen möglich und für den Patienten hilfreich.

Zusammenfassung

Die typische **Absence-Epilepsie** gehört zu den **idiopathischen generalisierten Epilepsien**. In Abhängigkeit der Anfallshäufigkeit und des Alters des Patienten bei Erstmanifestation unterscheidet man die **Pyknolepsie** im Klein-/Schulkindalter mit häufiger Anfallsfrequenz und die **jugendliche Absence-Epilepsie** mit selteneren Anfällen von kurzer Dauer bei älteren Kindern. Klinisch zeigt sich Abwesenheit, z. T. mit nestelnden Bewegungen oder Blinzeln. Im EEG zeigen sich typischerweise **generalisierte 3 Hz/s Spike-and-Wave-Komplexe**, die sich durch Hyperventilation oder in den oberflächlichen Schlafstadien provozieren lassen. Eine genetische Prädisposition ist bekannt. Die medikamentöse Therapie besteht meist aus Valproat, Lamotrigin oder Ethosuximid. Abzugrenzen sind Epilepsien mit **atypischen Absencen**, welche einen fokalen Ursprung haben und sehr ähnlich imponieren können, aber meist langsamer beginnen und enden.

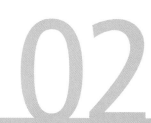

Somnolenz, Trinkschwäche und rezidivierendes Erbrechen (10 Tage)

Manuela Steinsdörfer

Anamnese

Chris, 10 Tage alt, wird wegen zunehmender Müdigkeit, Trinkunlust und rezidivierenden Erbrechens vorgestellt. Die Eltern berichten, dass der Junge als erstes gemeinsames Kind termingerecht nach unkomplizierter Schwangerschaft entbunden wurde, das Geburtsgewicht lag bei 3.490 g. Die postnatale Adaptation gestaltete sich komplikationslos, sodass Chris am 3. Lebenstag auf dringenden Wunsch der Eltern aus der Geburtsklinik entlassen wurde. Die Durchführung des Neugeborenen-Screenings lehnten die Eltern ab, da die Untersuchung auf angeborene Hormon- und Stoffwechselstörungen bei den Kindern aus jeweils erster Ehe unauffällig gewesen war.

Untersuchungsbefunde

10 Tage alter männlicher Säugling in deutlich reduziertem AZ. Gewicht 3.230 g (25. Perzentile), Temperatur 37 °C. Haut rosig-ikterisch, reduzierter Hautturgor. Fontanelle leicht unter Niveau. Reflexe altersgemäß. Genitale männlich, Hoden beidseits deszendiert, Skrotum gefältelt, leicht hyperpigmentiert. Cor, Pulmo und Abdomen unauffällig.

Laborbefunde

Leukozyten 11.000/µl, Hb 17 g/dl, Thrombozyten 325.000/µl, CRP < 0,5 mg/dl, Natrium 129 mmol/l, Kalium 6,5 mmol/l, BGA: pH 7,28, BE –11 mmol/l, HCO_3^- 10 mmol/l, pCO_2 20 mmHg.

1. Wie lautet Ihre Verdachtsdiagnose?

2. Beschreiben Sie die Pathogenese der Erkrankung.

3. Welche Untersuchungen führen Sie durch?

4. Welche Therapie leiten Sie unverzüglich und langfristig ein?

5. Wie hoch ist das Wiederholungsrisiko?

6. Welche Maßnahmen ergreifen Sie bei einer erneuten Schwangerschaft?

Fall 02 Somnolenz, Trinkschwäche und rezidivierendes Erbrechen (10 Tage)

1. Verdachtsdiagnose
Die Blutuntersuchung zeigt eine **metabolische Azidose** mit **Hyperkaliämie** und **Hyponatriämie**. Es zeigen sich am 10. Lebenstag klinische Zeichen der **Dehydratation** (reduzierter Hautturgor, eingesunkene Fontanelle) bei einem Gewicht deutlich unter dem Geburtsgewicht. Die körperliche Untersuchung ergibt darüber hinaus eine **Hyperpigmentierung** und **vermehrte Fältelung des Skrotums**. Aufgrund dieser Konstellation sollte der dringende Verdacht auf ein **adrenogenitales Syndrom (AGS) mit Salzverlust** gestellt werden.

2. Pathogenese
Pathogenetisch handelt es sich um einen **angeborenen Enzymdefekt** in der Kortisolbiosynthese, welcher einem autosomal rezessiven Erbgang folgt und zu einer **verminderten Kortisolbildung** mit nachfolgend erhöhter ACTH-Ausschüttung (ACTH: adrenokortikotropes Hormon) führt. In 95 % der Fälle kommt es zu einer Störung der Konversion von 17-Hydroxyprogesteron zu 11-Deoxykortisol aufgrund einer verminderten 21-Hydroxylase-Aktivität. Die vermehrte ACTH-Ausschüttung führt zu einer Anhäufung der gemeinsamen Vorstufen von Kortisol und Androgenen, die angesichts des Syntheseblocks in der Kortisolsynthese vermehrt zu Androgenen abgebaut werden. Der **Androgenüberschuss** führt bei Mädchen zu einer Störung der sexuellen Differenzierung mit pränataler **Virilisierung** (➤ Abb. 2.1) sowie zu einer **verfrühten Pubertätsentwicklung** bei beiden Geschlechtern. Kommt es zusätzlich zu einer **Störung der Aldosteronsynthese**, kann hieraus eine schwere **Salzverlustsymptomatik** mit Dehydratation, Hyperkaliämie und Hyponatriämie resultieren.

> **Merke**
>
> In 95 % der Fälle liegt dem AGS ein Defekt der **21-Hydroxylase** zugrunde. In 75 % der Fälle handelt es sich um einen kompletten Defekt mit Salzverlust (klassisches AGS mit Salzverlust) und in 25 % der Fälle um einen partiellen Defekt ohne Salzverlust (klassisches, einfach virilisierendes AGS). Weitere Enzymdefekte können die **11-Hydroxylase** sowie **3-β-Hydroxysteroiddehydrogenase** betreffen.

3. Diagnostik
Bei Verdacht auf ein AGS sollten folgende Untersuchungen durchgeführt werden:
- Körperliche Untersuchung mit genauer **Inspektion des Genitales**.
- Blutuntersuchung: **Erhöhung von 17-OH-Progesteron** sowie Dehydroepiandrostendionsulfat (DHEAS), Androstendion und Testosteron im Serum bei stark **erniedrigtem Kortisol**.
- Hormonstimulationstest (**ACTH-Kurztest**): unzureichender Kortisolanstieg bei exzessivem 17-OH-Progesteronanstieg.
- Genetik: **Chromosomenanalyse** zur Bestimmung des chromosomalen Geschlechts, **DNA-Analyse** zum Mutationsnachweis.

4. Therapie
Bei Vorliegen einer Salzverlustkrise im Rahmen eines AGS sollte eine sofortige intensivmedizinische Überwachung eingeleitet werden. Nach einer Blutentnahme sowie der Asservierung weiterer Blutproben zur anschließenden Hormonbestimmung und genetischen Untersuchung stehen zunächst die Therapie der Hypo-

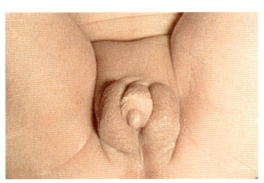

Abb. 2.1 Virilisiertes Genitale bei einem weiblichen Neugeborenen mit AGS.

tension, Dehydratation und Elektrolytentgleisung sowie der **Ausgleich des Kortisolmangels** im Vordergrund. Hierzu erfolgen die intravenöse Flüssigkeitssubstitution mit NaCl 0,9 % sowie die Verabreichung von Hydrokortison in Stressdosierung (100 mg/m² KOF). Nach der Stabilisierung des Patienten erfolgt die Umstellung auf eine lebenslange Dauertherapie. Ziel ist hierbei, Kortisol in einer Menge zu verabreichen, die eine **Reduktion der überschießenden ACTH-Ausschüttung und Androgenproduktion** und damit ein normales Längenwachstum sowie eine normale Sexualentwicklung und -funktion ermöglicht. Hierzu wird **Hydrocortison** in einer Dosierung von 10–20 mg/m² KOF/d in 3 ED verabreicht. Bei Vorliegen eines Salzverlustsyndroms werden zusätzlich Mineralokortikoide gegeben (Fludrocortison 0,05–0,3 mg/d in 2 ED).

Merke

Beim Vorliegen eines AGS ist eine **lebenslange Substitution von Kortisol** notwendig. Da in Stresssituationen (z. B. Infektion, Fieber, Operation) der Kortisolbedarf erhöht ist, wird in diesen Phasen die Dosis verdreifacht.

5. Wiederholungsrisiko

Da es sich beim AGS um eine **autosomal rezessiv** vererbte Erkrankung handelt, ist davon auszugehen, dass der Patient homozygoter und die Eltern heterozygote Merkmalsträger sind. Ein weiteres, gemeinsames Kind dieser Eltern hat daher ein **Risiko von 25 %,** ebenfalls an einem AGS erkrankt zu sein.

6. Maßnahmen bei erneuter Schwangerschaft

Bei erneuter Schwangerschaft kann im Rahmen eines experimentellen Therapieansatzes zur Unterdrückung der kindlichen Androgenproduktion die Therapie der Schwangeren mit **Dexamethason** erfolgen. Hierdurch lässt sich die Virilisierung eines weiblichen Feten verhindern. In der 9. Schwangerschaftswoche erfolgt dann die Chorionzottenbiopsie zur Bestimmung von Geschlecht und Genotyp des Kindes. Nur im Falle eines weiblichen Feten **mit** homozygoter Merkmalsträgerschaft erfolgt dann die Therapiefortführung bis zur Geburt.

Zusammenfassung

Das **adrenogenitale Syndrom** ist mit 1 : 11.000 Fällen die häufigste Form der Nebennierenrindeninsuffizienz im Kindesalter. **Ätiologisch** handelt es sich um einen Enzymdefekt der Kortisolbiosynthese, wodurch es zu einer vermehrten Androgenproduktion kommt. Dies führt bei Mädchen zu einer Störung der sexuellen Differenzierung mit pränataler Virilisierung sowie zu einer verfrühten Pubertätsentwicklung bei beiden Geschlechtern. Darüber hinaus besteht in 75 % der Fälle eine Mitbeteiligung der Aldosteronsynthese, wodurch es zu einem schweren Salzverlustsyndrom kommen kann. **Laborchemisch** wird die Erkrankung durch eine vermehrte 17-Hydroxyprogesteron-Konzentration im Serum nachgewiesen. Dieser Parameter wird bereits im Rahmen des erweiterten Neugeborenenscreenings bestimmt und liefert den entscheidenden Hinweis auf das Vorliegen eines adrenogenitalen Syndroms. Zudem zeigt sich bei einem Salzverlustsyndrom aufgrund des Aldosteronmangels die Elektrolytkonstellation einer Hyperkaliämie und Hyponatriämie. Zu den wichtigsten **diagnostischen Maßnahmen** zählen die ausführliche körperliche Untersuchung mit Inspektion des Genitales, der ACTH-Kurztest sowie die genetische Untersuchung mittels Chomosomenanalyse und Mutationsnachweis. **Therapeutisch** muss dem Nachweis eines AGS eine lebenslange orale Kortisolsubstitution folgen. Zudem wird bei Vorliegen eines Salzverlustsyndroms Fludrocortison verabreicht.

Gehäufte Infekte (2 Jahre)
Julia Roeb

Anamnese
Florian, 2 Jahre alt, wird in Ihrer Praxis vorgestellt. Geburt, Schwangerschaftsverlauf und die bisherige Entwicklung verliefen unauffällig. Der Junge leidet jedoch an häufigen Infekten. Mit 8 Monaten fiel seiner Mutter erstmalig eine schlechte Wundheilung auf. Aus einer Schürfwunde entstand ein Abszess, der stationär mit intravenösen Antibiotika behandelt wurde. Seither erhielt Florian viermal aufgrund von Otitiden eine antibiotische Therapie. Vor einer Woche wurde er nach einem 10-tägigen stationären Aufenthalt bei Pneumonie nach Hause entlassen und jetzt leidet er erneut unter einer Rhinitis.

Untersuchungsbefund
2 5/12 Jahre alter Junge in gutem Allgemein- und Ernährungszustand. Größe 84 cm (10. Perzentile), Gewicht 16 kg (25. Perzentile), Temperatur 38,3 °C, HF 87/Min., RR 80/60 mmHg. Seröse Rhinitis, geröteter Rachenring ohne Beläge. Kleine Tonsillen beidseits. Die weitere körperliche Untersuchung ergibt einen altersentsprechenden Befund.

Laborbefunde
Hb 12,2 g/dl; Leukozyten 13.200/µl, Thrombozyten 501.000/µl; Differenzialblutbild: Stabkernige 1 %, Segmentkernige 40 %, Eosinophile 1 %, Monozyten 13 %, Lymphozyten 45 %. Klinische Chemie unauffällig. IgG < 60 mg/dl, IgM 1,0 mg/dl.

1. An welche Erkrankung denken Sie? Welche weiterführende Diagnostik veranlassen Sie?

2. Können Sie die Erkrankung näher beschreiben?

3. Erläutern Sie die Pathogenese.

4. Welche therapeutischen Möglichkeiten ergeben sich?

Fall 03 Gehäufte Infekte (2 Jahre)

1. Diagnostik
Die rezidivierenden bakteriellen Infekte mit wiederholten stationären Aufenthalten und der Notwendigkeit intravenöser antibiotischer Therapien lassen an einen primären Immundefekt denken.

Klinische Warnsignale für einen Immundefekt sind:
- Mindestens 8 Ohrinfektionen innerhalb 1 Jahres.
- Mindestens 2 ernsthafte Entzündungen der Nasennebenhöhlen innerhalb 1 Jahres.
- Mehr als 2 Lungenentzündungen innerhalb 1 Jahres.
- Mehr als 2 lebensbedrohliche Infektionen.
- Einnahme von Antibiotika über 2 Monate ohne klinische Besserung.
- Notwendigkeit der Gabe intravenöser Antibiotika.
- Rezidivierende, tiefe Abszesse der Haut und/oder anderer Organe.
- Hartnäckiger Pilzbefall des Mundschleimhaut oder anderer Hautpartien jenseits des 1. Lebensjahres.
- Angeborene Immundefekte in der Familie.
- Gedeih- und Wachstumsstörungen.

Eine **immunologische Diagnostik** ist im vorliegenden Fall indiziert.

Bereits die klinische Untersuchung kann aufgrund einer **Hypoplasie des lymphatischen Gewebes** Hinweise geben. Trotz der rezidivierenden Infekte haben die Patienten kleine Tonsillen, eine kleine Milz und typischerweise keine Lymphadenopathie. Ein sorgfältiger dermatologischer Status (Haut, Haare, Nägel, Graft-versus-Host-Zeichen [GvH-Zeichen]) sollte erhoben werden.

Einen entscheidenden Hinweis ergibt die Bestimmung der **Immunglobulin-Konzentrationen** für IgG, IgM, IgE und IgA. Zeigen sich wie bei Florian ein nicht messbares Serum-IgG sowie erniedrigte Spiegel für IgA, IgM und IgE, besteht der Verdacht auf einen schweren Immundefekt, eine **Agammaglobulinämie**.

In der Eiweißelektrophorese zeigt sich ein fehlender γ-Peak.

Bei einer Agammaglobulinämie werden keine **Impfantikörper** gebildet. Somit empfiehlt sich die Bestimmung z.B. von Diphtherie- und Tetanus-Antikörpern (ELISA). Diese liegen bei einem Immundefekt unterhalb der Nachweisgrenze.

Bestimmt man die **Lymphozytensubpopulationen**, lässt sich bei der Agammaglobulinämie das Fehlen zirkulierender B-Zellen (CD19) nachweisen.

Ergänzend sollten chronische Erkrankungen, die mit Immundefekten assoziiert sein können, ausgeschlossen werden (z.B. Infektionen mit HIV, HBV, HCV).

Zur Abklärung einer Agammaglobulinämie sollte eine genetische Untersuchung der 19 kodierenden Exons des BTK-Gens (BTK: Bruton-Kinase) auf dem langen Arm des X-Chromosoms angeschlossen werden.

2. Morbus Bruton
Die infantile Agammaglobulinämie ist der erste beschriebene Immundefekt (1952, Odgen C. Bruton). Er wird X-chromosomal rezessiv vererbt. Somit erkranken nur Jungen. Die Erkrankung wird von weiblichen Konduktorinnen übertragen. Die Häufigkeit beträgt 1 : 100.000. Nach der Geburt besteht ein Nestschutz, sodass die Symptome meist im Alter von 6–9 Monaten auftreten. Die Kinder neigen zu rezidivierenden, oft schwer verlaufenden bakteriellen Infektionen. Typische Erkrankungen sind die Sinusitis, Otitis, Pneumonie, Meningitis, Osteomyelitis und Sepsis. Die Erreger der Infektionen sind die typischen Erreger dieser Altersgruppe (Staphylococcus aureus, Haemophilus influenzae, Pneumokokken und Meningokokken). Meist handelt es sich um Infekte des Respirationstrakts. Chronische Verläufe der Sinusitis und Otitis, Bronchitis sowie die Entstehung von Bronchiektasien sind häufige Folgen. Ein Zusammenhang mit einer erhöhten Inzidenz von lymphoretikulären Malignomen, kolorektalen Karzinomen und Adenokarzinomen des Gastrointestinaltrakts ist beschrieben.

Wichtig ist es, einen transitorischen IgG-Mangel, der in den ersten Lebensjahren häufig ist, abzugrenzen. Hierbei liegt ebenfalls ein erniedrigtes Serum-IgG vor. Spezifische Antikörper sind jedoch nachweisbar.

3. Pathogenese
Der X-chromosomal vererbten Agammaglobulinämie Typ Bruton liegt ein Defekt der B-Zell-Proteintyrosinkinase (Bruton-Kinase, BTK) zugrunde. Es folgt eine

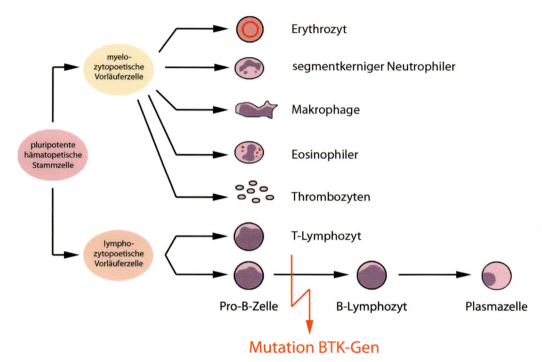

Abb. 3.1 Pathogenese der infantilen Agammaglobulinämie (nach Ballow et al. 2002 und Andreesen/Heimpel 2009).

gestörte Differenzierung von Prä-B-Zellen zu B-Zellen. Es kommt zu einem nahezu kompletten Fehlen von B-Zellen und Plasmazellen (➤ Abb. 3.1). Im Knochenmark können Prä-B-Zellen nachgewiesen werden. Die zelluläre Immunität ist hierbei nicht betroffen. Die Häufigkeit liegt bei 1 : 50.000 bis 1 : 100.000.

Merke

Bei erniedrigten Immunglobulin-Konzentrationen sollte an einen B-Zell-Defekt oder an einen kombinierten B-/T-Zell-Defekt gedacht werden. Zur Basisdiagnostik gehören folgende Maßnahmen:
- Genaue **Anamneseerhebung** (vor allem Infekt-Anamnese, Entwicklung, familiäre Erkrankungen).
- Bei der klinischen Untersuchung ist es besonders wichtig, ein Augenmerk auf die **lymphatischen Organe** zu richten.
- Bei der **immunologischen Basisdiagnostik** sollten Blutbild und Differenzialblutbild, Immunglobuline (Isotypen, IgG-Subklassen, Isohämagglutinine), Lymphozytensubpopulationen und ggf. CH50 (Basisdiagnostik bei Komplementdefekten) erfolgen.
- Bei dem Verdacht auf eine Agammaglobulinämie sollte eine Bestimmung von **Impfantikörpern** angeschlossen werden.
- Letztendlich erfolgt eine **molekulare Diagnostik** (Mutationsanalyse des BTK-Gens).

4. Therapie

Entscheidend ist eine **frühzeitige antibiotische Behandlung** bei Infektionen.

Lebendimpfungen dürfen bei Patienten mit einer Agammaglobulinämie nicht erfolgen.

Fall 03 Gehäufte Infekte (2 Jahre)

Die grundlegende Behandlung besteht in einer regelmäßigen **Immunglobulin-Substitution**. Diese kann **intravenös** oder **subkutan** erfolgen. Die intravenöse Gabe erfolgt alle 3–4 Wochen unter ärztlicher Kontrolle. Die Dosierung liegt bei 100–200 mg/kg KG.

Die subkutane Applikation erfolgt über eine batteriebetriebene Pumpe und kann als Heimtherapie durchgeführt werden. Die Dosis liegt bei 100–150 mg/kg KG/Woche. Die subkutanen Gaben erfolgen 1–3 ×/Woche. Durch die Therapie soll ein Serum-IgG-Wert zwischen 300 und 600 mg/dl erreicht werden.

Zusammenfassung

Bei der **infantilen Agammaglobulinämie** beginnt die Symptomatik im Alter von 6–9 Monaten (Ende Nestschutz). Sie wird X-chromosomal rezessiv vererbt. Eine genaue Anamneseerhebung mit Familien-Stammbaum ist notwendig. Klinisch leiden die Patienten an rezidivierenden schweren, meist **bakteriellen Infektionen.** Kompliziert wird die Erkrankung durch chronische Verläufe (v. a. chronische Lungenerkrankungen wie Bronchiektasen). Typische Befunde sind nicht nachweisbare zirkulierende B-Zellen bei nicht beeinträchtigter, intakter T-Zell-Funktion, fehlende oder niedrige Immunglobulin-Konzentrationen, eine fehlende Impf-Antikörperbildung sowie das Fehlen der Isohämagglutinine (Anti-A, Anti-B). Gesichert werden kann die Diagnose durch den Nachweis einer Mutation im BTK-Gen. Diese verursacht eine gestörte Differenzierung von Prä-B-Zellen zu B-Zellen.
Die Therapie besteht in einer lebenslangen subkutanen oder intravenösen **Immunglobulin-Gabe**.

Asymmetrische Gesichtszüge (7 Jahre)

Julia Roeb

Anamnese
Seit drei Tagen ärgert sich Hendriks Mutter über ihren 7-jährigen Sohn, da ihm beim Zähneputzen immer Zahnpasta aus dem Mund auf sein Hemd tropft. Erst am Folgetag bemerkt sie, dass die Mimik der rechten Gesichtshälfte nahezu fehlt und sein rechtes Auge tränt. Der Junge ist ruhiger als sonst und oft müde. Obwohl sich Hendrik sonst gut fühlt, fahren seine Eltern mit ihm in die Kinderklinik.

Untersuchungsbefund
7 $^{3}/_{12}$ Jahre alter Patient, Größe 124 cm, Gewicht 23 kg, Temperatur 37,5 °C, HF 98/Min., RR 95/60 mmHg. Hängender Mundwinkel rechts. Pfeifen, Stirnrunzeln und Aufblasen der Wangen sind nicht möglich. Inkompletter Lidschluss und verstärkter Tränenfluss des rechten Auges. Kein Meningismus. Weitere klinische und neurologische Untersuchung altersentsprechend.

Laborbefunde
Leukozyten 8.000/μl; Differenzialblutbild unauffällig; CRP 0,9 mg/dl. Serum-Glukose 74 mg/dl. Klinische Chemie unauffällig; Lumbalpunktion: Zellen 900/3 (87 % Lymphozyten), Eiweiß 65 mg/dl, Glukose 52 mg/dl, Laktat 1,5 mmol/l.

1. Wie lautet Ihre Verdachtsdiagnose?

2. Ist eine weiterführende Diagnostik erforderlich? Nennen Sie Untersuchungen, die Ihre Verdachtsdiagnose bestätigen.

3. Welche Differenzialdiagnosen fallen Ihnen ein?

4. Beschreiben Sie die Stadieneinteilung der Erkrankung.

5. Skizzieren Sie Behandlung und Prophylaxe der Erkrankung.

Fall 04 Asymmetrische Gesichtszüge (7 Jahre)

1. Verdachtsdiagnose

Plötzlich und ohne vorheriges Trauma kam es zum Auftreten der Symptomatik. Die körperliche Untersuchung bei Hendrik ergibt den Verdacht auf eine **periphere Fazialisparese** rechts. Er ist ein altersentsprechend entwickelter Junge ohne Vorerkrankungen.

Die **Lyme-Borreliose** mit ZNS-Beteiligung (Neuroborreliose) ist die häufigste verifizierbare Ursache für eine akute Fazialisparese im Kindesalter. Diese kann einseitig oder beidseitig auftreten. Der Befund der Lumbalpunktion zeigt eine **lymphozytäre Pleozytose** mit gering erhöhtem Eiweiß bei Glukose und Laktat im Normbereich. Diese Untersuchungsergebnisse stützen die Verdachtsdiagnose (➤ Tab. 4.1). Die **Lyme-Borreliose** wird durch die humanpathogenen Erreger Borrelia burgdorferi (Borrelia burgdorferi sensu lato, Borrelia afzelii, Borrelia garinii) verursacht. Borrelien sind spiralartige, bewegliche Mikroorganismen ohne Geißeln. Sie gehören neben Leptospiren und Treponemen zur Familie der **Spirochäten**. Der Erreger wird von der Zecke **Ixodes ricinus** („Holzbock") übertragen. In weniger als 10 % der Fälle führt der Biss durch eine infizierte Zecke zu einer Serokonversion. Bei ca. 3 % der Patienten kommt es zu einer klinischen Manifestation der Erkrankung. Es besteht eine saisonale Häufung im Frühsommer und Herbst. Die akute Fazialisparese (**Neuroborreliose**) ist eine disseminierte Form der Erkrankung, die das Nervensystem betrifft. Meist ist der Zeckenbiss nicht erinnerlich. Die Neuroborreliose tritt in der Regel Wochen bis Monate nach einem Zeckenbiss auf.

2. Diagnostik

Neben der eingehenden körperlichen Untersuchung sind umfangreiche Laboruntersuchungen von Blut (Serum) und Liquor erforderlich. Im Serum sollten die borrelienspezifischen **IgM**- und **IgG-Antikörper** bestimmt werden. IgM-Antikörper sind 3–4 Wochen nach Infektion nachweisbar. 6–8 Wochen nach dem Zeckenbiss können in der Regel spezifische IgG-Antikörper im Serum nachgewiesen werden.

Die **Liquordiagnostik** zur Diagnosesicherung und zur Abgrenzung von einer viralen oder bakteriellen Meningitis ist unerlässlich. Bei einer Neuroborreliose liegt eine **lymphozytäre Pleozytose** sowie eine Blut-Liquor Schrankenstörung vor (➤ Tab. 4.1).

In der Regel lässt sich eine **borrelienspezifische intrathekale Antikörpersynthese** durch Bestimmung des Serum-/Liquor-Indexes nachweisen. Diese intrathekale Antikörpersynthese ist meist schon in der 2. oder 3. Krankheitswoche messbar. Die spezifischen IgM- und IgG-Antikörpertiter im Serum und/oder Liquor können noch Jahre nach einer behandelten Borreliose persistieren. Eine Titererhöhung lässt daher nicht automatisch den Rückschluss auf eine aktive Infektion mit Borrelien zu. Eine sichere Diagnose kann nur zusammen mit der Anamnese, den klinischen Befunden und den Laborwerten aus Serum und Liquor gestellt werden. Zum Erregernachweis sollten stets eine Liquorkultur (Ausschluss einer bakteriellen Meningitis) und eine Blutkultur abgenommen werden. Ein Borrelien-Nachweis mittels PCR gehört nicht zur Standarddiagnostik, da ein positives Ergebnis keine Unterscheidung zwischen akuter, chronischer oder durchgemachter Infektion zulässt. Das PCR-Ergebnis kann somit

Tab. 4.1 Liquorbefunde bei Meningitis versus Neuroborreliose

	Bakterielle Meningitis	Virale Meningitis	Neuroborreliose
Makroskopischer Aspekt	Trüb	Klar	Klar
Leukozyten/μl	> 1.000/μl	< 1.000/μl	< 1.000/μl
Zelltyp	Granulozyten	Lymphozyten	Lymphozyten
Glukose	< ⅔ der Blutglukose	≥ ⅔ der Blutglukose	≥ ⅔ der Blutglukose
Eiweiß	> 100 mg/dl	< 100 mg/dl	Variabel
Laktat	Erhöht	Normal	Normal

nur in Zusammenhang mit der Klinik und der Antikörper-Serologie interpretiert werden.

3. Differenzialdiagnosen

Das klinische Leitsymptom ist eine periphere Fazialisparese rechts. Es kommt zu einer schlaffen Lähmung aller vom N. facialis innervierten Muskeln (Lähmungen im Stirn-, Augen-, Mundbereich). Ursache kann eine Störung im Bereich der Hirnnervenkerne (Nucleus nervus facialis) oder im Hirnnervenverlauf sein. Im Gegensatz dazu liegt bei der zentralen Fazialisparese die Schädigung im Bereich der 1. Motoneurone. Meist liegt eine Schädigung im Bereich des Gyrus praecentralis oder Tractus corticonuclearis vor. Der Stirnast erhält Informationen aus beiden Hirnhälften, sodass die mimische Muskulatur der oberen Gesichtshälfte bei einer Lähmung vom zentralen Typ nicht betroffen ist.

Obwohl die Gesichtslähmung das häufigste Symptom der Neuroborreliose bei Kindern ist, können im Rahmen der Erkrankung auch Visusveränderungen, Augenmuskelparesen oder Hörminderungen auftreten. Die häufigsten Differenzialdiagnosen sind:

- Idiopathische Fazialisparese (Bell-Parese): fokale Schwellung des Nervs im knöchernen Fazialiskanal durch eine Entzündung unklarer Genese (ca. 70 % der Fälle).
- Akute Mittelohrentzündungen, Mastoiditis, Zoster oticus.
- Guillain-Barré-Syndrom.
- Verletzungen im Gesichts- oder Kopfbereich.
- Primäre Hirntumoren und Hirnmetastasen.

4. Lyme-Borreliose

Hinter dem Begriff **Lyme-Borreliose** verbirgt sich eine Multisystemerkrankung, die auf das humanpathogene Bakterium **Borrelia burgdorferi** zurückzuführen ist. Die Erkrankung verläuft in drei Stadien und kann lokalisiert oder generalisiert auftreten.

- **Stadium I:** Das **Erythema chronicum migrans** (rötlich-livide, rundliche Verfärbung der Haut mit zentrifugaler Ausbreitung und zentraler Abblassung, ➤ Abb. 4.1) deutet auf eine frühe Phase (Tage bis Wochen) der Infektion hin und wird gelegentlich von grippeähnlichen Allgemeinsymptomen begleitet. Das **Borrelien-Lymphozytom** ist ebenfalls eine lokalisierte Form der Infektion. Es imponiert als derber, geröteter, solitärer Hauttumor v. a. an Ohren, Mamillen und Skrotum.
- **Stadium II:** Es sind überwiegend das Nervensystem, die Gelenke (Arthralgien und Arthritiden – meist **Monoarthritis** des Kniegelenks) und das Herz (Karditis, Perikarderguss) betroffen. Diese Symptome manifestieren sich Wochen bis Monate nach dem Zeckenbiss. Die häufigste Manifestation der Neuroborreliose im Kindesalter sind die **periphere Fazialisparese** und die **Meningitis**. Das **Garin-Bujadoux-Bannwarth-Syndrom** (Meningoradikuloneuritis) tritt häufiger im Erwachsenenalter auf. Es ist durch radikuläre Schmerzen meist in der Region des Zeckenbisses, Paresen, Hirnnervenausfälle und Sensibilitätsstörungen charakterisiert.
- **Stadium III:** Spätmanifestation bzw. chronische Form. Diese ist durch **chronische Arthritiden**, eine **Enzephalomyelitis** und eine **Acrodermatitis chronica atrophicans** gekennzeichnet. Diese Symptome treten erst nach mehreren Monaten bis Jahren auf.

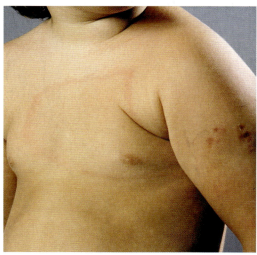

Abb. 4.1 Lyme-Borreliose: Erythema chronicum migrans. Livide Verfärbung mit zentrifugaler Ausbreitung und zentraler Abblassung.

Fall 04 Asymmetrische Gesichtszüge (7 Jahre)

Die Acrodermatitis chronica atrophicans sieht man fast ausschließlich im Erwachsenenalter.

5. Prophylaxe und Therapie

Die beste Prophylaxe ist schützende Kleidung. Wichtig ist eine gute Inspektion des Körpers nach Aufenthalten in Endemie-Gebieten. Zecken werden mit geeignetem Werkzeug (Pinzette, Zeckenzange) entfernt. Andere Methoden, insbesondere Öle oder Klebstoff zur Zeckenentfernung, sind obsolet. Eine routinemäßige prophylaktische Therapie mit Antibiotika nach Zeckenbiss wird nicht empfohlen. Der Betroffene sollte jedoch über die möglichen Symptome der Erkrankung aufgeklärt werden.

Die Prognose ist günstiger, wenn frühzeitig mit der Behandlung begonnen wird!

Im **Stadium I** erfolgt eine **orale Therapie mit Amoxicillin** oder alternativ Doxycyclin bei Kindern > 9 Jahre für mindestens 10 Tage. Eine **Neuroborreliose** wird stets mit einer **intravenösen Antibiotikatherapie** mit einem Cephalosporin der 3. Generation für 14 Tage behandelt. Bei inkomplettem Lidschluss muss zum Schutz der Kornea Augensalbe verabreicht werden. Die Neuroborreliose hat bei konsequenter Therapie eine günstige Prognose. Unterstützende physiotherapeutische Maßnahmen können den Verlauf positiv beeinflussen und abkürzen.

Merke

Bei Verdacht auf eine Neuroborreliose (insbesondere bei lymphozytärer Pleozytose) muss unverzüglich nach Abschluss der Diagnostik eine intravenöse Therapie mit Antibiotika erfolgen. Die Bestimmung der spezifischen Antikörper aus Liquor/Serum nimmt Zeit in Anspruch. Das Ergebnis kann nicht abgewartet werden.

Zusammenfassung

Die Neuroborreliose ist eine **Multisystemerkrankung**. Das humanpathogene Bakterium Borrelia burgdorferi wird von Zecken übertragen. Die häufigsten Symptome im Kindesalter sind die periphere Fazialisparese und die Meningitis. Die Neuroborreliose ist ein generalisiertes Stadium der Lyme-Borreliose. Es tritt Wochen bis Monate nach dem Zeckenbiss auf. Symptome aus Stadium I (z. B. Erythema chronicum migrans) können fehlen oder sind nicht erinnerlich. Bei Verdacht auf eine Neuroborreliose muss umgehend eine **Liquorpunktion** erfolgen und zeitnah mit einer **intravenösen antibiotischen Therapie** begonnen werden.

Erbrechen und Diarrhö (3 Jahre)

Christine Prell

Anamnese

Daniel leidet seit drei Tagen an Erbrechen und wässrigen, übel riechenden Durchfällen. Außerdem hatte er Fieber bis maximal 38,7 °C entwickelt. Die Eltern sind beunruhigt, da Daniel zunehmend schlechter trinkt und apathisch wirkt. Der große Bruder von Daniel leidet ebenfalls an Erbrechen und Durchfall. Die Familie sei in letzter Zeit nicht im Ausland gewesen. Daniel sei ansonsten ein gesunder, normal entwickelter Junge.

Untersuchung

3 Jahre alter Junge mit blass-grauem Hautkolorit und trockenen Schleimhäuten. Leicht eingesunkene Augen, geringer Tränenfluss. Auskultatorisch fallen eine Tachykardie und eine vertiefte Atmung auf. Temperatur 38,3 °C, Gewicht 13,7 kg. In der Woche zuvor hatte Daniel bei der U7a noch 14,6 kg gewogen.

1. Schätzen Sie den Schweregrad der Dehydratation!

2. Wann würden Sie weiterführende Untersuchungen veranlassen?

3. Würden Sie oral oder parenteral rehydrieren?

4. Was empfehlen Sie bezüglich der Realimentation?

5. Behandeln Sie zusätzlich medikamentös?

6. Nennen Sie häufige Erreger.

Fall 05 Erbrechen und Diarrhö (3 Jahre)

1. Schweregrad der Dehydratation

Fieber, Erbrechen und **Diarrhö** sind die klassischen Symptome einer akuten Gastroenteritis. Bei protrahiertem Verlauf kommt es zu den klinischen Zeichen der **Dehydratation** mit Gewichtsabnahme, halonierten Augen, vermindertem Hautturgor und Oligourie. Der Schweregrad einer Dehydratation lässt sich klinisch relativ gut abschätzen (➤ Tab. 5.1 und ➤ Abb. 5.1). Im vorliegenden Fall handelt es sich um eine mittelgradige Dehydratation. Hilfreich ist hier die Kenntnis des Gewichts vor der Erkrankung, sodass der Gewichtsverlust errechnet werden kann (0,9 kg/14,6 kg ≙ etwa 6 % Gewichtsverlust).

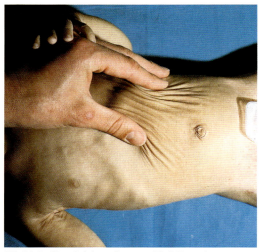

Abb. 5.1 Exsikkose bei akuter Gastroenteritis (9 Monate).

2. Labordiagnostik

Eine **Blutentnahme** ist bei akuter Gastroenteritis mit leichter bis mittelgradiger Dehydratation in der Regel nicht notwendig. Sie wird durchgeführt, wenn bei schwerer Dehydratation eine intravenöse Rehydratation geplant ist oder Zweifel an der Diagnose bestehen (Bestimmung von Elektrolyten, Kreatinin, Harnstoff, Eiweiß im Serum, C-reaktivem Protein, sowie Durchführung einer Blutgasanalyse).

Ebenso ist eine **Stuhluntersuchung** nicht bei jeder Gastroenteritis erforderlich. Sie ist bei blutigen Stühlen, schweren oder prolongierten Durchfällen, systemischen Beschwerden, hohem Fieber, kürzlichen Auslandsreisen, stationären Patienten, Immunsuppression oder Antibiotikatherapie indiziert.

> **Merke**
> Bei einer akuten Gastroenteritis mit leichter bis mittelgradiger Dehydratation kann auf Labordiagnostik verzichtet werden, wenn eine ambulante orale Rehydratation geplant ist und keine Zweifel an der Diagnose bestehen!

3. Rehydratation

Kinder mit leichter bis mittelgradiger Dehydratation (3–8 % Gewichtsverlust) werden oral rehydriert. Sie erhalten eine **orale Rehydratationslösung** (ORL), die 60 mmol/l Natrium, ≥ 20 mmol/l Kalium, > 25 mmol/l Chlorid, 10 mmol/l Zitrat, 74–111 mmol/l Glukose ent-

Tab. 5.1 Klinische Schweregrade der Dehydratation

Keine Dehydratation: < 3 % Gewichtsverlust	Leichte bis mittelgradige Dehydratation: 3–8 % Gewichtsverlust	Schwere Dehydratation: > 9 % Gewichtsverlust
Keine Zeichen	- Trockene Schleimhäute - Eingesunkene Augen - Geringer oder fehlender Tränenfluss - Herabgesetzter Hautturgor - Veränderter Neurostatus: schläfrig, irritabel - Tiefe Azidoseatmung	Zunehmende Zeichen wie bei mäßiger Dehydratation **plus** herabgesetzte periphere Perfusion: kühle, blasse Akren, kapilläre Füllungszeit > 2 Sekunden, Kreislaufschock

hält und eine Osmolarität von 200–250 mosmol/l aufweist. 30–80 ml/kg KG ORL werden innerhalb von 3–4 h in kleinen Portionen verabreicht. Im vorliegenden Fall ergibt sich damit eine Menge von 60 ml/kg KG × 14,6 kg ≈ 870 ml. Bei Nahrungsverweigerung oder anhaltendem Erbrechen kann die ORL über eine nasogastrale Sonde kontinuierlich verabreicht werden. Gestillte Kinder werden von Beginn an weiter ad libitum gestillt. Zwischen den Stillmahlzeiten wird die ORL in kleinen Einzelportionen verabreicht. Reisschleim wird wegen der potenziellen allergischen Sensibilisierung nicht mehr empfohlen.

Bei schwerer Dehydratation mit Zeichen eines Schocks oder Kreislaufversagen sowie bei Versagen der oralen Therapie muss eine **intravenöse Rehydratation** erfolgen. In der 1. Stunde werden 20 ml/kg KG NaCl 0,9 % i. v. verabreicht, in der 2.–4.(–6.) Stunde 20 ml/kg KG/h 1 : 1-Lösung (0,45 % NaCl und 2,5 % Glukose) mit Kaliumzusatz (0,5 mmol/kg KG in 6 h, bei Hypokaliämie 1 mmol/kg KG in 6 h).

Bei Vorliegen einer **Hypernatriämie** (> 150 mmol/l) sollte die i. v. Rehydratation langsamer (über 10–12 h) erfolgen, da eine rasche Absenkung der Natriumkonzentration ein Hirnödem mit epileptischen Anfällen und irreversiblen Schäden zur Folge haben kann. Eine Pufferung mit Natriumbikarbonat ist in der Regel nicht erforderlich, da die Azidose durch die Rehydrierung ausgeglichen wird.

Merke

Cola oder Apfelsaft sind wegen der zu hohen Osmolarität (Verstärkung der Diarrhö), Wasser oder Tee wegen der zu niedrigen Osmolarität (Gefahr der Hyponatriämie) zur Rehydratation nicht geeignet!

4. Realimentation

Eine **frühzeitige orale Realimentation** ist für die Ausheilung der infektiös verursachten Schleimhautläsionen wichtig. Es wird 3–4(–6) h nach Einleitung der Rehydratation damit begonnen. In der verbleibenden Zeit der ersten 24 h wird der Flüssigkeitsbedarf des Kindes als Nahrung verabreicht. Dieser errechnet sich nach folgender Formel:

100 ml/kg KG für die ersten 10 kg

+ 50 ml/kg KG für die zweiten 10 kg

+ 20 ml/kg KG für jedes weitere kg.

Im vorliegenden Fall beträgt der tägliche Flüssigkeitsbedarf somit:

$$100 \text{ ml/kg} \times 10 \text{ kg} + 50 \text{ ml/kg} \times 4,6 \text{ kg}$$

$$= 1.000 \text{ ml} + 230 \text{ ml} = 1.230 \text{ ml}$$

Laufende Verluste werden durch ORL ausgeglichen: 10 ml/kg KG pro Stuhl/Erbrechen.

Nicht gestillte **Säuglinge** erhalten zur Realimentation ihre gewohnte Säuglingsmilch. Ein Verdünnen der Formelnahrung ist nicht gerechtfertigt. Ein Wechsel der Nahrung sollte vermieden werden. Säuglingen sollten keine vor dem Durchfall nicht zugeführten Proteine verabreicht werden, da hierdurch ein „Food Protein-induced Enterocolitis Syndrome (FPIES)" ausgelöst werden kann.

Kleinkinder erhalten zur Realimentation altersgemäße Nahrungsmittel mit polymeren Kohlenhydraten (z. B. Reis, Kartoffeln, Zwieback, Toastbrot, Salzstangen). Nach 2–5 Tagen sollte die Ernährung auf altersentsprechende Normalkost umgestellt sein. Die Verwendung von Spezialnahrung („Heilnahrung") ist nicht indiziert.

5. Medikamentöse Therapie

Eine medikamentöse Therapie ist bei akuter Gastroenteritis in der Regel nicht notwendig. Säuglinge und Kinder mit akuter Gastroenteritis sollten nicht mit motilitätshemmenden Medikamenten wie Loperamid behandelt werden.

Antibiotika sind bei Kindern > 1 Jahr und Infektion mit Salmonella typhi, Amöben, Giardia lamblia und Nachweis von Clostridium-difficile-Toxin indiziert.

Racecadotril (Tiorfan®), ein Inhibitor der Enkephalinase, hemmt die intestinale Sekretion und vermindert dadurch das Stuhlvolumen und die Durchfalldauer. Die Gabe wird als sinnvoll beurteilt.

Die Gaben von **Probiotika** (z. B. Lactobacillus GG) zusätzlich zur ORL verkürzen die Durchfalldauer,

Fall 05 Erbrechen und Diarrhö (3 Jahre)

insbesondere bei Rotavirusinfektion und wässrigen Durchfällen. Je früher sie eingesetzt werden, desto wirksamer sind sie, auch bei antibiotikaassoziierter Diarrhö. Es gibt Hinweise auf einen präventiven Effekt.

6. Erreger
- **Viren** (40 %): Rotaviren, Adenoviren, Enteroviren, Noroviren.
- **Bakterien** (20 %): Campylobacter jejuni, Yersinien, Salmonellen, Shigellen, E. coli (EPEC, ETEC, EIEC, EHEC), Clostridium difficile, Vibrio cholerae.
- **Parasiten** (5 %): Giardia lamblia, Kryptosporidien, Entamoeba histolytica.

In etwa 35 % der Fälle gelingt kein Erregernachweis.

Zusammenfassung

Die Häufigkeit akuter Durchfallerkrankungen ist in den ersten drei Lebensjahren sehr hoch und liegt bei durchschnittlich drei Episoden pro Jahr. Die **orale Rehydratation** mit ORL ist in > 95 % der Fälle mit leichter bis mittelgradiger Dehydratation erfolgreich und daher die Therapie der ersten Wahl! Nur in schweren Fällen und bei Versagen der oralen Therapie muss eine intravenöse Rehydratation erfolgen. Es sollte rasch mit der **Realimentation** begonnen werden, da sonst ein postenteritisches Syndrom mit chronischen Durchfällen und Malabsorptionssyndrom droht.

Petechien und Hämatome bei bestem AZ (3 Jahre)

Manuela Steinsdörfer

Anamnese

Ihnen wird der 3 Jahre alte Felix vorgestellt. Die Mutter berichtet, dass der Junge seit dem Vortag rote Punkte an den Füßen und im Mundbereich aufweise. Ihre Zahl habe im Verlauf des heutigen Tages zugenommen. Die Hautveränderungen seien nun über den ganzen Körper verteilt. Zudem seien zwei Hämatome an der Stirn und am rechten Knie sowie blutig tingiertes Nasensekret hinzugekommen. Felix sei bisher stets gesund gewesen. Eine vermehrte Blutungsneigung sei nicht aufgefallen. Vor zwei Wochen habe er einen Infekt der oberen Luftwege gehabt, der jedoch rasch abklang. Jetzt gehe es ihm ausgezeichnet. Die Einnahme von Medikamenten wird verneint.

Untersuchungsbefunde

3 $^{2}/_{12}$ Jahre alter Junge in bestem Allgemein- und Ernährungszustand. Multiple Petechien am ganzen Körper und im Bereich der Wangenschleimhaut, zwei Hämatome (jeweils 2 × 2 cm) an der Stirn und am rechten Knie. Blutige Auflagerung am rechten Nasenloch.

Laborbefunde

Hb 13 g/dl, Leukozyten 13.000/μl, Thrombozyten 7.000/μl. Differenzialblutbild unauffällig, Blutausstrich ohne Anhalt für maligne Zellen. CRP < 0,1 mg/dl, LDH 344 IE/l, Quick 85 %, aPTT 30 Sek., Fibrinogen 208 mg/dl, AT-III 81 %.

1. Welche pathologischen Befunde können Sie erheben?

2. Wie lautet Ihre Verdachtsdiagnose?

3. Welche differenzialdiagnostischen Überlegungen stellen Sie an?

4. Welche Diagnostik ordnen Sie an?

5. Welche therapeutischen Maßnahmen leiten Sie ein?

6. Wie schätzen Sie die Prognose ein?

Fall 06 Petechien und Hämatome bei bestem AZ (3 Jahre)

1. Pathologische Befunde
Bei Felix liegt mit einer Thrombozytenzahl von 7.000/µl eine **isolierte Thrombozytopenie** (< 150.000 Thrombozyten/µl) mit multiplen Blutungen in Form von **Petechien** und **Schleimhautblutungen** bei sehr gutem Allgemeinzustand vor. Eine relevante plasmatische Gerinnungsstörung konnte nicht nachgewiesen werden.

2. Verdachtsdiagnose
Aufgrund dieser Konstellation ist am ehesten von einer akuten **Immunthrombozytopenie** (ITP) auszugehen. Hierbei handelt es sich um eine akut auftretende Autoimmunreaktion, bei der es zur Bildung thrombozytengebundener Antikörper kommt, die die Lebensdauer der Thrombozyten verkürzen. Typischerweise treten in diesem Rahmen Petechien, Haut- und Schleimhautblutungen, Epistaxis, Zahnfleischblutungen sowie subkonjunktivale und gastrointestinale Blutungen auf. In der Regel wird die Erkrankung durch einen 1–3 Wochen vorausgehenden viralen Infekt getriggert. Der Erkrankungsgipfel liegt zwischen dem 2. und 6. Lebensjahr.

> **Merke**
>
> Die ITP stellt eine meist benigne autoimmunologische Erkrankung dar, bei der es durch die Bildung von Antikörpern gegen die Thrombozytenoberfläche zu einer Verkürzung der Thrombozytenlebenszeit und damit zu einer Thrombozytopenie kommt. Blutungen treten in der Regel erst ab Thrombozytenzahlen unter 20.000/µl auf.

3. Differenzialdiagnosen
Differenzialdiagnostisch kommen für eine Thrombozytopenie sowohl eine **verminderte Produktion** als auch ein **erhöhter Thrombozytenverbrauch** in Betracht. Vorrangig sollte an häufige Erkrankungen wie Leukämien, Viruserkrankungen (EBV, Masern, Varizellen), Medikamentennebenwirkungen, das hämolytisch-urämische Syndrom sowie eine disseminierte intravasale Gerinnung gedacht werden.
Die Bestätigung der Verdachtsdiagnose ITP sollte durch eine ausführliche Anamnese und gründliche körperliche Untersuchung sowie weitere laborchemische Diagnostik erfolgen.
Bei Felix liegt eine isolierte Thrombozytopenie ohne Affektion der anderen Blutzellen vor. Zudem befindet er sich in bestem Allgemeinzustand, zeigt keine Anzeichen einer Infektion und nimmt keine Medikamente ein. Hierdurch kann die Verdachtsdiagnose einer ITP gestärkt werden.

4. Diagnostik
Bei Nachweis von Petechien und Schleimhautblutungen sollten bei Verdacht auf das Vorliegen einer ITP folgende Untersuchungen durchgeführt werden:
- **Klinische Beurteilung:** Ausprägung und Verteilung der Blutungen (➤ Abb. 6.1).
- **Blutentnahme:**
  – Blutbild, ggf. mit manueller Thrombozytenauszählung: isolierte Thrombozytopenie.
  – Gerinnungsparameter: Normalwerte.
  – Blutausstrich: kein Nachweis atypischer Zellen.
- **Knochenmarkspunktion:** Diese sollte nur bei unklarer Symptomatik, bei vorliegendem Verdacht auf eine maligne Genese sowie bei chronischer ITP und vor einer Steroidtherapie durchgeführt werden. Bei einer akuten ITP und klassischer Konstellation kann auf eine Knochenmarkspunktion verzichtet werden.
- **Nachweis von plättchenassoziierten Antikörpern:** Der Nachweis von Antikörpern ist in vielen Fällen zwar möglich, jedoch nicht wegweisend und ohne therapeutische Konsequenz und daher nur in Einzelfällen durchzuführen.

5. Therapeutische Intervention
Bis zu einer Thrombozytenzahl von 10.000/µl ist eine abwartende Haltung mit engmaschiger Beobachtung vertretbar. Bei Werten < 10.000/µl und/oder Hb-wirk-

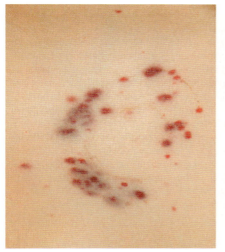 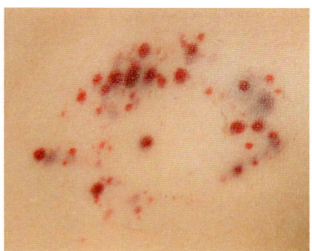

Abb. 6.1 Petechiale Hautblutungen bei akuter ITP.

samer Blutung besteht die Indikation zur medikamentösen Therapie.
Hierfür stehen folgende Therapieoptionen zur Verfügung:
- **Hoch dosierte Immunglobuline intravenös** in einer Initialdosis von 0,8 g/kg KG/d, ggf. Wiederholung bei ausbleibendem Thrombozytenanstieg und/oder persistierenden Blutungen.
- **Kortikosteroide** 4 mg/kg KG/d p. o. oder i. v. über 3–5 Tage.
- **Thrombozytenkonzentrate** nur bei schweren lebensbedrohlichen Blutungen.
- **Immunsuppressive Medikamente** (Azathioprin, Vincristin) sowie Splenektomie in absoluten Ausnahmefällen bei schwer verlaufenden Erkrankungen oder chronischer ITP.

Merke
Die medikamentöse Therapie der akuten ITP wird heute sehr restriktiv angewandt. Bei Hb-wirksamen Blutungen und/oder Thrombozytenwerten < 10.000/µl ist sie indiziert.

6. Prognose

Die Prognose der akuten ITP ist günstig. In der Regel kommt es zu einer **Remission** innerhalb von 1–6 Monaten. Schwere Blutungen werden selten beobachtet. Kommt es zu einem Fortbestehen der Symptomatik über eine Dauer von mehr als 6 Monaten, handelt es sich definitionsgemäß um eine **chronische ITP** (Morbus Werlhof).

Fall 06   Petechien und Hämatome bei bestem AZ (3 Jahre)

Zusammenfassung

Die akute **Immunthrombozytopenie** ist die häufigste Form der hämorrhagischen Diathese im Kindesalter mit einem Altersgipfel zwischen dem 2. und 6. Lebensjahr. Es kommt typischerweise zu Petechien, Haut- und Schleimhautblutungen, Epistaxis, Zahnfleischblutungen sowie subkonjunktivalen oder gastrointestinalen Blutungen. **Ätiologisch** handelt es sich um eine autoimmunologische Reaktion bei ansonsten gesunden Kindern, die zur Bildung thrombozytengebundener Antikörper führt, wodurch es zu einem vorzeitigen Abbau der Thrombozyten mit nachfolgender Thrombozytopenie kommt. In der Regel wird der Prozess durch eine 1–3 Wochen zurückliegende virale Infektion getriggert. **Laborchemisch** kann eine **isolierte Thrombozytopenie** beobachtet werden. Der Nachweis von thrombozytengebundenen Antikörpern sowie serologische Untersuchungen zum Nachweis der auslösenden Infektion sind mit Ausnahme der chronischen ITP nicht wegweisend und ohne therapeutische Konsequenz. Zu den wichtigsten **diagnostischen Maßnahmen** zählen demnach die ausführliche Anamnese und körperliche Untersuchung sowie der Ausschluss anderer Ursachen für die Thrombozytopenie wie Leukämien, Viruserkrankungen, Medikamentennebenwirkungen, das hämolytisch-urämische Syndrom und eine disseminierte intravasale Gerinnung. Bezüglich einer **therapeutischen Intervention** ist man heute deutlich zurückhaltender, da es in der Regel ohne medikamentöse Therapie zu einer Spontanremission kommt. Sie erfolgt vorrangig bei manifesten Blutungen und sehr niedrigen Thrombozytenzahlen. Hierfür kommen hoch dosierte Immunglobuline intravenös sowie Steroide in Betracht.

Bewusstseinsverlust und rhythmische Zuckungen bei Fieber (15 Monate)

Manuela Steinsdörfer

Anamnese
Ihnen wird der 15 Monate alte Marcel vorgestellt. Die Mutter berichtet, dass der Junge seit zwei Tagen an Schnupfen und Fieber bis maximal 40 °C leide. Aufgrund eines positiven Rachenabstrichs auf Streptokokken der Gruppe A am Vortag erhält der Junge eine antibiotische Behandlung mit Cefuroxim p. o. Am Tag der Vorstellung sei Marcel plötzlich sehr still geworden, habe auf Ansprache nicht mehr reagiert, die Augen nach oben verdreht und an allen Extremitäten rhythmisch gezuckt. Dieser Zustand hielt für ca. 60 Sekunden an, woraufhin der Junge einschlief.

Untersuchungsbefunde
15 Monate alter Junge in gutem AZ. Gewicht 9,5 kg (10. Perzentile), Temperatur 38 °C. Neurologie: adäquate, altersentsprechende Reaktion. Fontanelle weich und im Niveau. Pupillen beidseits rund, isokor, direkte Lichtreaktion prompt. Guter Muskeltonus. Unauffällige Spontanmotorik. Haut rein. Rhinitis, Rachen gerötet, keine Stippchen, keine Beläge, Trommelfelle spiegelnd. Cor und Pulmo auskultatorisch unauffällig.

Laborbefunde
Leukozyten 17.000/µl, Differenzialblutbild unauffällig, CRP 3,8 mg/dl.

1. Wie lauten Ihre Verdachtsdiagnose und differenzialdiagnostischen Überlegungen?

2. Welche Ursache liegt hier zugrunde?

3. Nennen Sie eine Form der Einteilung.

4. Welche diagnostischen Schritte sollten zur Abklärung erfolgen?

5. Welche Behandlung leiten Sie ein?

6. Wie schätzen Sie das Wiederholungsrisiko ein?

Fall 07 Bewusstseinsverlust und rhythmische Zuckungen bei Fieber (15 Monate)

1. Verdachtsdiagnose und Differenzialdiagnosen
Anamnestisch ergibt sich der Verdacht auf ein tonisch-klonisches Anfallsgeschehen. Bei nun wieder gutem Allgemeinzustand des Kindes und einer Tonsillitis durch Streptokokken der Gruppe A als Fokus für das Fieber ist am ehesten von einem **Fieberkrampf** auszugehen. Dieser ist definiert als **epileptischer Gelegenheitsanfall** ohne Hinweis auf eine intrakranielle Infektion oder eine andere definierte zerebrale Ursache, der zwischen dem **1. Lebensmonat und dem 6. Lebensjahr** auftritt und mit **Fieber** (> 38 °C) einhergeht.

Ein Anfallsereignis kann jedoch auch als Symptom im Rahmen einer Infektion (Meningitis, Enzephalitis), metabolischen Entgleisung (Hypoglykämie, Hyponatriämie), Intoxikation (Alkohol) oder als Folge eines Traumas (Kontusion, Blutung) auftreten. Diese Ursachen sind vor der Diagnosestellung „Fieberkrampf" auszuschließen.

2. Pathogenese und Ätiologie
Die Pathogenese ist ungeklärt. Betroffene Kinder weisen eine erhöhte Anfallsbereitschaft auf, wobei die **Temperaturerhöhung** zu einer **Senkung der individuellen Krampfschwelle** im ZNS führt, die genetisch determiniert und altersabhängig unterschiedlich ist.

Fieber, Alter und **genetische Prädisposition** sind die wichtigsten ätiologischen Faktoren. Bei 30 % der Fälle besteht eine positive Familienanamnese bezüglich Fieberkrämpfen, bei etwa 10 % der Fälle findet sich ein Familienmitglied mit echter Epilepsie. Bei Geschwistern eines Kindes mit Fieberkrämpfen beträgt das Risiko, einen Fieberkrampf zu erleiden, 20 %.

> **Merke**
> Für die Entstehung des Anfalls ist die **Geschwindigkeit des Temperaturanstiegs** bedeutender als die maximal erreichte Temperatur!

Tab. 7.1 Einteilung von Fieberkrämpfen

	Unkomplizierter Fieberkrampf	Komplizierter Fieberkrampf
Anfallsdauer	< 15 Minuten	> 15 Minuten
Häufigkeit innerhalb von 24 h	1	> 2
Fokal-neurologische Symptomatik	Nein	Ja
Postiktales neurologisches Defizit	Nein	Ja

3. Einteilung
Die Kriterien für einen unkomplizierten oder komplizierten Fieberkrampf sind in ➤ Tabelle 7.1 zusammengefasst.

> **Merke**
> Bei einem **„einfachen"** Fieberkrampf handelt es sich um einen kurzen (meist < 3 Min.), **selbstlimitierenden, generalisierten, tonisch-klonischen Anfall**. Etwa 20 % der Fieberkrämpfe erfüllen die Kriterien eines einfachen Fieberkrampfs nicht und werden demnach als kompliziert bezeichnet.

4. Diagnostik
- **Labor:** Blutglukose, Elektrolyte, Blutbild, Infektionsparameter, Blutkulturen (Fokussuche).
- Eine **Lumbalpunktion** dient zum Ausschluss einer Meningitis, die Ursache eines zerebralen Anfalls sein kann. Sie sollte bei Vorliegen anamnestischer oder klinischer Hinweise auf eine Meningitis sowie stets bei Kindern < 12 Monate durchgeführt werden.
- Eine **EEG**-Ableitung ist nur bei kompliziertem Fieberkrampf oder bei postkonvulsiven Auffälligkeiten, die länger als 12 Stunden anhalten, indiziert. Sie sollte frühestens am 7. postkonvulsiven Tag erfolgen.

5. Therapie

Bei der Vorstellung des Patienten in der Klinik ist der epileptische Anfall meist beendet, weshalb eine Therapie des Anfallsgeschehens erfahrungsgemäß nicht notwendig ist. Diese ist jedoch indiziert bei **prolongiertem Anfall** (> 3 Min.) oder **Status epilepticus**. Hierzu dienen Diazepam rektal 5–10 mg, Lorazepam (Tavor® expidet) 0,05–0,1 mg/kg KG bukkal vor die Zahnreihe oder Midazolam (Dormicum®) 0,1–0,7 mg/kg KG intranasal. Fiebersenkende Maßnahmen sind Wadenwickel, kühlende Umschläge und die Verabreichung von Antipyretika, z. B. Paracetamol. Sie reduzieren allerdings lediglich das Fieber, nicht jedoch das Risiko für einen Fieberkrampf.

Merke

Fieberkrämpfe stellen keine Indikation für eine Dauerbehandlung dar. Sie erfolgt nur bei Beginn einer Epilepsie.

6. Wiederholungsrisiko

Durchschnittlich **ein Drittel** der Kinder erleidet ein **Rezidiv**. Das gilt vor allem, wenn mindestens zwei der unten genannten Risikofaktoren vorliegen. Das Risiko halbiert sich bei maximal einem erfüllten Risikofaktor und verdoppelt sich, wenn mindestens drei der folgenden Risikofaktoren zutreffen:

- Alter bei erstem Fieberkrampf < **12 Monate.**
- **Positive Familienanamnese** für Fieberkrämpfe.
- Temperatur bei erstem Fieberkrampf < **40 °C.**
- Zeitintervall zwischen **Fieberbeginn und Fieberkrampf < 1 h.**

Zusammenfassung

Der **Fieberkrampf** ist mit einer Prävalenz von 2–8 % die häufigste Form des Krampfanfalls im Kindesalter mit einem Altersgipfel im 18. Lebensmonat. **Ätiologisch** handelt es sich in der Regel um einen generalisierten, tonisch-klonischen Krampfanfall, der aufgrund einer Senkung der individuellen Krampfschwelle im ZNS bei Fieber auftritt. **Laborchemisch** kann lediglich der Nachweis einer Infektion, die das Fieber bedingt, geführt werden. Zu den wichtigsten **diagnostischen Maßnahmen** zählen die ausführliche körperliche Untersuchung sowie der Ausschluss anderer Ursachen für ein Krampfereignis wie eine zentrale Infektion, metabolische Entgleisung, Intoxikation oder ein Trauma. **Therapeutisch** stehen die antipyretische Therapie und die Behandlung der zugrunde liegenden Infektion im Vordergrund.

Beinschmerzen, hohes Fieber und Schüttelfrost (4 Jahre)

Claudia Kupzyk

Anamnese
Am Abend trägt ein Vater seinen 4-jährigen Sohn in die Ambulanz. Er berichtet, dass Lukas seit dem Morgen hohes Fieber und Schüttelfrost habe. Außerdem könne er das linke Bein wegen Schmerzen im Bereich des Knies nicht mehr belasten. Ein Trauma sei nicht bekannt. Grunderkrankungen werden verneint.

Untersuchungsbefund
4 3/12 Jahre alter Junge in reduziertem Allgemeinzustand und gutem Ernährungszustand, HF 108/Min., Temperatur 39,9 °C. Schwellung, Rötung und Überwärmung des linken Kniegelenks und der proximalen Tibia links. Sonstige Gelenke unauffällig. Haut rein, keine Petechien. Trommelfelle und Rachen reizlos. Pulmo auskultatorisch unauffällig. Kein Meningismus. Sonstiger Untersuchungsbefund unauffällig.

Laborbefunde
Leukozyten 18.000/µl, Hb 12,7 g/dl, Thrombozyten 224.000/µl. Differenzialblutbild: 80 % Granulozyten, 12 % Stabkernige, 8 % Lymphozyten. CRP 4,3 mg/dl, BKS 80 mm/125 mm. Sonstige Laborwerte unauffällig.

1. Wie lautet Ihre Verdachtsdiagnose? Nennen Sie die wichtigsten Differenzialdiagnosen.

2. Wie entsteht diese Erkrankung?

3. Welche anderen Formen der Erkrankung kennen Sie?

4. Welche Diagnostik ist wegweisend?

5. Beschreiben Sie das weitere Vorgehen.

6. Über welche möglichen Komplikationen klären Sie auf?

Fall 08 Beinschmerzen, hohes Fieber und Schüttelfrost (4 Jahre)

1. Verdachts- und Differenzialdiagnose

Die Symptomatik weist auf eine **akute hämatogene Osteomyelitis** der linken Tibia hin. Sie ist definiert als meist **bakterielle Entzündung** des Knochens und des Knochenmarks und entsteht durch Keimstreuung bei Bakteriämie. **Typische Symptome** sind **Fieber** und **Schüttelfrost** mit Schmerzen der betroffenen Extremität. Bei der klinischen Untersuchung zeigt sich häufig die **klassische Trias** aus Rötung (Rubor), Schmerzen (Dolor) und Überwärmung (Calor). Bei Gelenksbeteiligung kommt es zusätzlich zu Zwangshaltung und Bewegungseinschränkung der Extremität. 80 % aller Osteomyelitiden treten im Kindesalter auf. Die **Inzidenz** beträgt 40/100.000 Kindern pro Jahr bei deutlicher Jungenwendigkeit. Die akute hämatogene Form der Osteomyelitis wird fast ausschließlich bei Kindern beobachtet, 50 % davon sind Säuglinge. Hier beschränkt sich die Symptomatik oft auf eine verminderte Bewegung einer Extremität. Meistens ist im Säuglingsalter das Hüftgelenk betroffen. Gelegentlich kann der eitrige Gelenkerguss palpiert werden. Der Erkrankungsgipfel jenseits des Säuglingsalters liegt um das 8. Lebensjahr. Meistens manifestiert sich in diesem Alter die Erkrankung in den **langen Röhrenknochen** (80 %), seltener in den flachen Knochen (10 %) und den kurzen Röhrenknochen. Neben anderen schweren Infektionen ist das **Ewing-Sarkom** eine wichtige Differenzialdiagnose. Symptome und laborchemische Befunde können anfangs ähnlich sein. Bei unklarem Befund sind eine erweitere Bildgebung sowie eine Knochenstanzbiopsie wegweisend. Außerdem auszuschließen sind die Paget-Krankheit, das eosinophile Granulom und die fibröse Dysplasie.

2. Ätiologie und Pathogenese

Die pyogenen Bakterien gelangen durch **hämatogene Streuung** in die **Meta- und Diaphysen** der Knochen. Im Säuglingsalter können die Keime aufgrund der **vaskularisierten Epiphysenfuge** von der Metaphyse in die Epiphyse und das Gelenk einbrechen und ein **Pyarthros** entstehen lassen. Im Gegensatz dazu stellt die avaskuläre Epiphysenfuge jenseits des 3. Lebensjahres einen Schutz vor Streuung in das Gelenk dar. Lediglich bei Gelenken, deren Kapsel die Metaphyse einschließt (z. B. Hüft- und Schultergelenk), kann die Invasion der Erreger weiterhin erfolgen. Erst nach Schluss der Epiphysenfuge (Erwachsene und Adoleszente) können Bakterien erneut ungehindert in das Gelenk einwandern. Typische Erreger im Säuglingsalter sind **Streptokokken** der Gruppe B, **Haemophilus influenzae**, **Pneumokokken** und Staphylokokken. Später wird **Staphylococcus aureus** mit bis zu 90 % als häufigster Erreger nachgewiesen. Pathogenetisch kommt es zu einer nekrotisierenden Entzündung, die sich sowohl innerhalb des Knochenmarks ausbreitet, als auch die Kortikalis durchwandert. Diese wird zerstört, sodass **subperiostale Abszesse** entstehen können.

3. Klassifikation

Die akute Osteomyelitis wird in die **hämatogene (endogene)** und in die **exogene** Form eingeteilt. Letztere kann nach offenen Verletzungen mit Knochenbeteiligung auftreten. Die akute Osteomyelitis (und auch die chronische Osteomyelitis) zählt zu den **unspezifischen Infektionen**. Die **sekundär chronische Form** kann aus der akuten Osteomyelitis entstehen, wenn sich die Infektion großflächig ausbreitet und Knochenteile in einem Abszess eingeschlossen sind (Sequestrierung). Antibiotika können Erreger innerhalb dieser Sequester nicht erreichen, sodass Rezidive oder Chronifizierung die Folge sind. Der sogenannte **Brodie-Abszess** wird zur **primär chronischen Form** gezählt. Es handelt sich um einen schleichend entstehenden Knochenabszess, der meist in den Metaphysen der langen Röhrenknochen entsteht. Neben den unspezifischen Osteomyelitiden gibt es die **spezifischen Infektionen** des Knochens. Hierzu gehören die **Knochentuberkulose** sowie Infektionen mit Salmonella typhi, Treponema pallidum (Lues) und Pilzen. Osteomyelitiden werden bei **Frühgeborenen** gelegentlich durch **Candida albicans** hervorgerufen. Die spezifische Osteomyelitis durch **Salmonella typhi** wird typischerweise bei Patienten mit **Sichelzellanämie** beobachtet.

4. Diagnostik

Neben einer Leukozytose, erhöhtem CRP und einer Linksverschiebung im Differenzialblutbild weist die **Beschleunigung der Blutsenkung** (teilweise > 100 mm in der 1. Stunde) auf die Erkrankung hin. Vor Therapiebeginn ist die Entnahme von **Blutkulturen** für den Keimnachweis zwingend erforderlich. Wenn möglich, sollte Material mit Hilfe einer **Gelenks- bzw. Abszesspunktion** gewonnen werden. In der Hälfte der Fälle ist der krankheitsverursachende Erreger bereits in der Blutkultur nachweisbar. Die **Röntgenaufnahme** der betroffenen Extremität gehört zur Standarddiagnostik. Frühe radiologische Zeichen demarkieren sich nach 3–10 Tagen, Spätzeichen treten 7–14 Tage nach Erkrankungsbeginn auf (➤ Abb. 8.1):

- **Radiologische Frühzeichen:** Weichteilschwellung, unscharfe Knochengrenzen.
- **Radiologische Spätzeichen:** Spongiosa-Entkalkung, osteolytische Herde, periostale Verkalkungen, Knochensequester.

Sensitiver und nach bereits 2–3 Tagen positiv ist die **99 m-Technetium-Szintigrafie**. Durch Anreicherung von Technetium werden Entzündungsherde dargestellt. Eine Differenzierung zwischen Osteomyelitisherden und Frakturen oder Tumoren kann mit der **Leukozyten-Szintigrafie** erfolgen. Beide Methoden gehören aufgrund der Strahlenbelastung nicht zur Routinediagnostik, können jedoch bei unklarem Befund hilfreich sein. Auch die **Kernspintomografie** kann frühzeitig Veränderungen nachweisen und ist der CT hierbei überlegen.

5. Therapie

Die **antibiotische Therapie** erfolgt zunächst kalkuliert mit Clindamycin und Cefotaxim. Die Verabreichung erfolgt im Rahmen eines stationären Aufenthalts intravenös für die Dauer von **mindestens 3 Wochen**. Bei vorhandenem Keimnachweis wird die Therapie in Abhängigkeit des Resistenzprofils ggf. umgestellt. Zusätzlich ist eine **symptomatische Therapie** mit Analgetika und die Ruhigstellung der betroffenen Extremität indiziert. Nach Abklingen der Beschwerdesymptomatik sollte mit der funktionellen Mobilisation zur Unterstützung der Regeneration begonnen werden. Die **chirurgische Entlastung** eines eitrigen Gelenkergusses ist unmittelbar nach Diagnosestellung durchzuführen. Weitere Indikationen zur chirurgischen Versorgung sind subperiostale und enostale Abszesse, Knochensequester, Fisteln zwischen Markraum und Kompakta und septische Knochennekrosen.

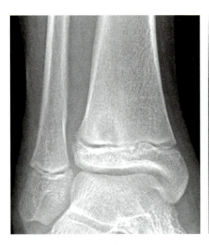 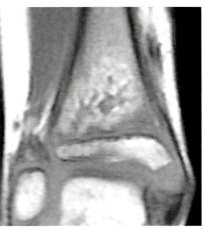

Abb. 8.1 Akute Osteomyelitis. Das Röntgenbild (links, a.p.) der distalen Tibia zeigt in der Metaphyse einen schlecht abgegrenzten Osteolysebereich umgeben von einer minimalen Sklerose. Das koronare MR (rechts, T1-Wichtung) zeigt einen dunklen Bereich von entzündetem Gewebe, das von einer dunklen, ödematösen Zone umgeben ist.

Fall 08   Beinschmerzen, hohes Fieber und Schüttelfrost (4 Jahre)

Merke
Um eine suffiziente antibiotische Therapie zu ermöglichen, ist die Materialgewinnung zum Keimnachweis **vor Therapiebeginn** unbedingt erforderlich!

6. Komplikationen und Prognose
Bei rechtzeitigem Therapiebeginn heilen etwa 80 % der Erkrankungen **ohne bleibende Defekte** aus. Die Rezidivrate beträgt 20 %. Ein Beginn der antibiotischen Therapie jenseits der ersten Woche nach Erkrankungsbeginn verschlechtert die Prognose erheblich. Auch Infektionen mit **Staphylococcus aureus** und **Enterobakterien** erhöhen die Rate der Defektheilungen. Komplikationen sind Chronifizierungen und Rezidive. Bei der Säuglingsosteomyelitis sind **Destruktionen der Gelenke** und Epiphysenfugen mit resultierenden Luxationen und **schwersten Wachstumsstörungen** gefürchtet. Auch bei älteren Kindern kann die Osteomyelitis zur Lösung der Epiphysenfuge führen. Pathologische Frakturen, eine hämatogene Erregerstreuung, Ankylosen und Arthrosen, selten Fistelkarzinome und eine Amyloidose sind weitere Komplikationen.

Zusammenfassung
Die **akute hämatogene Osteomyelitis** ist eine meist bakterielle Entzündung von Knochen und Knochenmark, v. a. der Metaphysen der langen Röhrenknochen, die durch Erregerstreuung bei Bakteriämie entsteht. Diese Form der Osteomyelitis wird fast ausschließlich bei Kindern beobachtet. **Typische Symptome** sind Fieber, Schüttelfrost und Schmerzen im Bereich der betroffenen Extremität. Bei der **Säuglingsosteomyelitis** kommt es durch die vaskuläre Verbindung zwischen Metaphyse und Epiphyse zu einer eitrigen Arthritis. Am häufigsten ist dabei das Hüftgelenk betroffen. Nach dem 3. Lebensjahr ist Staphylococcus aureus der am häufigsten nachweisbare Keim. Eine **Beschleunigung der BKS** kann bei entsprechender Klinik ein Hinweis auf die Erkrankung sein. Frühe **radiologische Zeichen** einer Osteomyelitis zeigen sich nach 3–10 Tagen. Osteolyseherde, Randsklerosen und Knochensequester demarkieren sich nach 7–14 Tagen. Die **Therapie** besteht aus symptomatischer Therapie, intravenöser antibiotischer Therapie und der operativen Versorgung bei eitrigen Arthritiden, Abszessen, Sequestern und Fisteln. Bei rechtzeitiger Diagnosestellung und entsprechender Behandlung ist die **Prognose** günstig. **Komplikationen** sind Gelenksdestruktionen, Wachstumsstörungen, pathologische Frakturen und bleibende funktionelle Einschränkungen.

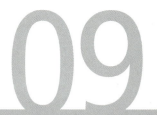

Trinkschwäche und vermehrtes Schwitzen (4 Tage)
Manuela Steinsdörfer

Anamnese
Samuel, 4 Tage alt, wird Ihnen zur U2 vorgestellt. Der Junge wurde als 3. Kind gesunder Eltern nach unauffälliger Schwangerschaft und komplikationsloser Entbindung bereits 8 Stunden postnatal aus dem Geburtshaus entlassen. Seither wird Samuel voll gestillt, trinkt jedoch seit heute nur mäßig an der Brust und schwitzt viel während des Saugens. Zudem seien die Füße auffallend kühl, wobei die Hände schön warm seien.

Untersuchung
4 Tage alter Säugling in reduziertem Allgemeinzustand, schlapp. Temperatur 37 °C. Haut rosig-ikterisch, kühle Füße. Herztöne rein, rhythmisch, uncharakteristisches Herzgeräusch. Femoralispulse schwach tastbar bei kräftigen Pulsen an den oberen Extremitäten. Pulmo seitengleich belüftet, keine Rasselgeräusche. Abdomen weich, Darmgeräusche regelrecht, Leber 1 cm unter dem rechten Rippenbogen tastbar. Neurologie: Fontanelle im Niveau, Reflexe altersgemäß.

1. Wie lautet Ihre Verdachtsdiagnose?

2. Welche Einteilung können Sie bezüglich Anatomie und Hämodynamik treffen?

3. Schildern Sie die klinische Symptomatik.

4. Welchen Auskultationsbefund erwarten Sie?

5. Welche Untersuchungen führen Sie durch?

6. Welche Therapie leiten Sie unverzüglich bzw. langfristig ein?

Fall 09   Trinkschwäche und vermehrtes Schwitzen (4 Tage)

1. Verdachtsdiagnose
Aufgrund der abgeschwächten Femoralispulse bei kräftig palpablen Pulsen an der oberen Extremität, des Herzgeräuschs sowie der Trinkschwäche ist an eine **Aortenisthmusstenose** zu denken. Diese ist definiert als Einengung der Aorta im Bereich des Übergangs der Aorta vom Aortenbogen zur Aorta descendens, die als isoliertes Herzvitium oder in Kombination mit anderen angeborenen Herzfehlern auftreten kann. Sie macht ca. 6 % der angeborenen Herzfehler aus und tritt gehäuft im Rahmen eines Ullrich-Turner-Syndroms auf.

2. Einteilung/Hämodynamik
Die Aortenisthmusstenose kann anhand ihrer anatomischen Beziehung zum fetalen Ductus arteriosus Botalli in eine prä- und in eine postduktale Form eingeteilt werden.

Bei der **präduktalen Aortenisthmusstenose** (Synonym: infantile Form) liegt die Verengung der Aorta vor der Einmündung des Ductus arteriosus Botalli. In diesen Fällen bleibt der Ductus arteriosus meist offen, sodass es zu einem persistierenden Blutfluss aus der A. pulmonalis in die Aorta kommt. Dies führt zu einer Beimischung venösen Blutes, wodurch es charakteristischerweise zu einer Zyanose der unteren Körperhälfte kommt.

Bei der **postduktalen Aortenisthmusstenose** (Synonym: adulte Form) liegt dagegen die Einengung nach der Einmündung des Ductus arteriosus Botalli. Dies führt zu einer Druckbelastung des linken Ventrikels mit Hypertonie an der oberen und Hypotonie an der unteren Extremität. Gewöhnlich werden die Patienten erst später symptomatisch. Über eine Kollateralbildung entlang der Aa. thoracicae internae und intercostales wird die untere Körperhälfte mit sauerstoffreichem Blut versorgt.

3. Klinik
Präduktale Aortenisthmusstenose: Bei offenem Ductus arteriosus Botalli kommt es zu einer Speisung der Aorta descendens mit venösem Blut aus der Pulmonalarterie, wodurch die Femoralarterienpulse gut tastbar und die Blutdrücke zwar in der Norm sind, es aber dennoch zu einer charakteristischen **Zyanose der unteren Extremitäten** kommt. Bei Ductusverschluss sind die Femoralispulse dagegen abgeschwächt, die Blutdruckwerte an der unteren Extremität entsprechend erniedrigt. Als Folge der Hypoperfusion der unteren Körperhälfte mit den paaren und unpaaren Bauchorganen können eine **Niereninsuffizienz** sowie ein **Leberversagen** auftreten. Je nach Ausmaß der Isthmusstenose zeigen die Neugeborenen und Säuglinge die typischen Zeichen einer **Herzinsuffizienz** wie vermehrtes Schwitzen, Tachydyspnoe, Trinkschwäche und Gedeihstörung. Bei kritischen Stenosen können bei den Kindern schockartige Verfallszustände auftreten.

Postduktale Aortenisthmusstenose: In vielen Fällen besteht zunächst keine relevante Symptomatik, die Stenose kann jedoch **langfristig** abhängig vom Ausmaß der Enge durchaus bedeutungsvoll sein. Betroffene Kinder können durch **Bluthochdruck**, Kopfschmerzen, Schmerzen in den Beinen, häufiges Nasenbluten, schwach tastbare Pulse in den Leisten oder ein Herzgeräusch auffallen. Gemildert werden diese Symptome bisweilen durch die Ausbildung von Kollateralkreisläufen. Der arterielle Hypertonus wiederum kann, wenn er unentdeckt bleibt, eine auf längere Sicht gefährliche Folgewirkung einer Isthmusstenose darstellen und unter Umständen zum frühzeitigen Tod durch Hirnblutung oder andere Komplikationen führen.

Merke
Das sichere Tasten der Fußpulse ist bei den Vorsorgeuntersuchungen obligatorisch.

4. Auskultationsbefund
Präduktale Aortenisthmusstenose: uncharakteristisches systolisches Herzgeräusch mit Akzentuierung der Pulmonaliskomponente.

Postduktale Aortenisthmusstenose: leises Systolikum links paravertebral, ggf. Strömungsgeräusche über den Interkostalgefäßen.

5. Diagnostik

Zu den diagnostischen Maßnahmen bei Verdacht auf eine Aortenisthmusstenose zählen das **EKG**, die **Röntgenaufnahme des Thorax**, die **Echokardiografie**, sowie gegebenenfalls die angiografische Darstellung des Defekts und die MRT. Abhängig von der Lokalisation der Stenose können sich dabei unterschiedliche Auffälligkeiten zeigen:

Präduktale Aortenisthmusstenose:
- EKG: Zeichen der Rechtsherzbelastung bei offenem PDA (persistierender Ductus arteriosus) und Versorgung der unteren Körperhälfte durch den rechten Ventrikel.
- Röntgen-Thorax: prominentes Pulmonalissegment, hiläre Gefäßzeichnungsvermehrung.
- Echokardiografie: Darstellung der Stenose und des Ductus arteriosus Botalli mit Rechts-Links-Shunt.

Postduktale Aortenisthmusstenose:
- EKG: Zeichen der linksventrikulären Hypertrophie.
- Röntgen-Thorax: Prominenz der Aorta ascendens, prominenter Aortenknopf, Rippenusuren als Zeichen der Kollateralkreisläufe über die Interkostalarterien.
- Echokardiografie: Darstellung der Stenose.

6. Therapie

Präduktale Aortenisthmusstenose: Beim Neugeborenen muss eine **sofortige Prostaglandininfusion** eingeleitet werden, um den Ductus arteriosus offen zu halten und damit die Versorgung der unteren Körperhälfte zu gewährleisten. Im Anschluss ist nach Stabilisierung eine **operative Korrektur** indiziert. Hierzu wird meist nach Resektion des stenotischen Abschnitts eine End-zu-End-Anastomose durchgeführt. In gleicher Sitzung sollte auch der iatrogen persistierende Ductus arteriosus ligiert werden. Postoperativ kann es zu einer paradoxen Hypertonie durch eine Fehlregulation der Barosensoren kommen. Zudem besteht das Risiko einer intraoperativen Ischämie des Rückenmarks mit nachfolgender Paraplegie.

Postduktale Aortenisthmusstenose: Die Therapie ist abhängig von der Morphologie. Bei langstreckigen, tubulären Stenosen erfolgt die **operative Resektion** des stenotischen Abschnitts, bei kurzstreckigen Stenosen erfolgt die **Ballondilatation mit Stenteinlage**. Unabhängig von der Therapieform kann es jedoch postinterventionell zur Persistenz der arteriellen Hypertonie kommen, die dann einer medikamentösen Behandlung bedarf.

> **Merke**
>
> Ziel der therapeutischen Intervention ist es, eine Herzinsuffizienz beziehungsweise Folgeschäden einer arteriellen Hypertonie zu vermeiden.

Zusammenfassung

Bei einer **Aortenisthmusstenose** handelt es sich um einen angeborenen Herzfehler, der durch eine Einengung der Aorta im Bereich des Übergangs vom Aortenbogen zur Aorta descendens charakterisiert ist. Diese kann anhand ihrer anatomischen Beziehung zum fetalen Ductus arteriosus Botalli in eine prä- und eine postduktale Form unterteilt werden. Im Falle eines persistierenden Ductus arteriosus wird bei der **präduktalen Form** die untere Körperhälfte mit venösem Blut aus der linken Pulmonalarterie versorgt, wodurch es zu einer charakteristischen Zyanose der unteren Extremitäten bei normwertigen Femoralispulsen und Blutdrücken kommt. Nach Verschluss des Ductus arteriosus zeigen die Patienten dann Symptome einer Hypotonie der unteren Extremitäten mit abgeschwächten Femoralispulsen und Hypoperfusion der Bauchorgane bis hin zur Leber- und Niereninsuffizienz. Abhängig vom Ausmaß der Stenose weisen die Patienten zudem die typischen Zeichen einer Herzinsuffizienz (Schwitzen, Tachydyspnoe, Trinkschwäche, Gedeihstörung) auf. Auskultatorisch steht ein eher uncharakteristisches Herzgeräusch mit Akzentuierung der Pulmonaliskomponente im Vordergrund.
Bei der **postduktalen Form** stehen dagegen die Druckbelastung des linken Ventrikels und die Hypertonie an der oberen Extremität im Vordergrund. Betroffene Kinder können durch arterielle Hypertonie, Kopfschmerzen, Schmerzen in den

Fall 09 Trinkschwäche und vermehrtes Schwitzen (4 Tage)

Beinen, häufiges Nasenbluten, schwach tastbare Pulse in den Leisten oder ein leises Systolikum links paravertebral auffallen. Gemildert werden diese Symptome bisweilen durch die Ausbildung von thorakalen Kollateralkreisläufen.
Zu den **diagnostischen Maßnahmen** zählen das EKG, die Röntgenaufnahme des Thorax, die Echokardiografie sowie gegebenenfalls die angiografische Darstellung des Defekts und die MRT. **Therapeutisch** sollten sowohl eine akut lebensbedrohliche Symptomatik sowie langfristig durch den arteriellen Hypertonus bedingte Folgeschäden vermieden werden. Hierzu muss beim Neugeborenen eine sofortige Prostaglandininfusion zum Offenhalten des Ductus arteriosus erfolgen. Im Anschluss sollte bei langstreckiger Stenose eine chirurgische Resektion mit End-zu-End Anastomosierung durchgeführt werden. Bei kurzstreckigen postduktalen Stenosen kann alternativ eine Ballondilatation mit Stenteinlage erwogen werden. Postoperativ ist in beiden Fällen eine paradoxe Hypertonie durch eine Fehlregulation der Barosensoren sowie eine persistierende, dann medikamentös zu behandelnde Hypertonie möglich.

Apnoen und Zyanose (4 Wochen)

Alexandra Pohl

Anamnese

Julian, ein 4 Wochen alter Säugling, wurde wegen Apnoen von der Kinderärztin stationär eingewiesen. Die Mutter berichtet, dass Julian am Aufnahmetag zweimalig nach dem Stillen ein rotes Gesicht mit blauen Lippen bekommen und für einige Sekunden weder reagiert noch geatmet habe. Die Mutter nahm den Jungen daraufhin auf den Arm und klopfte ihn so lange, bis er wieder anfing, zu atmen. Fieber, Husten, Erbrechen, Diarrhö, Krampfanfälle oder Trinkschwäche werden verneint. Schwangerschaft und Geburt verliefen komplikationslos.

Untersuchungsbefund

4 Wochen alter Säugling in reduziertem AZ und gutem EZ. Gewicht 4.260 g (50. Perzentile), Länge 56 cm (90. Perzentile), Kopfumfang 35 cm (10. Perzentile). Temperatur 37,9 °C. Sauerstoffsättigung bei Raumluft 95 %, leichte Rhinitis.
Haut rein, kein Exanthem, blasses Hautkolorit. Pupillen bds. rund, isokor, konsensuell lichtreagibel. Motorik seitengleich. Hyperexzitabilität, erhöhte Berührungsempfindlichkeit. Fontanelle im Niveau, weich. Cor, Pulmo und sonstige Untersuchung unauffällig.

Laborbefunde

Leukozyten 19.000/µl, CRP 2,7 mg/dl, IL-6 (Interleukin-6) 550 pg/ml.

---

1. Wie lautet Ihre Verdachtsdiagnose?

2. Welche Untersuchungen veranlassen Sie?

3. Welche Krankheitserreger können die vorliegende Erkrankung auslösen?

4. Welche Liquorbefunde sind zu erwarten?

5. Wie behandeln Sie den Patienten?

6. Wie schätzen Sie die Prognose ein?

Fall 10 Apnoen und Zyanose (4 Wochen)

1. Verdachtsdiagnose und klinische Symptomatik

Bei einem Säugling mit den hier beschriebenen neu aufgetretenen Apnoen und erhöhten Entzündungszeichen im Blut muss man an eine akute Meningitis denken.
Bei Säuglingen sind die klinischen Symptome oftmals unspezifisch; am häufigsten tritt hierbei eine plötzliche Atemstörung im Sinne einer **zentralen Apnoe** auf. Weitere Anzeichen können eine gespannte Fontanelle, Opisthotonus, ein blass-graues Hautkolorit, Trinkschwäche, Erbrechen und epileptische Anfälle sein. Nach der 6. Lebenswoche sind Fieber und Erbrechen die Leitsymptome, gefolgt von Apathie, Unruhe, vermehrter Berührungsempfindlichkeit, Bewusstseinsstörungen und epileptischen Anfällen. Bei Kindern nach dem 1. Lebensjahr sind **Fieber** und **Kopfschmerzen** am häufigsten. Zudem können **Nackensteifigkeit, Erbrechen, Bewusstseinsstörung** und **epileptische Anfälle** auftreten. Das **Brudzinski-Zeichen** (passive Beugung des Nackens führt zur Beugung von Hüft- und Kniegelenken) sowie das **Kernig-Zeichen** (heftiger reflektorischer Widerstand bei passiver Kniegelenksstreckung bei gebeugter Hüfte) sind die klassischen Meningismuszeichen.

2. Untersuchungsbefunde

Eine **Blutentnahme** kann Aufschluss darüber geben, ob Anzeichen für eine Entzündung bestehen. Eine Leukozytose mit Linksverschiebung oder eine Thrombozytopenie können hierbei wegweisend für eine bakterielle Infektion sein. Häufig findet sich auch eine Erhöhung des C-reaktiven Proteins. Die zusätzliche Bestimmung von Interleukin-6 kann Aufschluss über eine bakterielle Infektion geben, da dieses häufig bereits früh und mit hoher Sensitivität ansteigt. Im Rahmen der Blutentnahme sollten gleichzeitig zum Ausschluss einer Bakteriämie **Blutkulturen** angelegt werden.
Eine **Lumbalpunktion** dient dem Ausschluss einer bakteriellen oder viralen Besiedlung des Liquors. Untersucht werden sollten hierbei die Zellzahl, Eiweiß und Glukose. Ein Antigennachweis im Liquor kann mittels Latexagglutination erfolgen. Mit Hilfe einer **bakteriologischen Kultur** können die Anzüchtung von Erregern sowie eine erregerspezifische Resistenztestung erfolgen. Serologische Antikörpertests auf Enteroviren, Mumps, FSME und Borrelien sollten zur Differenzialdiagnose bakterielle/virale Meningitis durchgeführt werden.
Eine **Sonografie des Schädels** bei Säuglingen kann Liquorzirkulationsstörungen sowie erhöhten Hirndruck zeigen.
Alternativ sollte bei bewusstseinsgestörten (älteren) Kindern sowie bei Kindern mit fokal-neurologischen Ausfällen eine **CT des Schädels** zum Ausschluss von Hirndruck und Einklemmungsgefahr erfolgen.
Ein **EEG** kann bei schwer verlaufenden Infektionen Hinweise auf eine Schädigung des Gehirns im Sinne einer Enzephalitis liefern.

3. Krankheitserreger

Der häufigste bakterielle Erreger bei Säuglingen unter 6 Wochen sind **B-Streptokokken**. In seltenen Fällen sind in dieser Altersgruppe **Staphylokokken, Klebsiellen** oder **Listerien** ursächlich. Auslösend für eine Meningitis sind hierbei meistens eine Sepsis oder eine Bakteriämie.
Ab der 7. Lebenswoche sind **Haemophilus influenzae Typ b, Neisseria meningitidis** und **Streptococcus pneumoniae** verantwortlich; hierbei ist oftmals eine Infektion im Hals-, Nasen-, Ohren-Bereich mit konsekutiver hämatogener Streuung ursächlich. Prophylaktisch sollten Kinder gegen Haemophilus influenzae Typ b sowie Pneumokokken (empfohlen für alle Kinder < 2 Jahre) geimpft werden. Im Falle einer Meningokokken-Meningitis erhalten alle Kontaktpersonen eine Chemoprophylaxe mit Rifampicin.
Virale Meningitiden treten vermehrt im älteren Kindes- und jungen Erwachsenenalter auf. Bei einer viralen Meningitis sind **ECHO-, Coxsackie (Entero-)** und **Mumpsviren** die häufigsten Erreger. Seltenere Krankheitserreger sind hierbei Adeno-, Herpes-, Parainfluenza-, FSME und das lymphozytäre Choriomeningitisvirus.

4. Liquorbefunde

Im Falle einer bakteriellen Meningitis ist der Liquor häufig eitrig-trüb. Die laborchemische Untersuchung

Tab. 10.1 Übersicht der Befunde bei bakterieller und viraler Meningitis im Liquor

Parameter	Befund bakterielle Meningitis	Befund virale Meningitis
Zellzahl	> 1.000/µl	< 1.000/µl
Granulozytenanteil	> 70 %	< 70 %
Eiweiß	> 100 mg/dl	< 100 mg/dl
Glukose	< 1,7 mmol/l (30 mg/dl)	Normal
Liquor-Blutglukose-Relation	< 0,4	> 0,4

zeigt hierbei meistens eine **granulozytäre Pleozytose** mit Zellzahlen > 1.000/µl. Zusätzlich zeigt sich eine **Erniedrigung der Glukose** im Liquor (➤ Tab. 10.1), welche bei extrem hoher Bakterienzahl oftmals < 5 mg/dl beträgt.

5. Therapie

Grundsätzlich gilt, dass die antibiotische Therapie beim alleinigen Verdacht auf Meningitis so rasch wie möglich begonnen werden muss, da der Zeitpunkt des Therapiebeginns unmittelbar mit der Prognose verbunden ist. Bei Neugeborenen und Säuglingen sollte eine **intravenöse Kombinationstherapie**, bestehend aus einem **Cephalosporin** (200 mg/kg KG/d), **Ampicillin** (300 mg/kg KG/d) sowie einem Aminoglykosid (5 mg/kg KG/d) bis zur endgültigen Erregerbestimmung und Resistenztestung erfolgen. Nach Erhalt des Antibiogramms kann dann gegebenenfalls auf eine Monotherapie umgestellt werden. Bei älteren Kindern kann eine Monotherapie, z. B. mit Cefotaxim (200 mg/kg KG/d i. v.) erfolgen. Mehrere Studien belegen zudem bei Kindern älter als 6 Wochen eine Reduktion von Hörschäden durch die Verabreichung von **Dexamethason i. v.**; dieses sollte vor der ersten Antibiotika-Gabe gegeben werden. Bei Verdacht auf virale Meningitis mit Zeichen einer Enzephalitis können Aciclovir und Ganciclovir intravenös verabreicht werden. Die Therapie bei isolierter viraler Meningitis erfolgt symptomatisch.

6. Prognose

Die Prognose bei Patienten, die an einer Meningitis erkrankt sind, ist unmittelbar abhängig von den auftretenden Komplikationen. Hierbei stehen in erster Linie die Enzephalitis mit zerebrovaskulärer Beteiligung, das Hirnödem sowie der Hydrozephalus als Zeichen einer Liquorzirkulationsstörung im Vordergrund. Weiterhin kann es u. a. zu Hirnnervenparesen sowie zu einer vestibulokochleären Beteiligung kommen. Die Letalität einer Pneumokokken-Meningitis ist mit 6–20 % am höchsten; bei einer Infektion mit Hämophilus influenzae beträgt sie 5 %. Die Letalität einer Meningokokken-Infektion liegt zwischen 1 und 4 %. Die Prognose einer alleinigen viralen Meningitis ohne enzephalitische Beteiligung ist im Allgemeinen gut.

> **Merke**
>
> Je jünger die Kinder, desto unspezifischer ist die Symptomatik der akuten Meningitis.

> **Zusammenfassung**
>
> Bei Kindern und Säuglingen sollte bei **Fieber** und unklarem Fokus stets eine **akute Meningitis** ausgeschlossen werden. Während bei der bakteriellen Meningitis v. a. die Zellzahl im Liquor stark erhöht sowie der Liquor-Glukose-Wert deutlich erniedrigt ist, lässt sich bei einer viralen Meningitis häufig nur eine leicht erhöhte Zellzahl bei einem normalen Glukose-Wert im Liquor nachweisen. Bis zum endgültigen Ausschluss sollte hierbei die **antibiotische Therapie** unmittelbar nach Abschluss der diagnostischen Maßnahmen begonnen werden.

Bauchschmerzen und Gewichtsverlust (14 Jahre)

Christine Prell

Anamnese

Die 14-jährige Mira klagt seit 6 Monaten immer wieder über Bauchschmerzen, die vor allem im rechten Unterbauch lokalisiert seien. Besonders ausgeprägt seien sie nach Nahrungsaufnahme und vor dem Stuhlgang. Dies habe dazu geführt, dass Mira aus Angst vor Bauchschmerzen immer weniger gegessen hätte und in den letzten Monaten 4 kg an Gewicht verloren habe. Teilweise hätte sie auch breiige, schleimige Durchfälle gehabt.

Untersuchung

14 Jahre altes Mädchen in reduziertem Allgemein- und Ernährungszustand. Gewicht 3. Perzentile, Größe 3. Perzentile. Blasses Hautkolorit, mehrere orale Aphthen. Druckschmerz im rechten Unterbauch, keine Abwehrspannung, rege Darmgeräusche über allen 4 Quadranten. Perianal mehrere große Marisken. Sonstiger pädiatrischer und neurologischer Untersuchungsbefund unauffällig.

1. Welche Untersuchungen veranlassen Sie?

2. Wie lassen sich Morbus Crohn und Colitis ulcerosa unterscheiden?

3. Welche extraintestinalen Manifestationen kennen Sie?

4. Nennen Sie Komplikationen eines Morbus Crohn!

5. Welche Therapie leiten Sie ein?

6. Welche Differenzialdiagnosen müssen Sie in Betracht ziehen?

Fall 11 Bauchschmerzen und Gewichtsverlust (14 Jahre)

1. Diagnostik

Beim **Morbus Crohn** handelt es sich um eine idiopathische Erkrankung des Gastrointestinaltrakts, die durch einen chronisch-rezidivierenden Verlauf gekennzeichnet ist. Sie kann den gesamten Magen-Darm-Trakt von oral bis perianal befallen, tritt typischerweise segmental auf und betrifft die gesamte Darmwand.

Folgende Befunde können hinweisend auf das Vorliegen eines Morbus Crohn sein:

- Leukozytose mit Linksverschiebung und absoluter Lymphopenie.
- Beschleunigte BKS, erhöhtes C-reaktives Protein.
- Hypochrome Anämie bei erniedrigtem Serumeisen und erniedrigtem Ferritin.
- Hypalbuminämie, Hypoproteinämie bei hohem IgG.
- Erniedrigte Konzentrationen für Magnesium, Zink, Folsäure, Selen, Vitamin B_{12} und fettlösliche Vitamine.
- Erhöhte Anti-Saccharomyces-cerevisiae-Antikörper (**ASCA**) im Serum.
- **Erhöhtes Calprotectin im Stuhl**: Indikator für die entzündliche Aktivität.
- **Sonografie des Abdomens**: Darmwandverdickung, Nachweis intraabdomineller Abszesse.
- **Endoskopie** (Ösophagogastroduodenoskopie und Koloskopie): Schleimhautexsudat und Erythem, Pseudopolypen, Ulzerationen und Aphthen der Mukosa, Pflastersteinrelief, Strikturen, Engstellung ganzer Darmabschnitte.
- **Histologie**: segmentales Entzündungsmuster, Nachweis epitheloidzelliger Granulome.
- **MRT-Enteroklysma**: verdickte Darmwände, Stenosen, Befall des terminalen Ileums, segmentaler Befall, Nachweis von Fisteln.
- **Videokapselendoskopie** (als Alternative zum MRT): bei älteren Kindern, nach Ausschluss einer Stenose, zur Darstellung des Dünndarmbefalls.
- **Augenärztliche Untersuchung**: Iridozyklitis? Katarakt? Glaukom?

2. Differenzierung Morbus Crohn – Colitis ulcerosa

➤ Tabelle 11.1 zeigt die differenzialdiagnostische Abgrenzung zwischen Morbus Crohn und Colitis ulcerosa.

Tab. 11.1 Differenzialdiagnostische Abgrenzung zwischen Morbus Crohn und Colitis ulcerosa

	Morbus Crohn	Colitis ulcerosa
Bauchschmerzen	Häufig	Selten
Blutige Durchfälle	Gelegentlich	Häufig
Tastbare Resistenzen	Häufig	Nein
Gewichtsverlust	Häufig	Selten
Wachstumsverzögerung	Häufig	Selten
Beteiligung des oberen Gastrointestinaltrakts	20 %	0 %
Ileum allein	19 %	0 %
Ileum und Kolon	75 %	< 5 %
Kolon	9 %	90 %
Rektum	50 %	100 %
Perianale Auffälligkeiten	Häufig	Ungewöhnlich
Strikturen, Fisteln	Häufig	Ungewöhnlich
Kolonkarzinomrisiko	Leicht erhöht	Stark erhöht
ANCA positiv	Selten	70 %
ASCA positiv	> 50 %	Selten
Bildgebung	Segmentaler Befall	Kontinuierlicher Befall
	Wandverdickung, Stenosen	Verlust der Haustrierung
	Abnormes Ileum	Normales Ileum
Endoskopie	Fleckiger Befall	Hämorrhagische Mukosa
	Fokale Aphthen	Diffuse Entzündung
	Pflastersteinrelief	Pseudopolypen

Tab. 11.1 Differenzialdiagnostische Abgrenzung zwischen Morbus Crohn und Colitis ulcerosa *(Forts.)*

	Morbus Crohn	**Colitis ulcerosa**
Histologie	Transmurale Entzündung	Nur Mukosa und Submukosa befallen
	Epitheloidzellige Granulome	Kryptenabszesse
	Segmentale Entzündung (sog. „Skip Lesions")	Zerstörung des Schleimhautreliefs
ASCA: Anti-Saccharomyces-cerevisiae-Antikörper; ANCA: Anti-Neutrophilen-cytoplasmatische Antikörper		

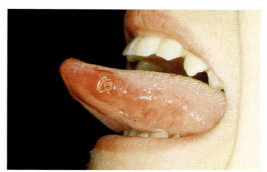

Abb. 11.1 Aphthe an der Zunge bei Morbus Crohn.

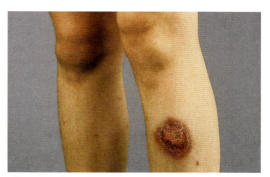

Abb. 11.2 Pyoderma gangraenosum bei Morbus Crohn.

3. **Extraintestinale Manifestationen**
- **Skelett:** Wachstumsstörungen, Osteoporose, Arthritis.
- **Schleimhaut:** aphthöse Stomatitis (➤ Abb. 11.1), Gingivitis, Cheilitis granulomatosa.
- **Haut:** Erythema nodosum, Pyoderma gangraenosum (➤ Abb. 11.2).
- **Leber:** primär sklerosierende Cholangitis, Cholezystolithiasis.
- **Pankreas:** Pankreatitis.
- **Nieren und ableitende Harnwege:** Fisteln, Nierensteine.

4. **Komplikationen**
Der Morbus Crohn zeichnet sich durch eine **hohe Rezidivneigung** aus. **Darmstenosen** erfordern in der Regel ein chirurgisches Vorgehen. Weitere Komplikationen stellen enteroenterale, enterovesikale, enterovaginale und perianale **Fisteln** sowie intraabdominelle **Abszesse** dar. Patienten mit einer Crohn-Kolitis haben eventuell ein ähnlich hohes Risiko für **kolorektale Karzinome** wie Patienten mit Colitis ulcerosa.

5. **Therapie**
Ernährung: Die exklusive enterale Ernährung („Ernährungstherapie") ist bei Kindern und Jugendlichen mit aktivem Morbus Crohn die Therapie der ersten Wahl. Hierbei wird der Patient über einen Zeitraum von 6–8 Wochen ausschließlich mit einer Flüssignahrung ernährt. In der Regel kommen bilanzierte Trink- oder Sondennahrungen zum Einsatz, die entweder getrunken oder über eine nasogastrale Sonde verabreicht werden. Zusätzlich zur Abheilung der Entzündung kommt es zur Verbesserung des Ernährungszustands.

Medikamentöse Therapie: Bei Dünndarmbefall oder bei hoher Aktivität wird Prednison oder Prednisolon (1–2 mg/kg KG/d, maximal 40–60 mg/d) über 2–4 Wochen verabreicht, dann erfolgt eine langsame, schrittweise Reduktion. Topische Kortikosteroide können bei Proktitis oder linksseitigem Kolonbefall eingesetzt werden und haben weniger Nebenwirkungen. Bei Kolonbeteiligung und Arthralgien wird Sulfasalazin verabreicht.

Fall 11 Bauchschmerzen und Gewichtsverlust (14 Jahre)

Mikroverkapselte 5-Aminosalizylsäure (Mesalazin) kann bei Dünndarmbefall von Vorteil sein und ist bei mildem Verlauf oder Rezidiv indiziert. Bei schwereren Verläufen sollte frühzeitig eine Dauertherapie mit Azathioprin begonnen werden. Metronidazol ist bei hoher Aktivität mit Fieber, Fisteln und perianalen Entzündungen indiziert. Bei Fistelleiden und deutlicher Entzündungsaktivität kommt außerdem der TNF-α-Blocker Infliximab (TNF: Tumornekrosefaktor) zum Einsatz.

Adjuvante Therapie: Substitution von Eisen, Folsäure, Vitamin B_{12}, fettlöslichen Vitaminen sowie Spurenelementen.

Chirurgische Therapie: Perforationen, intraabdominelle und perianale Abszesse und ausgeprägte intestinale Obstruktionen müssen operativ versorgt werden. Bei Kindern mit einem lokalisierten Befall und schwerer Wachstumsretardierung kann eine Darmteilresektion erwogen werden. Perianale Fisteln sollten von einem Proktologen therapiert werden, der Erfahrung mit Morbus-Crohn-Chirurgie besitzt.

Psychotherapie: Ein Einfluss auf den Krankheitsverlauf ist nicht belegt, ein Nutzen für Krankheitsbewältigung und Lebensqualität wurde jedoch nachgewiesen.

6. **Differenzialdiagnose**
- Colitis ulcerosa (➤ Tab. 11.1).
- Appendizitis.
- Gastrointestinale Infektionen.
- Bakterielle Dünndarmüberwucherung.
- Allergische Erkrankungen.
- Zöliakie.
- Immundefekte (insbesondere chronische Granulomatose).
- Erkrankungen des rheumatischen Formenkreises (Morbus Behçet, Morbus Still).
- Anorexia nervosa, funktionelle Beschwerden des Magen-Darm-Trakts (Colon irritabile).

Zusammenfassung

Beim **Morbus Crohn** handelt es sich um eine Multisystemerkrankung, die sich am gesamten Magen-Darm-Trakt manifestieren kann. Häufiger als bei Colitis ulcerosa werden auch extraintestinale Symptome beobachtet. Wegen der wachstumshemmenden Wirkung sollte der Einsatz von Kortikosteroiden so sparsam wie möglich erfolgen. Stattdessen sollten alternative Therapieformen eingesetzt werden. Die Ernährungstherapie sollte insbesondere bei Patienten mit Wachstumsstörungen und Malnutrition erwogen werden.

Gedeihstörung und rezidivierende Bronchitiden (10 Monate)
Christine Prell

Anamnese
Tim, ein 10 Monate alter Säugling, wird Ihnen zur Abklärung einer Gedeihstörung überwiesen. Seit dem 6. Lebensmonat nimmt er kaum noch zu, und das Gewicht ist von der 25. unter die 3. Perzentile abgerutscht. Die Mutter berichtet, dass die Stühle voluminös, fettglänzend und stinkend seien. Im Alter von 8 Monaten habe Tim einen hartnäckigen Infekt der oberen Luftwege mit pfeifendem Atemgeräusch durchgemacht. Die Frage, ob ihr ein merkwürdig salziger Geschmack aufgefallen sei, wenn sie Tim einen Kuss gebe, bejaht die Mutter. Sie habe dem aber keinerlei Bedeutung beigemessen.

Untersuchung
Bei der Untersuchung zeigt sich eine deutliche Dystrophie. Die Lunge ist auskultatorisch frei, der sonstige körperliche Untersuchungsbefund ist unauffällig.

1. Welche Erkrankung vermuten Sie und wie wird diese vererbt?

2. Beschreiben Sie die pulmonale Symptomatik bei dem von Ihnen vermuteten Krankheitsbild.

3. Nennen Sie gastrointestinale Manifestationen der Erkrankung.

4. Welche Diagnostik empfehlen Sie?

5. Erläutern Sie Grundzüge der Therapie!

6. Wie ist die Prognose der Erkrankung?

Fall 12 Gedeihstörung und rezidivierende Bronchitiden (10 Monate)

1. Zystische Fibrose (CF)
Bei der autosomal rezessiv vererbten zystischen Fibrose (Synonym: Mukoviszidose) handelt es sich mit einer Häufigkeit von 1 : 2.000 um die häufigste schwere angeborene Stoffwechselstörung. Durch einen Defekt des Chloridkanals **„Cystic Fibrosis Transmembrane Conductance Regulator"** (CFTR) kommt es zu einer abnormen Zusammensetzung der Sekrete exokriner Drüsen mit Obstruktion der Drüsenausführungsgänge und zystisch-fibrotischer Umwandlung der betroffenen Organe. Jungen und Mädchen sind gleich häufig betroffen. Das defekte **CFTR-Gen** ist auf dem langen Arm von Chromosom 7 lokalisiert. Eine Hauptmutation (ΔF508) liegt bei 70 % aller Patienten in unseren geografischen Regionen vor. Über 1.000 weitere Mutationen sind bekannt.

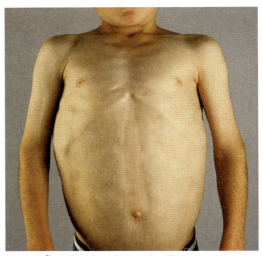

Abb. 12.1 Überblähter Thorax bei zystischer Fibrose.

2. Pulmonale Symptomatik
Die pulmonale Situation ist im Neugeborenenalter in der Regel bis auf eine beginnende **Obstruktion der submukösen Drüsen** der Bronchialschleimhaut noch unauffällig. Später entwickeln sich eine Hyperplasie und Hypersekretion der Drüsen der Bronchialschleimhaut mit zunehmender **Verlegung der kleinen Bronchien** durch **zähen Schleim**. Die gestörte mukoziliäre Clearance begünstigt das Auftreten rezidivierender Bronchitiden und Pneumonien. Sekundär entwickeln sich Bronchiektasen und Lungenabszesse. Durch die **rezidivierenden Infektionen** kommt es zu einer weiteren Mehrsekretion von hochviskösem Schleim mit zunehmender Obstruktion der Luftwege und einer Infektion des Sekrets mit Bakterien, anfangs mit Staphylokokken, Streptokokken und Haemophilus influenzae, später mit Problemkeimen wie Pseudomonas aeruginosa oder Burkholderia cepacia. Dadurch entsteht eine zunehmende Zerstörung von Bronchialwänden und peribronchialem Bindegewebe. Es entwickeln sich **Atelektasen, Zysten** und **emphysematöse Lungenabschnitte**, der Thorax ist meist überbläht (➤ Abb. 12.1). In der Folge können Hämoptysen, Pneumothorax, Pneumomediastinum oder Pleuraadhäsionen auftreten.

Eine weitere Lungenmanifestation bei etwa 10 % der CF-Patienten stellt die **allergische bronchopulmonale Aspergillose** (ABPA) dar. Mit zunehmender Lungenveränderung entwickelt sich eine **pulmonale Hypertonie** mit Rechtsherzhypertrophie und -insuffizienz.

3. Gastrointestinale Symptome
Bei Neugeborenen kommt es aufgrund des eingedickten Mekoniums bei etwa 10 % der Patienten zum **Mekoniumileus**. Im Bereich der Bauchspeicheldrüse führt das eingedickte Sekret zu einer **exokrinen Pankreasinsuffizienz**, die wiederum für die **Gedeihstörung** verantwortlich ist (➤ Abb. 12.2). Durch die Obstruktion der kleinen Pankreasausführungsgänge mit präobstruktiver Dilatation entwickeln sich mikroskopisch erkennbare Zysten und durch Autodigestion eine Fibrose des Pankreasgewebes (daher die Krankheitsbezeichnung „zystische Fibrose"). Aufgrund des schlecht verdauten, eingedickten Darminhalts kann sich ein **distales intestinales Obstruktionssyndrom** (DIOS) mit Ileussymptomatik entwickeln. Bei pankreasinsuffizienten Patienten kommt es in etwa 10 % der Fälle zu **rezidivierenden Pankreatitiden.** Durch eine Verdrängung der endokrinen Pankreaszellen (Langer-

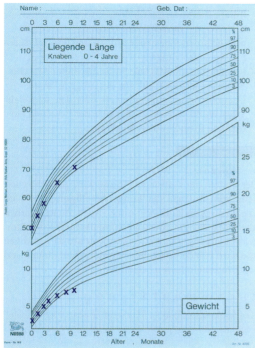

Abb. 12.2 Perzentilenkurve des Patienten.

hans-Inseln) kann es (meist erst im Adoleszenten- oder Erwachsenenalter) zur Entwicklung eines CF-assoziierten **Diabetes mellitus** kommen. Die eingedickte Galleflüssigkeit kann zu rezidierenden **Cholezystitiden** und Cholangitiden führen. Außerdem kann sich durch die zunehmende Cholestase eine **fokale biliäre Zirrhose** entwickeln.

4. Diagnostik

- **Schweißtest** mittels Pilocarpiniontophorese: Ein Chloridgehalt > 60 mmol/l Schweiß gilt bei ausreichender Schweißmenge und korrekt durchgeführter Untersuchung als beweisend.
- **Untersuchung der Pankreasfunktion:** Erniedrigte Pankreaselastase im Stuhl.
- **Röntgen-Thorax:** Im Frühstadium Lungenüberblähung, Verdickung und Obstruktion von Bronchien, streifige Infiltrate und atelektatische Lungenbezirke. Im Verlauf Bronchiektasen, Emphysem, Pleuraergüsse, Pneumothorax.
- **Lungenfunktion:** Zeichen einer obstruktiven Lungenerkrankung.
- **Bakteriologie:** Regelmäßige Sputumuntersuchungen mit Antibiogramm.
- **Mutationsanalyse** des CFTR-Gens.
- **Pränatale Diagnostik:** Ist die Mutation beim Indexpatienten bekannt, kann bei erneuter Schwangerschaft eine Mutationsanalyse aus Chorionzotten erfolgen.
- **Neugeborenenscreening:** Ein flächendeckendes Neugeborenenscreening (kombinierte Analyse von Trypsinogen im Blut, bei positivem Befund konsekutive Mutationsanalyse) wird in Deutschland bisher nicht durchgeführt.

Merke

Die Kombination aus rezidivierenden pulmonalen Infektionen und Gedeihstörung im Kindesalter muss an das mögliche Vorliegen einer zystischen Fibrose denken lassen! In diesen Fällen sollte unbedingt ein Schweißtest veranlasst werden.

5. Therapie

Die CF-Therapie erfordert einen umfassenden Betreuungsansatz und sollte frühzeitig, möglichst vor der Ausbildung klinischer Krankheitszeichen, begonnen werden.

- **Physiotherapie:** Mittels autogener Drainage und Ausatemübungen wird Sekretmobilisation und Sekretolyse erreicht.
- **Inhalationstherapie:** Inhalationen mit **Kochsalzlösung** (0,9–6 %) führen zu Sekretolyse. Zur Verbesserung der Obstruktion kommen **Bronchodilatatoren** (z. B. Salbutamol) zum Einsatz, wodurch die Sekretmobilisation erleichtert wird. Die Inhalation von **Antibiotika** (Tobramycin, Colistin oder Amikacin) führt zu einer lokalen Infektionsbekämpfung. Die Inhalation mit **DNAse** reduziert die hohe Viskosität des Bronchialsekrets, das eine hohe DNA-Konzentration aufweist.

Fall 12 Gedeihstörung und rezidivierende Bronchitiden (10 Monate)

- **Antibiotische Therapie:** Diese sollte nach aktuellem Antibiogramm erfolgen. Sie wird **intermittierend** (bei jeder Verschlechterung des Allgemeinbefindens, anhaltendem Fieber, pathologischen Sputumbefunden), **kontinuierlich** (bei fortgeschrittenem Krankheitsstadium) oder **prophylaktisch** durchgeführt.
- **Therapie der ABPA:** Steroide in Kombination mit Itraconazol sind Mittel der Wahl.
- **Ernährung:** Hyperkalorische Ernährung (120–170 % des Normalbedarfs) und die Substitution fettlöslicher Vitamine können den Ernährungszustand optimieren.
- **Substitution von Pankreasenzymen:** Die Kinder sollten bei zwei bis drei Stuhlentleerungen täglich eine ausreichende Gewichtszunahme zeigen.
- **Therapie bei Mekoniumileus:** Bei unkomplizierten Formen ohne Perforation ist in etwa 50 % der Fälle eine Behandlung mittels Kolonkontrasteinlauf erfolgreich. Andernfalls und bei komplizierten Formen mit Perforation ist eine operative Therapie angezeigt.
- **Distales intestinales Obstruktionssyndrom (DIOS):** Die therapeutischen Maßnahmen beinhalten eine erhöhte Zufuhr von Pankreasenzymen, die orale Verabreichung von Polyethylenglycol und N-Acetylcystein, sowie die Durchführung von Einläufen mit Koloskopielösung oder Gastrografin®. Eine Operation sollte vermieden werden.
- **Biliäre Zirrhose:** Bei Cholestase wird Ursodeoxycholsäure verabreicht. Eine Ösophagusvarizenblutung erfordert eine lokale Blutstillung und ggf. Sklerosierung der Varizen.
- **Lungentransplantation:** Sie ist das therapeutische Mittel der letzten Wahl. Die derzeitige 5-Jahres-Überlebensrate beträgt etwa 50–60 %. Die schwerste Spätkomplikation ist die bei 40 % der Patienten auftretende **Bronchiolitis obliterans.**

6. Prognose

Der Verlauf der zystischen Fibrose wird ganz entscheidend vom Ausmaß der **Lungenbeteiligung** und vom **Ernährungszustand** bestimmt. Auch heute sterben über 90 % der Patienten an Komplikationen der Lungenerkrankung. Der Erkrankungsverlauf ist heterogen und wird von den zugrunde liegenden Mutationen und von Umwelteinflüssen beeinflusst.

Zusammenfassung

Die **Mukoviszidose** ist in unseren Breiten die häufigste vererbte schwere Stoffwechselerkrankung. Eine Verbesserung der Prognose konnte durch eine ausreichende Energiezufuhr, die konsequente Physiotherapie und Inhalation, den rechtzeitigen Einsatz von Antibiotika und die Betreuung in spezialisierten Zentren erzielt werden. Ein heute geborener Patient mit CF kann bei optimaler Therapie damit rechnen, das 5. Lebensjahrzehnt zu erreichen.

Tachykardie (3 Monate)
Stephanie Putzker

Anamnese
Ein 3 Monate alter Säugling, Paul, wird mit Fieber und Zeichen einer Infektion der oberen Luftwege in der Ambulanz vorgestellt. Er zeigt Nasenflügeln sowie deutliche Einziehungen. Die Sauerstoffsättigung bei Raumluft beträgt 89 %. Auf Sauerstoffgabe von 1 Liter über eine Maske bessert sich die Sauerstoffsättigung auf 92 %, eine Inhalation mit Salbutamol und Ipratropiumbromid bringt eine Verbesserung der Einziehungen, der zusätzliche Sauerstoffbedarf bleibt jedoch bestehen. Sie entschließen sich zur stationären Aufnahme des Kindes. Der RSV-Schnelltest (RSV: Respiratory Syncitial Virus) ist positiv. Während der ersten Mahlzeit auf Station fällt eine plötzlich auftretende Tachykardie von 210/Min. auf. Das Kind wirkt angestrengt, ist nicht zyanotisch, verweigert aber dann das Trinken. Die Mutter berichtet, dass solche Zustände seit 4 Wochen auftreten. Auch schreie das Kind häufig aus unerklärlichen Gründen und sei plötzlich, als würde ein Schalter umgelegt, „aufgeregt". Diese Episoden dauern laut Mutter nur wenige Minuten. Geburts- und Schwangerschaftsanamnese sind unauffällig.

Körperlicher Untersuchungsbefund
3 Monate alter männlicher Säugling in reduziertem AZ und gutem EZ. Gewicht 5.400 g, Länge 57 cm. Temperatur 38,6 °C. Rosiges Hautkolorit, Nasenflügeln, interkostale Einziehungen. Pulmo seitengleich belüftet, grob- und feinblasige Rasselgeräusche über der gesamten Lunge. Cor: Tachykardie mit regelmäßigen Herzaktionen. Pulse tastbar.

1. Welche Differenzialdiagnosen ergeben sich?

2. Welche Untersuchungen veranlassen Sie?

3. Erklären Sie den zugrunde liegenden Mechanismus.

4. Welche Therapie schlagen Sie vor?

5. Gibt es kausale Therapiemöglichkeiten bei dieser Erkrankung?

6. Welche Prognose haben Patienten mit der Erkrankung?

Fall 13 Tachykardie (3 Monate)

1. Differenzialdiagnosen
Es könnte eine Tachykardie als Folge der Inhalation mit Salbutamol und Ipratropiumbromid vorliegen oder eine **supraventrikuläre Tachykardie** (SVT):
- AV-Reentry-Tachykardie, wie z. B. beim Wolff-Parkinson-White-Syndrom (WPW-Syndrom; bis zu 75 % der Fälle).
- AV-Knoten-Reentry-Tachykardie (AVNRT).
- Intraatriale Reentry-Tachykardie (IART).
- Ektope Tachykardien.

2. Ergänzende Untersuchungen
Zunächst sollte ein **Ruhe-EKG** geschrieben werden. Beim vorliegenden Fall zeigten sich ein Sinusrhythmus mit verkürzter PQ-Zeit und eine Delta-Welle als Zeichen eines Präexzitationssyndroms bei schenkelblockartig verbreitertem QRS-Komplex (➤ Abb. 13.1). Somit konnte die Diagnose eines **WPW-Syndroms** gestellt werden.
Eine **echokardiografische Untersuchung** sollte zum Ausschluss eines Vitiums und zur Beurteilung der Herzfunktion durchgeführt werden. Als ergänzende Untersuchung sollte ein **24-Stunden-EKG** angefertigt werden, um die Dauer und Häufigkeit solcher Episoden und die Morphologie der QRS-Komplexe zu dokumentieren. Bei älteren Kindern kann zudem ein Belastungs-EKG Aufschluss über das Frequenzverhalten während Belastung geben.

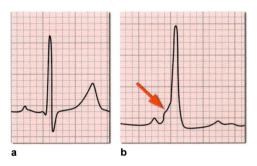

Abb. 13.1 **a.** Normales EKG mit normal breitem QRS-Komplex. **b.** EKG bei WPW-Syndrom. Delta-Welle (Pfeil) als Ausdruck der vorzeitigen Kammererregung über die akzessorische Leitung.

3. Gestörte Reizleitung
Beim WPW-Syndrom findet eine gleichzeitige Erregung der Kammer über den AV-Knoten und über eine akzessorische Leitungsbahn außerhalb des physiologischen Reizleitungssystems, dem sog. **Kent-Bündel**, statt (➤ Abb. 13.2). Dieses entsteht vermutlich durch eine embryonale Fehlentwicklung des Anulus fibrosus, der atriales und ventrikuläres Myokard elektrisch voneinander isoliert. Zur paroxysmalen Reentry-Tachykardie kommt es, wenn die Erregung in einem Reentry-Kreis die normale Leitungsbahn in antegrader Richtung benutzt und dann retrograd über die pathologische Bahn in den Vorhof zurückgeleitet wird (orthodrom).
Prädisponierende Faktoren für die Entwicklung von SVT sind kongenitale Herzfehler, Z. n. Herzvitien-OP, ein WPW-Syndrom, Infektionen, Fieber und/oder Medikamente.

4. Sofortmaßnahmen und Therapie
Als **Sofortmaßnahmen** kommen das Valsalva-Manöver, Bauchpresse, Trinken/Sondieren eiskalter Flüssigkeit oder Bedecken des Gesichts mit einem Eisbeutel in Betracht. Kann die Tachykardie nicht durchbrochen werden und droht eine Erschöpfung der Herzfunktion, kommen Antiarrhythmika zum Einsatz, hier v. a. **Adenosin**. Adenosin ist ein körpereigenes Purinnukleosid und wirkt negativ chrono-, dromo- und inotrop, nach Bolusinjektion führt es zu einer AV-Überleitungsblockade und kann so Reentry-Kreise, die den AV-Knoten berühren, unterbrechen. Dies darf nur unter Reanimationsbereitschaft und engmaschigem Monitoring erfolgen. Falls Adenosin unwirksam ist, können Verapamil und Propafenon eingesetzt werden. Eine **medikamentöse antiarrhythmische Therapie** sollte bei symptomatischen Patienten im 1. Lebensjahr eingeleitet werden. Bei älteren Kindern mit bedeutsamen Symptomen wie Synkopen oder Präsynkopen und/oder häufig auftretenden anhaltenden Tachykardien ist ebenfalls eine Therapie indiziert, wobei gerade hier eine kurative **Katheterablation** eine Alternative zur langjährigen medikamentösen Therapie darstellt. Besteht die Tachykardie nur selten (ca. 1–2×/Jahr) oder wird sie nicht als stö-

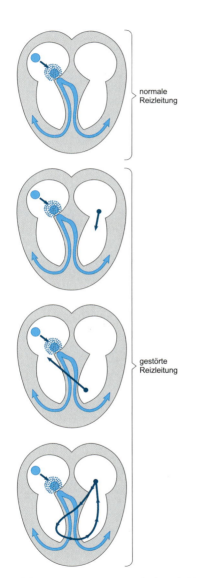

Abb. 13.2 Mögliche Formen von AV-Reentry-Mechanismen bei WPW-Syndrom.

rend empfunden (Dauer meist < 30 Min.) und kann sie durch o. g. Manöver durchbrochen werden, muss keine dauerhafte Therapie erfolgen.

5. Elektrophysiologische Untersuchung (EPU) und Ablation

Bei diesem speziellen Herzkatheter-Eingriff wird das akzessorische Leitungsbündel in der Herzmuskulatur gezielt aufgesucht und mit Hochfrequenzstrom abladiert, die Leitungsfähigkeit wird hierdurch in ca. 90 % der Fälle erfolgreich unterbunden. Das WPW-Syndrom gilt dann als geheilt. Allgemeine Komplikationen des Eingriffs können Blutung, Thrombose, Embolie, Herzverletzung, Infektion und Pneumothorax sein, kardiologisch gefürchtete Komplikation ist die Entwicklung eines **AV-Blocks III°**, wenn sich das Faserbündel in der Nähe des AV-Knotens befindet.

6. Prognose

Bei den meisten Kindern mit früher Manifestation eines WPW-Syndroms kommt es gegen Ende des 1. Lebensjahrs zum spontanen Sistieren der Tachykardieneigung. Kurz dauernde Tachykardien beim WPW-Syndrom sind bei sonst herzgesunden Patienten keine limitierende Erkrankung, es kann jedoch durchaus zu Herzinsuffizienz, Synkopen oder ventrikulären Herzrhythmusstörungen und kardialem Arrest kommen.

Zusammenfassung

Das WPW-Syndrom ist die häufigste Ursache für supraventrikuläre Tachykardien im Säuglings- und Kindesalter. Es wird häufig erst spät entdeckt, da die Patienten jahrelang asymptomatisch sein können und die Diagnose dann z. B. im Rahmen eines Routine-EKG oder bei einer Synkopenabklärung gestellt wird. Säuglinge können jedoch schnell Zeichen der Herzinsuffizienz während einer tachykarden Episode zeigen, sodass man Sofortmaßnahmen und mögliche medikamentöse Therapieansätze kennen sollte.

Polyurie, Gewichtsabnahme und Bauchschmerzen (5 Jahre)
Julia Roeb

Anamnese
Zoe, ein fünfjähriges Mädchen, ist seit vier Wochen schlapp und müde. Seit der letzten Woche klagt sie über Bauchschmerzen, muss häufig Wasser lassen und hat sich gestern zweimal übergeben. Vor 8 Wochen war ein fieberhafter Infekt der oberen Luftwege aufgetreten. Zoes Appetit ist weiterhin gut. Dennoch hat sie 2 kg an Gewicht abgenommen. Sie trinkt sehr gut, bis zu 4 Liter am Tag und verlangt stets nach Eistee und Limonade. Bisher war Zoe immer gesund gewesen.

Untersuchungsbefund
5 Jahre altes Mädchen, Größe 106 cm (25. Perzentile), Gewicht 16 kg (10. Perzentile), Temperatur 37 °C. HF 99/Min., RR 90/60 mmHg. AF 35/Min. Schläfrig, Augen leicht haloniert, Mundschleimhaut trocken, Rachen reizlos. Angestrengtes Atemmuster, Lunge seitengleich belüftet, keine Rasselgeräusche. Vaginaler Soor. Weitere körperliche Untersuchung altersentsprechend.

1. Welche weiterführende Diagnostik veranlassen Sie bei Aufnahme?

2. Können Sie die Erkrankung näher beschreiben und ihre Pathogenese erklären?

3. Welche Therapie ist notwendig?

4. Welche Komplikationen und Langzeitfolgen der Erkrankung kennen Sie?

Fall 14 Polyurie, Gewichtsabnahme und Bauchschmerzen (5 Jahre)

1. Diagnostik

Die klinischen Leitsymptome bei Zoe sind **Bauchschmerzen, Übelkeit, Polyurie, Polydipsie, Gewichtsabnahme** und ein **angestrengtes Atemmuster**.

- Eine **Urinuntersuchung** ist indiziert. Es zeigt sich ein pH von 6, keine Leukozyten, keine Erythrozyten, Protein +, **Keton +++**, **Glukose +++**.
- Eine **Blutgasanalyse** sollte zügig bereits in der Ambulanz veranlasst werden. Der pH liegt bei 7,2, CO_2 29 mmHg, BE -10 mmol/l, HCO_3^- 14 mmHg. Es besteht damit eine **metabolische Azidose**, die respiratorisch nicht mehr kompensiert werden kann. Bei Betrachtung der Ergebnisse und der Klinik muss bereits jetzt an die Manifestation eines **Diabetes mellitus Typ 1** gedacht werden.
- Bei Zoe liegt eine Ketoazidose vor. Eine **Blutzuckermessung** und die **Bestimmung von Insulin, C-Peptid** und **Elektrolyten** ist umgehend notwendig. Der HbA_{1c}-Wert gibt einen indirekten zeitlichen Hinweis auf die Dauer der Störung des Glukose-Stoffwechsels. Die Serum-Osmolarität ist aufgrund der Polyurie und der Exsikkose erhöht.
- Zum Ausschluss einer **infektbedingten Hyperglykämie** sollte ein Blutbild mit Differenzialblutbild angefertigt werden und die Bestimmung von CRP, Nieren-, Leber- und Pankreaswerten erfolgen.
- 90 % der Kinder weisen bei der Manifestation **diabetesspezifische Antikörper** auf. Es muss daher die Bestimmung von Insulin-Autoantikörpern (IAA), Inselzellantikörpern (ICA), Glutamatdekarboxylase-Antikörpern (GAD) und der Insulinrezeptor-Tyrosinphosphatasen IA-2/IA-2β erfolgen.
- Bei nicht eindeutiger Klinik und Bewusstseinsstörung müssen andere **Stoffwechselerkrankungen** oder **Intoxikationen** ausgeschlossen werden. Diese können ebenfalls das Bild einer Ketoazidose, jedoch ohne Hyperglykämie, zeigen. Die Bestimmung von Laktat und Ammoniak ist daher indiziert.
- Beim **neonatalen Diabetes mellitus** oder einer Manifestation in den ersten 6 Lebensmonaten sollte an die Durchführung einer molekulargenetischen Untersuchung gedacht werden.

2. Diabetes mellitus Typ 1

Die Diabeteserkrankung ist eine Stoffwechselerkrankung. Durch eine gestörte bzw. fehlende Insulinausschüttung kommt es zu einer chronischen Hyperglykämie.

Der Diabetes mellitus Typ 1 tritt meist im Kindes- und jungen Erwachsenalter auf. Es kommt zu einer Zerstörung der Insulin produzierenden β-Zellen der Langerhans-Inseln in der Bauchspeicheldrüse. Die Ursache ist noch unklar. Es werden genetische Faktoren, Umweltfaktoren (Ernährung, Infektionen) und Autoimmunprozesse diskutiert. Klinische Symptome treten erst auf, wenn bereits 80 % der β-Zellen zerstört sind. Die Patienten können bei Manifestation eine Ketoazidose oder auch nur eine Hyperglykämie zeigen. Ein ketoazidotisches Koma ist sehr selten. Ursache der Ketoazidose sind der Insulinmangel und eine vermehrte Ausschüttung von gegenregulatorischen Hormonen. Die Folge ist eine gestörte Glukoseverwertung, die zur Hyperglykämie führt. Die Gefahr besteht in einer osmotischen Diurese, die zu einer schweren Exsikkose führen kann. Aufgrund des Insulinmangels kommt es außerdem zu einer vermehrten Lipolyse, zu einer katabolen Stoffwechselsituation und zur Bildung von Ketonkörpern. Die mit der Ketoazidose einhergehenden klinischen Symptome sind Müdigkeit, Bauchschmerzen, Übelkeit, Erbrechen und eine Kussmaul-Atmung. Diese äußert sich als angestrengtes Atemmuster mit tiefen, rhythmischen Atemzügen. Sie dient dem Versuch des Azidoseausgleichs. Manche Patienten haben einen azetonartigen Mundgeruch. Bei schwersten Verläufen kann es zu einer zerebralen Dysfunktion kommen. Eine intensivmedizinische Betreuung ist notwendig.

Merke

Bei den klinischen Zeichen **Müdigkeit, Polyurie, Polydipsie, Gewichtsverlust,** Bauchschmerzen, Übelkeit, Erbrechen, Kussmaul-Atmung sollte an einen Diabetes mellitus Typ 1 gedacht werden.

3. Therapie

Die initiale Therapie bei einer Ketoazidose besteht in der langsamen **Rehydratation** und dem **Ausgleich der Elektrolyte**. Die Infusionsmenge berechnet sich aus dem Flüssigkeitsdefizit (5–15 %) und dem Erhaltungsbedarf des Patienten.

Zeitnah wird mit einer **Insulinzufuhr** begonnen. Bei einer ausgeprägten Azidose erfolgt initial eine intravenöse Insulingabe mit Normalinsulin (0,05–0,1 IE/kg KG/h). Wichtig ist es, auf eine ausreichende Kaliumzufuhr zu achten, um eine Hypokaliämie zu vermeiden. Der Blutzucker muss mindestens stündlich kontrolliert werden und sollte nicht um mehr als 100 mg/dl/h gesenkt werden. Das akute Hirnödem ist die schwerste, wenn auch seltene Komplikation der Ketoazidose.

Nach Normalisierung der Blutzuckerwerte und unauffälligem Urinbefund (kein Keton) kann die Insulinzufuhr auf eine subkutane Insulingabe umgestellt werden. Zuvor wird ein Ernährungsplan aufgestellt. Hierbei werden die Kohlenhydrateinheiten pro Mahlzeit und die hierfür nötige Insulinmenge (Kohlenhydrateinheiten-Faktor, KE-Faktor) festgelegt. Die Mahlzeiten werden in Haupt- und Zwischenmahlzeiten aufgeteilt.

Meist erhalten die Patienten eine subkutane 3- oder 4-Spritzen-Therapie, eine **intensivierte Spritzentherapie**. Der Insulintagesbedarf bei Kindern liegt initial und nach der Remissionsphase bei 0,8–1,2 IE/kg KG. Im ersten Jahr nach der Manifestation werden aufgrund der sogenannten Remissionsphase geringere Insulindosen benötigt. Es besteht noch eine geringe körpereigene Insulinproduktion durch die noch nicht zerstörten β-Zellen. Es wird meist Normalinsulin und Basalinsulin gespritzt. Feste Mischinsuline sollten nicht eingesetzt werden.

Kleinkinder werden häufig mit einer **Insulinpumpentherapie** versorgt. Diese enthält nur ein Insulin (Normal- oder schnellwirksames Analoginsulin). Es erfolgt eine kontinuierliche subkutane Applikation, die den basalen Insulinbedarf abdeckt. Zu den Mahlzeiten erfolgen zusätzliche Bolus-Gaben. Flexible Mahlzeiten sind dadurch möglich. Die Spritzen werden durch Katheter-Wechsel alle 2 Tage ersetzt. ➤ Abbildung 14.1 zeigt die verschiedenen Formen der Insulintherapie beim Kind.

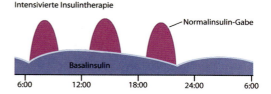
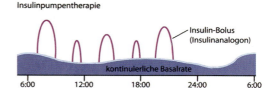

Abb. 14.1 Verschiedene Formen der Insulintherapie.

4. Komplikationen und Langzeitfolgen

Akutkomplikationen des Diabetes mellitus Typ 1
- **Akute Komplikationen** sind überwiegend **Hypoglykämien**, die meist durch eine zu hohe Insulingabe, zu geringe Kohlenhydratzufuhr oder durch sportliche Aktivität bedingt sind. Bei schweren Hypoglykämien besteht die Gefahr der Bewusstlosigkeit bis hin zum epileptischen Anfall.
- Bei mangelnder Insulinzufuhr oder erhöhtem Insulinbedarf, beispielsweise bei Infekten, besteht die Gefahr einer Entgleisung mit **Ketoazidose**. In schweren Fällen ist eine vorübergehende stationäre Aufnahme mit intravenöser Insulingabe notwendig.

Langzeitfolgen des Diabetes mellitus Typ 1
- **Diabetische Nephropathie:** Eine Urindiagnostik zum Ausschluss einer Mikroalbuminurie erfolgt jährlich. Bei persistierender Mikroalbuminurie erfolgt eine Einstellung auf einen ACE-Hemmer.
- Eine **diabetische Retinopathie** kann bei dauerhaft schlechter Stoffwechseleinstellung auftreten. Deshalb wird bei allen Kindern, die länger als 5 Jahre an Diabetes mellitus erkrankt sind oder älter als 11 Jahre sind, einmal jährlich der Augenhintergrund in Mydriasis untersucht.

Fall 14 Polyurie, Gewichtsabnahme und Bauchschmerzen (5 Jahre)

- Die **diabetische Polyneuropathie** betrifft das periphere Nervensystem. Eine Kontrolle des Vibrationsempfindens gehört zur regelmäßigen klinischen Untersuchung.
- Erstes Zeichen einer **Arthropathie** ist eine verminderte Streckung der Fingergelenke.
- **Lipodystrophien:** Veränderungen des subkutanen Fettgewebes an den Injektionsstellen (Hypertrophie, seltener Gewebeatrophie). Durch ein regelmäßiges Wechseln der Injektionsstellen können diese vermieden werden.
- Die Disposition zur Autoimmunität ist mit einem erhöhten Risiko für das Auftreten weiterer **Autoimmunerkrankungen** assoziiert. Hierzu zählen die Zöliakie, die Hashimoto-Autoimmunthyreoiditis und der Morbus Addison. Fälle mit Morbus Basedow, autoimmunen Polyendokrinopathien, atrophischer Gastritis, Vitiligo oder perniziöser Anämie sind selten. Einmal jährlich sollte eine Laborkontrolle zum Ausschluss dieser Erkrankungen erfolgen.
- Weitere Risikofaktoren für Folgeerkrankungen wie eine Hyperlipidämie, eine arterielle Hypertonie und vaskuläre Risiken (Rauchen) sollten erfasst werden.
- Aufgrund der chronischen Erkrankung, vor allem bei schlechter Stoffwechseleinstellung, können Kleinwuchs, gestörte Pubertätsentwicklung und psychosoziale Belastungssituationen auftreten.

Merke

Um Langzeitfolgen zu vermeiden, sollte der HbA_{1c}-Wert im Kindesalter $\leq 7,5\%$ betragen.

Zusammenfassung

Der **Diabetes mellitus Typ 1** tritt meist im Kindes- oder jungen Erwachsenenalter auf. Es kommt zu einer Zerstörung der Insulin produzierenden β-Zellen der Langerhans-Inseln in der Bauchspeicheldrüse. Ursächlich werden genetische Faktoren, Umweltfaktoren (Ernährungsfaktoren, Infektionen) und Autoimmunprozesse diskutiert. Eine lebenslange subkutane **Insulinsubstitution** ist notwendig. Die regelmäßige **Therapieüberwachung** sollte in einem Diabeteszentrum erfolgen.

Proximal betonte Muskelschwäche, Gnomenwaden und Scapulae alatae (4 Jahre)

Julia Roeb

Anamnese

Peter, ein 4-jähriger Junge, wird von seinen Eltern vorgestellt. Seit dem 2. Lebensjahr ist bei Peter ein zunehmend watschelndes, unsicheres Gangbild aufgefallen. Auch beim Aufstehen tue er sich schwer. Die Symptomatik habe sich kontinuierlich verschlechtert. Ansonsten sei Peter ein gesunder, agiler Junge. Er habe sich gut entwickelt. Er läuft seit dem Alter von 17 Monaten frei. Ein Großonkel ist mit 20 Jahren an einer Muskelschwäche verstorben.

Untersuchungsbefund

4 Jahre alter Patient in gutem AZ und EZ. Größe 102 cm, Gewicht 16 kg. Watschelndes Gangbild, meist Zehenspitzengang, kaum Abrollbewegung, häufiges Stolpern. Treppensteigen nur langsam möglich, Einbeinstand beidseits nicht möglich, beim Aufstehen aus der Hocke werden die Arme zum Abstützen auf den Oberschenkeln eingesetzt. Beidseitige, symmetrisch ausgeprägte proximal betonte Muskelschwäche. Patellarsehnenreflexe beidseits abgeschwächt. Stark ausgeprägte Wadenmuskulatur.

1. Welche Leitsymptome liegen vor? Wie lautet Ihre Verdachtsdiagnose?

2. Können Sie die Pathogenese erläutern?

3. Welche Diagnostik veranlassen Sie?

4. Welche Therapieoptionen stehen zur Verfügung?

5. Welche Komplikationen begleiten die Erkrankung? Können Sie etwas zur Prognose sagen?

Fall 15 Proximal betonte Muskelschwäche, Gnomenwaden

1. **Leitsymptome und Verdachtsdiagnose**

Bei Peter zeigen sich folgende Leitsymptome:
- **Proximale Muskelschwäche** mit positivem **Gower-Zeichen**. Hierbei handelt es sich um ein Abstützen der Patienten mit den Händen auf Knien und Oberschenkeln beim Aufstehen aus der Hocke zur Unterstützung bei deutlicher proximaler Muskelschwäche, das sogenannte „Hochklettern an sich selbst" (➤ Abb. 15.1a).
- Ein **watschelndes Gangbild** aufgrund einer Schwäche des M. glutaeus medius, häufig Zehengang.
- **Pseudohypertrophierte Wadenmuskulatur** durch Einlagerung von Binde- und Fettgewebe.
- **Abgeschwächte Patellarsehnenreflexe** als proximal betonte Funktionsstörung des 2. Motoneurons.
- **Scapulae alatae** (➤ Abb. 15.1b).

Da die Familienanamnese bei einem Großonkel des Patienten eine unklare Erkrankung mit Muskelschwäche und tödlichem Ausgang ergab, muss im vorliegenden

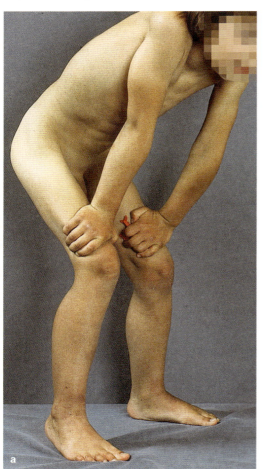
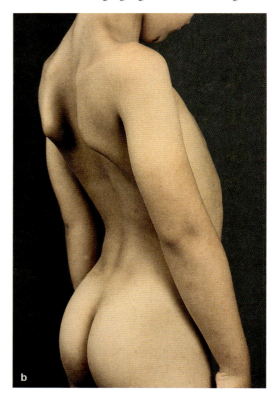

Abb. 15.1 Muskeldystrophie Duchenne. **a.** Gower-Zeichen. **b.** Scapulae alatae mit Hyperlordose der Wirbelsäule.

Fall an eine genetisch determinierte Erkrankung gedacht werden.

Muskeldystrophien sind Erkrankungen, die zu einer fortschreitenden Lähmung der betroffenen Muskeln führen. Der Verlauf mit einem Erkrankungsbeginn im 2. bis 3. Lebensjahr lässt an eine Muskeldystrophie Duchenne denken. Diese wird **X-chromosomal rezessiv** vererbt. Sie tritt mit einer Häufigkeit von 1 : 3.500 auf. Durch Mutation des auf dem X-Chromosom liegenden **Dystrophin-Gens** kommt es zu einem progressiven, nicht aufhaltbaren Zerfall der Skelettmuskulatur und zum Ersatz dieser durch Fett- und Bindegewebe.

Weitere Muskeldystrophie-Formen: Die Muskeldystrophie Becker verläuft eher schleichend, der Gehverlust tritt erst im Adoleszentenalter auf. Bei der Gliedergürtelmuskeldystrophie, die sich typischerweise im späten Kindesalter manifestiert, zeigt sich meist eine Schwäche der Nackenmuskulatur. Die fazioskapulohumerale Muskeldystrophie wird autosomal dominant vererbt, der Verlauf kann sehr mild sein. Es kommt meist zu einer Schwäche der mimischen Muskulatur, zu einer Hyperlordose, Scapulae alatae und zu einer Skoliose. Weiterhin abzugrenzen sind die kongenitalen Formen der Muskeldystrophie.

2. Pathogenese

Der Muskeldystrophie Duchenne liegt eine Mutation im Dystrophin-Gen auf dem kurzen Arm des X-Chromosoms zugrunde. Dieses dient der Stabilisierung von Aktin im Muskel und zur Verknüpfung von Fasermembranen mit dem Zytoskelett. Im Verlauf der Erkrankung kommt es zu einem vollständigen Funktionsverlust. Einrisse in der Plasmamembran führen zu unkontrolliertem Kalzium-Einstrom in die Muskelfaser. Hierdurch werden vermehrt Proteasen aktiviert und überstimuliert, die zu einer gestörten Funktion der Mitochondrien führen.

3. Diagnostik

- **Labor:** Es zeigt sich eine deutliche Erhöhung der Muskelenzyme, vor allem der Kreatinkinase. Erst bei zunehmendem Muskelabbau im Krankheitsverlauf sinken die Werte wieder ab. Auch GOT, GPT, LDH und Aldolase sind erhöht.
- Im **EMG** finden sich vermehrte polyphasische, niedrigamplitudige, verkürzte Einzelpotenziale.
- Die **Sonografie** ist eine einfache, aber unspezifische Methode zum Nachweis myopathischer Veränderungen. Es zeigen sich eine erhöhte Echogenität sowie ein Verlust der Muskelfiederung und im weiteren Verlauf ein zunehmender Verlust der Abgrenzung einzelner Muskelsepten. In seltenen Einzelfällen erfolgt eine MRT-Untersuchung zur Darstellung von Struktur und Trophik der Muskulatur.
- Eine **Muskelbiopsie** mit **Immunhistologie** dient der Differenzierung und Klassifizierung der Muskeldystrophie und der Abgrenzung von Differenzialdiagnosen. Es erfolgt die immunhistochemische Dystrophin-Analyse im Skelettmuskelgewebe mittels monoklonaler Dystrophin-Antikörper (➤ Abb. 15.2).
- Die **molekulargenetische Untersuchung** (Mutationsanalyse des Dystrophin-Gens auf Xp21) sichert die Diagnose.

4. Therapie

Leider steht keine kausale, sondern nur eine **symptomatische Therapie** für die Muskeldystrophie Duchenne zur Verfügung.

Für die Lebensqualität ist eine regelmäßige Physiotherapie zur Vorbeugung und Behandlung von schweren Kontrakturen entscheidend. Teilweise sind orthopädische Operationen bei schweren Kontrakturen oder zur Stabilisierung der Wirbelsäule notwendig. In späteren Stadien kommt häufig eine nächtliche Maskenbeatmung (BIPAP-Beatmungsgerät) zur Vermeidung von muskulär bedingten Hypoventilationen zum Einsatz. Unterstützend erhalten die Patienten eine Atemtherapie. Aufgrund der Bewegungseinschränkung sollte auf eine gesunde und ausgewogene Ernährung zur Vermeidung von Übergewicht geachtet werden.

Eine Gentherapie befindet sich im tierexperimentellen Stadium.

Eine unterstützende psychologische Betreuung der Patienten sollte erfolgen.

Vereinzelt erfolgt eine Therapie mit Prednison. Hierdurch wird versucht, die Geh- und Stehfähigkeit der Patienten zu verlängern (**cave:** Nebenwirkungen).

Fall 15 Proximal betonte Muskelschwäche, Gnomenwaden

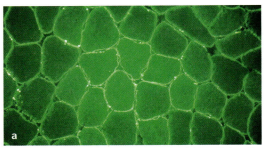 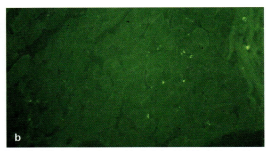

Abb. 15.2 Immunhistologische Untersuchung des Skelettmuskels. **a.** Normalbefund mit Nachweis von Dystrophin. **b.** Befund bei Muskeldystrophie Duchenne. Fehlender Dystrophinnachweis.

5. Komplikationen und Prognose

Meist fällt bereits im 2. Lebensjahr eine motorische Entwicklungsverzögerung auf. Im weiteren Verlauf kommt es zum Nachlassen der Muskelkraft. Initial ist meist die Becken- und Oberschenkelmuskulatur betroffen. Später dehnt sich der Krankheitsprozess auch auf die Rücken- und Bauchmuskulatur und dann auf die Oberarm- und Schultergürtelmuskulatur aus. Die Patienten zeigen Scapulae alatae und eine zunehmende Lordose der Lendenwirbelsäule. Das Anheben der Arme in die Horizontale ist nicht mehr möglich. Zwischen dem 9. und 13. Lebensjahr kommt es meist zur Gehunfähigkeit. Anschließend entstehen Kontrakturen, vor allem der Knie-, Hüft- und Sprunggelenke sowie eine progrediente Skoliose. Spät werden Hals- und Gesichtsmuskeln befallen. Bei ca. 30 % der Patienten mit Muskeldystrophie Duchenne ist die Intelligenz vermindert. Die nächtlichen Hypoventilationen führen zu einem unruhigem Schlaf, Schwächegefühl, Abgeschlagenheit und Schwindel. Zudem tritt im Verlauf häufig eine Kardiomyopathie auf.

Die häufigsten Todesursachen sind Herzinsuffizienz und Ateminsuffizienz. Ein Abhusten ist nicht mehr möglich. Es kommt zu schweren pulmonalen Infektionen. Die Lebenserwartung liegt meist zwischen 16 und 25 Jahren.

Merke

Leitsymptome der Muskeldystrophie Duchenne sind:
- Proximal betonte Muskelschwäche.
- Watschelnder Gang.
- Hyperlordose.
- Gower-Zeichen.
- Gnomenwaden.
- Scapulae alatae.
- Meryon-Zeichen (Durchrutschen des Kindes bei Anheben an den Axillen).

Merke

Vor allem im Rahmen von Narkosen müssen bei neuromuskulären Erkrankungen besondere Risikofaktoren beachtet werden. Aufgrund der pathologischen Funktion der Skelettmuskulatur und der gestörten Signalübertragung besteht ein erhöhtes Risiko für das Auftreten einer malignen Hyperthermie, von Muskelspasmen oder einer vermehrten Muskelrelaxation durch Benzodiazepine. Weiterhin müssen die kardialen und pulmonalen Risikofaktoren stets berücksichtigt werden!

Zusammenfassung

Die **Muskeldystrophie Duchenne** ist eine X-chromosomal vererbte Erkrankung (Xp21). Durch das Fehlen des Dystrophin-Genprodukts kommt es zu einem progressiven **Verfall der Skelettmuskulatur**. Diese wird durch Fett- und Bindegewebe ersetzt. Als Screeningparameter dienen die Muskelenzyme (CK, Transaminasen). Für die weitere Abklärung sind vor allem die Muskelbiopsie, die Immunhistochemie und die Molekulargenetik entscheidend. Die Erkrankung ist nicht heilbar und führt meist im Alter zwischen 16 und 25 Jahren zum Tod durch Atem- oder Herzinsuffizienz.

Fehlende Gewichtszunahme und Icterus prolongatus (25 Tage)
Alexandra Pohl

Anamnese
In der pädiatrischen Ambulanz wird Ihnen ein 25 Tage altes, türkischstämmiges Neugeborenes wegen mangelnder Gewichtszunahme vorgestellt. Anamnestisch war die Geburt nach 40+3 SSW regelrecht (Geburtsgewicht 2.870 g, Länge 49 cm, Kopfumfang 33 cm). Die Mutter gibt an, dass ihre anderen Kinder schneller an Gewicht zugenommen hätten. Die zu Hause durchgeführten Stillproben ergaben eine ausreichende Menge an Muttermilch. Während der Anamneseerhebung fällt Ihnen ein Sklerenikterus auf.

Untersuchungsbefund
25 Tage alter zarter weiblicher Säugling in reduziertem AZ. Gewicht 3.090 g (3.–10. Perzentile), Körperlänge 50 cm (< 3. Perzentile) Kopfumfang 34 cm (< 3. Perzentile). Deutlicher Skleren- und Hautikterus. Normale Rekapillarisierungszeit. Herztöne rein und rhythmisch, keine pathologischen Herzgeräusche. Ruhige Spontanatmung, Pulmo seitengleich belüftet. Abdomen weich, keine Hepatosplenomegalie.

Laborbefunde
Bilirubin gesamt 5,8 mg/dl, direktes Bilirubin 1,7 mg/dl, γ-GT 534 IE/l, Quick 50 %; übrige Laborwerte normwertig.

1. Welche weiterführende Diagnostik initiieren Sie?

2. Nennen Sie Krankheitsbilder, die zu einer neonatalen Cholestase führen.

3. Erläutern Sie das Krankheitsbild und die Symptomatik der Gallengangsatresie.

4. Welche Formen der Gallengangsatresie kennen Sie?

5. Beschreiben Sie die Therapie der Erkrankung.

6. Nennen Sie Langzeitkomplikationen der Gallengangsatresie!

Fall 16 Fehlende Gewichtszunahme und Icterus prolongatus (25 Tage)

1. Diagnostik

Eine **Cholestase** entsteht durch eine verminderte Ausscheidung der Galle in den Darm. Dies kann durch eine Anomalie der hepatischen Gallenwege, eine Störung der Exkretion der Galle oder durch eine Störung des Galleabflusses bedingt sein. Man spricht von einer Cholestase bei einem Gesamtbilirubin von mehr als 5 mg/dl und einem direkten Bilirubin von mehr als 1 mg/dl oder mehr als 20 % des Gesamtbilirubins. Ab dem 14. Lebenstag spricht man von Icterus prolongatus. Dieser erfordert zwingend die Durchführung diagnostischer Maßnahmen. Ziele sind, das Ausmaß der Cholestase sowie die Leberfunktion zu bestimmen, und die Ursache der Cholestase aufzuklären. Hierzu werden folgende Untersuchungen durchgeführt:

- **Blutentnahme:** Blutbild und Differenzialblutbild, direktes/indirektes Bilirubin, Leberenzyme, γ-GT, alkalische Phospatase, Cholinesterase, Quick, INR, PTT, Eiweiß, Albumin, Glukose, Cholesterin, Triglyzeride, Eisen, Ferritin, Transferrin, TSH, T_3, T_4, freies Kortisol, Aminosäuren, Laktat, Ammoniak, α1-Antitrypsin, Virologie, Blutkulturen, Material für molekulargenetische Untersuchungen.
- **Urinuntersuchung:** Aminosäuren und organische Säuren, reduzierende Substanzen, Succinylaceton, Gallensäuremetabolite.
- **Stuhluntersuchung** auf Elastase.
- **Schweißtest:** Ausschluss einer CF.
- **Sonografie des Abdomens:** Gallenwege/Gallenblase vorhanden, intrahepatische Auffälligkeiten, Anhalt für intraabdominelle Fehlbildungen.
- **Hepatobiliäre Funktionsszintigrafie** (HBFS) (➤ Abb. 16.1).
- **Leberbiopsie.**
- Endoskopisch retrograde Cholangiopankreatikografie (ERCP).

2 Krankheitsbilder mit Cholestase

Eine Übersicht von Erkrankungen, die eine neonatale Cholestase verursachen können, zeigt ➤ Tabelle 16.1.

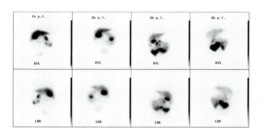 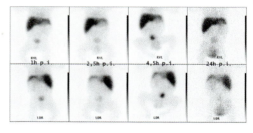

Abb. 16.1a Hepatobiliäre Funktionsszintigrafie. Normalbefund mit Ausscheidung des Tracers in den Dünndarm.

Abb. 16.1b Hepatobiliäre Funktionsszintigrafie. Befund bei Gallengangsatresie mit fehlender Ausscheidung des Tracers in den Dünndarm, Akkumulation in der Leber und Transport in die Harnblase.

Tab. 16.1 Erkrankungen mit Leitsymptom neonatale Cholestase

Metabolische Erkrankungen	Galaktosämie, α1-Antitrypsinmangel, Tyrosinämie Typ 1, hereditäre Fruktoseintoleranz, Mitochondriopathien
Endokrinopathien	Hypopituitarismus, Hypothyreose
Gallenwegserkrankungen	Extrahepatische Gallengangsatresie, Morbus Alagille, Choledochuszysten, neonatale sklerosierende Cholangitis, Caroli-Syndrom
Kongenitale Infektionen	Toxoplasmose, Röteln, CMV, HSV, Parvovirus B19, Echoviren, Coxsackieviren, HIV, Treponema pallidum, Sepsis, Harnwegsinfektion
Verschiedenes	Frühgeburtlichkeit, Chromosomenanomalien (Trisomie 18, Trisomie 21), neonatale Hepatitis

3. Gallengangsatresie

Die Inzidenz der Gallengangsatresie beträgt 1 : 10.000 bis 1 : 19.000, Mädchen sind deutlich häufiger betroffen als Jungen. In Deutschland tritt die Erkrankung jährlich bei 40–60 Kindern auf. Die Ätiologie ist unklar; es wird eine Assoziation mit maternalem Diabetes diskutiert, eine Assoziation mit Frühgeburtlichkeit, dem Alter der Mutter sowie einer Mehrlingsschwangerschaft konnte widerlegt werden.

In 20 % der Fälle spricht man von einer **syndromalen Gallengangsatresie**, da sie mit anderen Fehlbildungen wie Poly- oder Asplenie, Situs inversus, Malrotation, einer fehlenden retrohepatischen V. cava inferior oder einer präduodenalen V. portae assoziiert ist. Die Leitsymptome der Gallengangsatresie sind ein **Icterus prolongatus**, dunkler Urin, lehmfarbene (acholische) Stühle (➤ Abb. 16.2), Hepatomegalie und Aszites sowie **fehlende Gewichtszunahme**. Oft unterscheidet sich initial die Symptomatik einer Gallengangsatresie nicht von der eines neonatalen Ikterus. Ein klinisch asymptomatisches Intervall ist häufig. Wichtig für die Diagnosestellung ist der abdominelle Ultraschall, der dilatierte Gallengänge, eine fehlende Gallenblase sowie charakteristische Befunde wie das **Triangular Cord Sign** zeigen kann. Hierbei handelt es sich um eine hyperechogene Zone oberhalb der V. portae, die jedoch mit 49–73 % nur eine niedrige Sensitivität aufweist. Daher sind zur Diagnosesicherung eine hepatobiliäre Funktionsszintigrafie (fehlende Ausscheidung des Tracers in den Darm) sowie eine Leberbiopsie erforderlich. Eine endoskopisch retrograde Cholangiopankreatikografie (ERCP) kann ebenfalls den direkten Nachweis von fehlenden Gallenwegen zeigen, ist jedoch nur in wenigen Zentren auch für Säuglinge verfügbar.

4. Klassifikation der Gallengangsatresie

Die Einteilung der Gallengangsatresien erfolgt in drei Gruppen: **extrahepatische Gallengangsatresien**, **intrahepatische Gallengangsatresien** sowie **Gallengangshypoplasien** unterschiedlichen Ausmaßes. Die extrahepatische Gallengangsatresie kann hierbei isoliert den Ductus choledochus, den Ductus hepaticus communis oder die Ducti hepatici betreffen. Die intrahepatische Gallengangsatresie gilt als nicht operabel.

5. Therapie

Die **symptomatische Therapie** ist für die Behandlung der Mangelernährung von großer Bedeutung. Hierzu wird eine hyperkalorische Alimentation mit mittelkettigen Triglyzeriden und Oligosacchariden angestrebt. Die Eiweißzufuhr muss diätetisch festgelegt werden, um einerseits dem Bedarf für ein ausreichendes Wachstum, andererseits der verminderten Eiweißtoleranz bei Leberinsuffizienz gerecht zu werden. Ursodeoxycholsäure kann eingesetzt werden, um das Fortschreiten einer Leberzirrhose zu verlangsamen. Die fettlöslichen Vitamine (A, E, D, K) müssen aufgrund mangelnder Resorption substituiert werden. Der bei Leberzirrhose meistens auftretende Pruritus kann durch Antihistaminika, Phenobarbital, Cholestyramin und weitere Medikamente gelindert werden.

Als **chirurgische Therapie** der Gallengangsatresie ist die Hepatoportoenterostomie nach Kasai die Methode der Wahl.

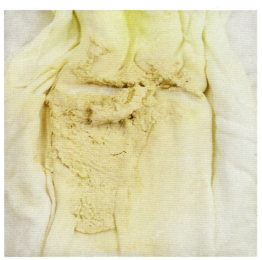

Abb. 16.2 Acholischer Stuhl bei Gallengangsatresie.

Fall 16 Fehlende Gewichtszunahme und Icterus prolongatus (25 Tage)

6. Langzeitkomplikationen

Aufgrund der entzündlichen intrahepatischen Veränderungen, die auch durch eine Portoenterostomie nur minimal beeinflusst werden können, ist die **Leberzirrhose** der limitierende Faktor der Erkrankung. Wird eine Gallengangsatresie nicht behandelt, versterben die Kinder innerhalb der ersten 2 Jahre an den Folgen der Leberzirrhose. Fortschritte auf dem Gebiet der pädiatrischen **Lebertransplantation** im Sinne von verbesserten Operationstechniken und angepasster Immunsuppression ermöglichen diese Operation inzwischen auch bei Säuglingen. Auch mit primär erfolgreicher Hepatoportoenterostomie müssen zwischen 50 und 70 % der Kinder in den ersten 5 Jahren nach OP lebertransplantiert werden, jedoch kann der Zeitpunkt der Transplantation durch die Portoenterostomie deutlich hinausgezögert werden. Der einzige bislang verlässliche Faktor für den erfolgreichen Verlauf der Operation nach Kasai ist die Bilirubin-Bestimmung 6 Monate nach Operation. Langzeitstudien belegen, dass nahezu alle nicht transplantierten Patienten 20 Jahre nach Kasai-OP an einer Leberzirrhose unterschiedlichen Grades leiden. Die Langzeitprognose aller Patienten ist mit 90 % Überleben jedoch gut.

Merke

Jede neonatale Cholestase muss diagnostisch abgeklärt werden.

Zusammenfassung

Die Gallengangsatresie ist eine Erkrankung, bei der es aus unklaren ätiologischen Gründen zu einer Atresie der intra- oder der extrahepatischen Gallenwege kommt. Hierdurch kommt es zu einer **Cholestase,** die zu alimentären Mangelerscheinungen und zu einer **Leberzirrhose** führt. Eine neonatale Cholestase muss daher stets rasch abgeklärt werden. Neben dem Neugeborenenscreening und selektiver Laboruntersuchungen sind der Ultraschall des Abdomens, eine hepatobiliäre Funktionsszintigrafie, eine Leberbiopsie sowie eine ERCP in den meisten Fällen zur Diagnosesicherung erforderlich. Neben der Substitution von mittelkettigen Fettsäuren und fettlöslichen Vitaminen sowie einer Eiweißrestriktion gilt die Hepatoportoenterostomie nach Kasai als Verfahren der Wahl, um eine Leberzirrhose so lange wie möglich zu verhindern. Bei der Mehrzahl der Patienten muss jedoch trotz erfolgter Operation im Verlauf aufgrund einer fortschreitenden Leberzirrhose eine **Lebertransplantation** durchgeführt werden.

Subfebrile Temperaturen, Lymphadenopathie und Petechien (6 Jahre)
Alexandra Pohl

Anamnese
Frau Meier bemerkt bei ihrer 6-jährigen Tochter Charlotte beim Anziehen kleine rote Punkte an beiden Unterschenkeln. Das Nachthemd ist wie so oft in letzter Zeit verschwitzt, und die Kleine wirkt erkältet. Frau Meier beschließt, ihre Tochter in der Kinderklinik vorzustellen. Dort gibt sie an, dass Charlotte in letzter Zeit mehrfach leicht febrile Temperaturen gehabt habe. In den letzten Wochen sei es zu einem Gewichtsverlust von 2 kg auf 18 kg gekommen.

Untersuchungsbefund
6 Jahre altes Mädchen in leicht reduziertem AZ und schlankem EZ. Petechien an beiden Unterschenkeln. Zervikale Lymphknotenpakete beidseits tastbar. Rachen leicht gerötet, seröse Rhinitis. Cor und Pulmo auskultatorisch unauffällig. Abdomen weich, Leber 4 cm, Milz 2 cm unter dem Rippenbogen tastbar.

Laborbefunde
Hb 6,9 g/dl, Leukozyten 13.500/µl, Thrombozyten 15.000/µl. CRP 0,9 mg/dl, LDH 2.930 U/l, Harnsäure 7,9 mg/dl.

1. Welche weiteren Untersuchungen müssen unmittelbar erfolgen?
2. Erklären Sie das Krankheitsbild der akuten lymphatischen Leukämie (ALL).
3. Nach welchem Prinzip verläuft die Chemotherapie?
4. Beschreiben Sie günstige und ungünstige prognostische Faktoren.
5. Wodurch erfolgt die Abgrenzung der ALL zur akuten myeloischen Leukämie (AML) oder zum Non-Hodgkin-Lymphom (NHL)?
6. Kennen Sie molekulargenetische Veränderungen, die mit einer ALL assoziiert sind?

Fall 17 Subfebrile Temperaturen, Lymphadenopathie und Petechien (6 Jahre)

1. Diagnostik

Aufgrund der klinischen Symptome bei deutlichen Veränderungen im Blutbild mit Anämie und Thrombozytopenie besteht trotz normaler Leukozytenzahl der Verdacht auf eine akute Leukämie. Weitere Hinweise auf das Vorliegen dieser Erkrankung sind die Erhöhung der LDH und der Harnsäure als Zeichen eines Zelllyse-Syndroms.

Bei der **körperlichen Untersuchung** sollte in diesem Fall besonders auf mögliche Blutungszeichen (Petechien, Hämatome?) sowie auf Organvergrößerungen (Leber, Milz) geachtet werden. Der zervikale, axilläre und inguinale Lymphknotenstatus muss erhoben werden. Die Auskultation von Lunge und Herz kann Anhalt auf mediastinale Obstruktionen bzw. eine Perikardtamponade ergeben. Die muskuloskelettale Statuserhebung ist zur Beurteilung von Bewegungseinschränkungen und Schwellungen wichtig.

Die erweiterte **Laboruntersuchung** sollte folgende Parameter beinhalten:
- Blutbild mit Differenzialblutbild.
- Nieren- und Leberfunktionswerte.
- LDH.
- Gerinnung.
- Blutgruppe, ggf. HLA-Typisierung.
- Infektionsstatus (Bakteriologie, Mykologie, Virologie).

Zur definitiven Diagnosestellung ist die **Knochenmarkspunktion** von essenzieller Bedeutung (➤ Abb. 17.1). Durch die **zytologische Untersuchung** kann die Erkrankung in eine akute lymphatische Leukämie (ALL) oder akute myeloische Leukämie (AML) differenziert werden. Mit der **Immunphänotypisierung** erfolgt die Einteilung in Subentitäten der ALL oder AML. Folgende **bildgebende Diagnostik** wird durchgeführt:
- Sonografie (Abdomen, Thorax, Lymphknotenstatus, bei männlichen Patienten Hoden bei auffälliger Palpation).
- Röntgen-Thorax in 2 Ebenen (mediastinale Raumforderung).
- Echokardiografie (ventrikuläre Funktion, Perikarderguss).
- Schädel-MRT (bei klinischer Symptomatik: Blutung, ZNS-Beteiligung).
- CT/MRT Thorax/Abdomen (nur, falls Sonografie nicht ausreichend).

2. Krankheitsbild

Die ALL ist mit 30 % die häufigste onkologische Erkrankung im Kindesalter. Sie ist 5-mal häufiger als die AML (3,3/100.000 Einwohner < 15 Jahre). Das mediane Erkrankungsalter beträgt 4,7 Jahre, Jungen sind etwas häufiger betroffen als Mädchen (1,3 : 1). Ursprungsort der ALL ist das Knochenmark, welches von leukämischen Blasten infiltriert wird und durch fehlende Ausreifung der normalen Hämatopoese zunehmend insuffizient wird. Häufig führt die sogenannte **B-Symptomatik** (Abgeschlagenheit, Nachtschweiß, Fieber, Gewichtsverlust) zur Diagnosestellung. Durch die **Kno-

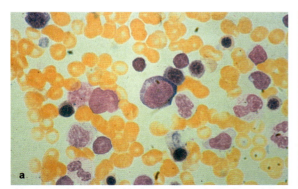 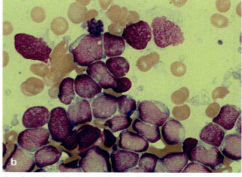

Abb. 17.1 Knochenmarksausstrichpräparate. **a.** Normales Knochenmark. **b.** Akute lymphatische Leukämie mit Blasteninfiltration.

chenmarksinsuffizienz kann es zu gehäuften Infektionen sowie zu Blutungszeichen (Petechien) kommen. Eine Hepatosplenomegalie ist häufig, Bauchschmerzen bis hin zum Vollbild eines Ileus können bei Darmwandinfiltration auftreten. Bei der T-Zell-ALL kann es zu oberer Einflussstauung und Atemwegsobstruktion durch einen Thymustumor kommen.

Sowohl bei der ALL als auch bei der AML sind systematisierte Stadieneinteilungen, wie es bei anderen malignen Erkrankungen üblich ist, aufgrund des disseminierten Krankheitsbildes nicht praktikabel. Die Klassifikation erfolgt bei beiden Leukämieformen anhand der French-American-British-Einteilung (FAB-Einteilung; basierend auf der Morphologie der leukämischen Zellen), der zyto- und molekulargenetischen Befunde sowie des Immunphänotyps. Die FAB differenziert zwischen **L1**- (nacktkernige Lymphozyten), **L2**- (größer, polymorpher, mit zunehmendem Plasmasaum, irregulären Kernformen und prominenten Nukleoli) und **L3**- Blasten (fein gekörnter Kern, prominente Nukleoli, dunkelblaues Plasma). Die Immunphänotypisierung unterscheidet B-Vorläufer-ALL, B-ALL und T-ALL, wobei B-Vorläufer- und T-ALL in weitere Subpopulationen differenziert werden. Diese Einteilung ist sowohl für die Festlegung der Therapie als auch für die Prognose von Bedeutung. In Abhängigkeit von den initialen prognostischen Faktoren beträgt die Überlebensrate bei Therapie nach etablierten Protokollen ca. 80 %. Auch beim Auftreten eines Rezidivs kann die Erkrankung noch geheilt werden. Je später dies geschieht, desto besser ist die Prognose.

3. Chemotherapie

Die chemotherapeutische Behandlung besteht aus 4 Teilen, die Therapie wird nach standardisierten Protokollen durchgeführt. In der **Vorphase** der Chemotherapie wird Prednison über 7 Tage sowie einmalig Methotrexat intrathekal gegeben, um eine milde Reduktion der Leukämiezellen zu erreichen. Zur Prophylaxe des Zelllysesyndroms wird eine intravenöse Wässerung durchgeführt.

Die **Induktionstherapie** soll eine deutliche Reduktion der leukämischen Zellen bewirken und mehr als 95 % davon abtöten. Dies wird über die Dauer von 8 Wochen mit Medikamenten wie Kortikosteroiden, L-Asparaginase, Vincristin, Daunorubicin intravenös und Methotrexat intrathekal erreicht. Während der darauf folgenden, 8-wöchigen **Konsolidierungsphase** sollen Extrakompartimente wie das zentrale Nervensystem oder der Hoden erreicht werden; hierfür wird Methotrexat appliziert. Mit der **Reintensivierung** (6 Wochen) nach Abschluss der Konsolidierung erreicht man eine erhöhte Überlebenswahrscheinlichkeit sowie eine Reduktion des ZNS-Rezidiv-Risikos. Die daran anschließende Dauertherapie (bis insgesamt 2 Jahre) besteht aus Methotrexat und 6-Mercaptopurin und dient der Remissionserhaltung.

Eine **Bestrahlungstherapie** wird nur bei Patienten mit einer T-ALL durchgeführt, die initial mehr als 100.000 Leukozyten/μl aufweisen. Eine **hämatopoetische Stammzelltransplantation** wird bei ALL-Patienten mit ungünstiger Prognose durchgeführt und stellt einen potenziell kurativen Ansatz dar.

4. Prognostische Faktoren

Faktoren wie Alter, Geschlecht, Molekulargenetik und Immunzytologie sind eng mit der Prognose verknüpft (➤ Tab. 17.1).

Tab. 17.1 Prognostische Faktoren bei ALL

	Positive Faktoren	Negative Faktoren
Alter (in Jahren)	2–5	< 1 oder > 9
Geschlecht	Weiblich	Männlich
Leukozyten (/μl)	< 20.000	> 50.000
Immunzytologie	c-ALL	T-ALL, pro-B-ALL
ZNS-Befall	Nein	Ja
Genetik	t(12; 21)	t(4; 11) oder t(9; 22)
Prednison-Response in Vorphase	Ja	Nein
Response auf initiale Chemotherapie	Ja	Nein
Chromosomenzahl	> 50	< 46

Fall 17 Subfebrile Temperaturen, Lymphadenopathie und Petechien (6 Jahre)

5. Abgrenzung der ALL zu AML/NHL
Die Abgrenzung der ALL zur AML geschieht durch die Koexpression von Differenzierungsmarkern; hierbei wird zwischen lymphatischen und myeloischen Markern unterschieden.

Die Abgrenzung der ALL von einem Non-Hodgkin-Lymphom geschieht durch den quantitativen Nachweis der Lymphoblasten im Knochenmark. Definitionsgemäß gilt hierbei, dass ein Non-Hodgkin-Lymphom ab einem Nachweis von mehr als 25 % Blasten im Knochenmark ausgeschlossen ist.

6. Veränderungen auf molekulargenetischer Ebene
Bei der Mehrzahl der Patienten (70–80 %) finden sich chromosomale Veränderungen. Häufig werden bei Kleinkindern hyperdiploide Chromosomensätze gefunden (51–65 Chromosomen), die mit einer exzellenten Prognose assoziiert sind. Die meisten der bekannten chromosomalen Veränderungen bestehen aus balancierten **Translokationen**, wodurch es zur Entstehung von charakteristischen Fusionsgenen kommt. Die wohl bekannteste Veränderung ist das **Philadelphia-Chromosom**, das eine t(9; 22)-Translokation beinhaltet. Diese Translokation führt molekulargenetisch zu einer BCR-ABL-Rekombination, welche mittels PCR (Polymerasekettenreaktion) nachgewiesen werden kann. Patienten, die eine Translokation t(12; 21) zeigen, haben eine günstige Prognose. Die Translokationen t(4; 11) und t(11; 19) sind hingegen mit einem deutlich erhöhten Rezidivrisiko assoziiert.

Zusammenfassung
Die akute lymphatische Leukämie ist die häufigste Krebserkrankung im Kindesalter, das mediane Erkrankungsalter liegt bei 4,7 Jahren. Die Infiltration des Knochenmarks mit leukämischen Blasten führt über eine Verdrängung der normalen Hämatopoese zur **Knochenmarkinsuffizienz.** Dies führt zu vermehrten Infekten. Eine Hepatosplenomegalie besteht nahezu regelhaft. Bei der T-Zell-ALL können obere Einflussstauung und Atemwegsobstruktion durch einen Thymustumor auftreten. Verschiedene Faktoren wie Alter, Geschlecht, Molekulargenetik und Immunzytologie sind eng mit der **Prognose** verknüpft. Die **standardisierte Behandlung** einer ALL ist abhängig von der Subentität. Die Prognose ist mit einer mittleren Überlebensrate von ca. 80 % gut.

18

Akuter Hustenanfall, Zyanose und Atemnot (3 Jahre)
Claudia Kupzyk

Anamnese
In Ihrem Dienst als Kindernotarzt werden Sie zu einem respiratorischen Notfall bei einem 3-jährigen Jungen gerufen. Laut Anamnese habe das Kind bei der Großmutter beim Essen von Nussschokolade einen plötzlichen Hustenanfall mit Zyanose und Atemnot entwickelt.

Untersuchungsbefund
Bei Ankunft ist das Kind bei Bewusstsein und ansprechbar. Das Atemmuster ist angestrengt mit inspiratorischem und exspiratorischem Stridor. Trotz maximaler Atemanstrengung des Patienten können Sie den Lufteintritt über der rechten Lunge kaum auskultieren. Die perkutane Sauerstoffsättigung beträgt 95 %.

1. Wie lautet Ihre Verdachtsdiagnose? Welche Differenzialdiagnosen kommen bei nicht beobachtetem Ereignis in Betracht?

2. Wie gehen Sie als Notarzt weiter vor?

3. Welche Diagnostik ist in der Klinik bei unklarem Befund wegweisend?

4. Welches weitere Vorgehen empfehlen Sie?

5. Beschreiben Sie Verlauf und die Pathophysiologie bei chronischer Aspiration.

6. Welche unmittelbaren oder langfristigen Komplikationen können auftreten?

Fall 18 Akuter Hustenanfall, Zyanose und Atemnot (3 Jahre)

1. Verdachts- und Differenzialdiagnose

Bei der **akuten Fremdkörperaspiration** dringt ein Fremdkörper durch die Glottis in die Atemwege und verlegt Larynx, Trachea oder Bronchien. Der Fremdkörper kommt häufiger in der rechten als in der linken Lunge zu liegen, meistens im Hauptbronchus. Der Altersgipfel liegt zwischen dem 1. und 5. Lebensjahr. Im Kleinkindalter erfolgt die Fremdkörperaspiration in der Regel **beim Essen** von Nüssen, Kernen oder ungekochten Karotten oder **beim Spielen** mit Münzen oder kleinen Spielzeugteilen. Größere Kinder und Jugendliche aspirieren z. B. Nadeln, Grashalme oder Stiftkappen. Bei Säuglingen ist die Babypuderaspiration gefürchtet. Typischerweise erschrickt das Kind beim Essen oder Spielen, würgt und atmet tief ein. So gerät der Fremdkörper in die Atemwege, es kommt zu **starkem Husten** mit **Zyanose** und **Atemnot**. Je nach Lage des Fremdkörpers kann im Anschluss ein beschwerdefreies Intervall folgen oder eine auffällige Atmung mit exspiratorischem Giemen oder Stridor und Hustenreiz persistieren. Aus einer **laryngealen** oder **trachealen Lage** des Fremdkörpers können durch **akute Ateminsuffizienz** lebensbedrohliche Situationen entstehen. Hinweise sind inspiratorischer und exspiratorischer **Stridor**, flache Atmung oder Dyspnoe mit **auskultatorisch schwachem Lufteintritt** in die Lunge. Wichtige **Differenzialdiagnosen** sind Asthma bronchiale, Pertussis bei persistierendem Husten und Bronchiolitis beim Säugling. Bei laryngealer oder trachealer Lage des Fremdkörpers können die Symptome denen des akuten Krupp-Anfalls, der Epiglottitis oder der bakteriellen Tracheitis ähneln. Auch allergische Larynxödeme und retropharyngeale Abszesse können in Betracht kommen.

2. Notfallmaßnahmen

Beim spontan atmenden, ansprechbaren Patienten sollte am Unfallort auf den Versuch der Fremdkörperentfernung verzichtet werden. Manipulationen wie z. B. Rückenklopfen können den Fremdkörper sekundär in eine schlechtere Lage mit akuter Erstickungsgefahr bringen (Ausnahme s. u.). Auch persistierender Hustenreiz kann zu einer entsprechenden Situation führen, sodass der **sofortige Transport in ein Krankenhaus mit ärztlicher Begleitung** in Intubationsbereitschaft erfolgen sollte. Beim apnoischen, bewusstlosen Patienten erfolgt das Vorgehen entsprechend der **ERC-Empfehlungen** (ERC: European Resuscitation Council). Im Notarzteinsatz stehen dabei meist die Intubation und Reanimation im Vordergrund. Hierbei erfolgt im Rahmen der Laryngoskopie eine **Inspektion des Mundraums** und der Atemwege. Sichtbare Fremdkörper können mit der Magill-Zange entfernt werden. Bei blindem Auswischen des Mund-Rachenraums besteht die Gefahr, den Fremdkörper nach distal zu schieben. Ist der Fremdkörper nicht sichtbar, kann dieser durch die **Intubation** gelegentlich tiefer geschoben werden, sodass die einseitige Beatmung möglich wird. Teilweise sind **hohe Beatmungsdrücke** notwendig, um eine ausreichende Ventilation zu erreichen. Eine manuelle Exspirationshilfe durch Thoraxkompression kann hilfreich sein.
Bei **unmittelbar beobachtetem Erstickungsanfall** wird in Abhängigkeit des Alters des Patienten folgendes Vorgehen empfohlen:
- **Säuglinge:** 5 initiale Schläge auf den Rücken (➤ Abb. 18.1), bei Erfolglosigkeit 5 Thoraxkompressionen.
- **Kinder > 1 Jahr:** 5 Thoraxkompressionen, bei Erfolglosigkeit 5 Heimlich-Manöver (➤ Abb. 18.2).

3. Diagnostik

Entscheidend sind **Klinik** und **Anamnese**. Die Frage nach einem möglichen Aspirationsereignis muss den Eltern konkret gestellt werden. Neben der **Pulsoxymetrie** ist zur Einschätzung der Situation die **Blutgasanalyse** hilfreich. In etwa 10 % der Fälle sind die aspirierten Fremdkörper röntgendicht, sodass bei stabilem Patienten die **Röntgenaufnahme** des Thorax indiziert ist. Bei gesicherter Aspiration kann auf die Bildgebung verzichtet werden, bei drohender akuter Ateminsuffizienz ist sie kontraindiziert. Nicht röntgendichte Fremdkörper führen häufig zu indirekten radiologischen Zeichen. Sie entstehen in den ersten 24–48 Stunden, sind jedoch nicht spezifisch. Durch den Fremdkörper kommt es zu einem **Ventilmechanismus** mit Überblähung und vermehrter Transparenz des betroffenen Lungenabschnitts. Atelektasen und abgeflachte, tiefstehende Zwerchfelle auf der glei-

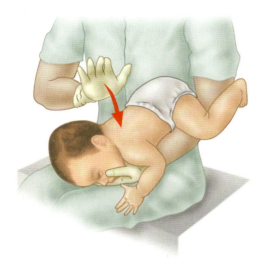

Abb. 18.1 Fremdkörperaspiration beim Säugling. Schlag auf den Rücken zur Entfernung von Fremdkörpern aus der Trachea.

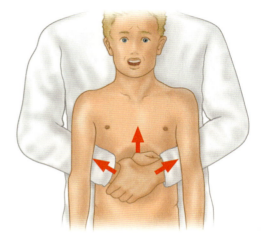

Abb. 18.2 Fremdkörperaspiration beim Kind > 1 Jahr. Heimlich-Manöver mit Umfassen des Patienten von hinten und Kompression des oberen Abdomens in Richtung Ösophagus.

chen Seite sowie eine **Mediastinalverlagerung** zur Gegenseite und Transparenzminderung der nicht betroffenen Lunge sind charakteristisch (➤ Abb. 18.3). Meistens wird die Diagnose durch die **Bronchoskopie** gesichert.

> **Merke**
>
> Dem akuten Aspirationsereignis kann sich ein beschwerdefreies Intervall anschließen. Häufig ist lediglich die Anamnese wegweisend.

4. Therapie

Der Transport sollte mit Voranmeldung in ein Krankenhaus mit Bronchoskopiebereitschaft erfolgen. Auch bei stabilem, spontan atmendem Patienten ist die **stationäre Aufnahme** bei Verdacht auf oder bei gesicherter Fremdkörperaspiration zwingend erforderlich, da eine sekundäre Atemwegsverlegung droht. Bei wahrscheinlicher Fremdkörperlage im Larynx oder der Trachea erfolgt die Überwachung auf der Intensivstation. Sofern klinisch vertretbar, kann mit der endoskopischen Entfernung des Fremdkörpers bis zur Nüchternheit des Patienten gewartet werden. Eine Verzögerung von > 24 Stunden sollte aufgrund der sekundären Komplikationen vermieden werden. Die **Methode der Wahl** bei allen Fremdkörperaspirationen ist die **starre Bronchoskopie** in Allgemeinanästhesie. Durch die gleichzeitige Instrumentation und Beatmung durch das Bronchoskopierohr sind die Atemwege stets gesichert. **Sonderfälle** stellen **Aspirationen von Flüssigkeiten** und weichen Brotstücken dar. Diese können meistens resorbiert oder abgehustet werden, sodass eine bronchoskopische Bergung nicht notwendig ist. **Babypuderaspirationen** dürfen unter keinen Umständen lavagiert werden, da das Aufquellen des Puders zu sekundärem Ersticken und sekundärer Surfactant-Inaktivierung führen kann.

5. Chronische Aspiration

Wird das Aspirationsereignis nicht beobachtet, bleibt ein tracheobronchialer Fremdkörper häufig unerkannt. 35 % der Aspirationen werden über mehr als eine Woche lang nicht diagnostiziert. Pathophysiologisch kommt es zu **Granulombildung,** eitriger lokaler Entzündung, thera-

Fall 18 Akuter Hustenanfall, Zyanose und Atemnot (3 Jahre)

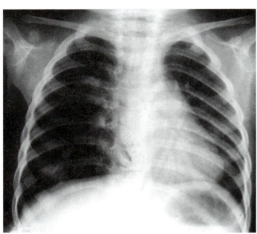

Abb. 18.3 Röntgen-Thorax bei Fremdkörperaspiration (rechter Hauptbronchus). Überblähung und vermehrte Transparenz der rechten Lunge, Herzverlagerung nach links, peribronchiale Infiltrate rechts als Zeichen der Peribronchitis bei eine Woche zurückliegender Aspiration.

pierefraktärer **poststenotischer Bronchitis** und **akuter Pneumonie**. Wird die Diagnose innerhalb weniger Tage gestellt und der Fremdkörper zeitnah entfernt, müssen chronische Schäden nicht befürchtet werden. Wird eine sekundäre Infektion aufgrund Aspiration pflanzlicher Nahrungsmittel vermutet, kann bei stabilem Zustand des Patienten die stationäre **antibiotische Vorbehandlung**, z. B. mit Cefuroxim 100 mg/kg KG/d für 3–5 Tage, vor Fremdkörperextraktion sinnvoll sein. Hierdurch wird die Perforationsgefahr reduziert. Bei Dyspnoe und akuter Pneumonie ist die sofortige Endoskopie indiziert.

6. Komplikationen und Prognose

Besonders gefürchtet ist bei der Fremdkörperaspiration das **akute Ersticken mit Todesfolge**. Über 40 % aller Erstickungsvorfälle sind beim Eintreffen der Rettungskräfte noch akut und bedürfen der unmittelbaren Intervention. Kann ein Patient mit akuter Aspiration in stabilem Zustand der sofortigen Behandlung zugeführt werden, sind keine Spätfolgen zu befürchten. Auch chronische Aspirationen, die innerhalb einer Woche diagnostiziert werden, bleiben meistens folgenlos. Bleibt eine Fremdkörperaspiration über längere Zeit unentdeckt, können **chronische Veränderungen** der Lunge mit Zerstörung der bronchialen Mukosa mit **Bronchiektasen** und **Narbenbildung** die Folge sein. **Sekundäre Komplikationen** im Rahmen der Notfallversorgung oder der Fremdkörperextraktion sind **Pneumothorax** und Pneumomediastinum sowie **Fremdkörperperforation** bei chronischer Aspiration.

Zusammenfassung

Die akute Fremdkörperaspiration führt zu **akuter Atemnot**, **Zyanose** und **Hustenattacken**. Bei akutem Erstickungsereignis ist das sofortige Handeln des Notarztteams lebensrettend. Die Diagnostik und Therapie der Wahl ist die **starre Bronchoskopie**. Bei nicht beobachteter Aspiration wird die Diagnose häufig erst nach Tagen bis Wochen durch **rezidivierende Pneumonien**, Bronchitiden oder **progrediente respiratorische Insuffizienz** gestellt. Je nach Zustand des Patienten kann hier eine **antibiotische Therapie** der Endoskopie vorausgehen. Wird eine akute oder chronische Aspiration rechtzeitig erkannt und behandelt, müssen keine **Spätfolgen** befürchtet werden. Über längere Zeit nicht diagnostizierte Fremdkörperaspirationen können zu **chronischen Lungenschäden** führen.

Somnolenz, Hämaturie und Ödeme (2 Jahre)
Alexandra Pohl

Anamnese
Max, ein 2-jähriger Junge, wird wegen einer akuten Diarrhö beim Kinderarzt vorgestellt. Da der Junge gut trinkt und die Windeln immer feucht sind, sieht dieser von einer stationären Aufnahme ab. 5 Tage nach Ende der Durchfallerkrankung wirkt der Junge zunehmend somnolent, der Urin ist blutig tingiert und der Mutter fällt auf, dass Max geschwollene Augen und Hände hat. Es erfolgt die Vorstellung in der Kinderklinik.

Untersuchungsbefund
2 $^{2}/_{12}$ Jahre alter Junge in deutlich reduziertem, somnolentem Allgemeinzustand. Lid-, Hand- und Fußrückenödeme. Cor: 2/6 Systolikum. Pulmo: feuchte Rasselgeräusche beidseits basal.

Laborbefunde
Hb 6,3 g/dl, Leukozyten 20.000/μl, Thrombozyten 30.000/μl. CRP 10,9 mg/dl, Kreatinin 2,8 mg/dl, Harnstoff 80 mg/dl, LDH 3.853 IE/l.

1. Nennen Sie die häufigsten Ursachen für akutes Nierenversagen im Kindesalter.

2. Beschreiben Sie die Auswirkungen des Shiga-like-Toxins.

3. Was wird unter einem atypischen hämolytisch-urämischen Syndrom (HUS) verstanden? Nennen Sie die Ursachen.

4. Beschreiben Sie die diagnostischen Maßnahmen bei Verdacht auf HUS.

5. Beschreiben Sie die Therapiemaßnahmen.

6. Erläutern Sie die Prinzipien der Plasmapherese gegenüber der Hämodialyse.

Fall 19 Somnolenz, Hämaturie und Ödeme (2 Jahre)

1. Ursachen für akutes Nierenversagen im Kindesalter

Die Ursachen des akuten Nierenversagens lassen sich in prärenale (70 %), renale (25 %) und postrenale Ursachen (5 %) einteilen. Das **prärenale** Nierenversagen ist definiert als Nierenschädigung durch eine Minderperfusion der Niere ohne zugrunde liegende Nierenerkrankung (Vorkommen u. a. bei Hypotonie, Sepsis, Herzinsuffizienz, akuter Blutung). Das **renale** Nierenversagen ist bedingt durch eine Schädigung des Nierenparenchyms (hämolytisch-urämisches Syndrom, Nierenvenenthrombose, Pyelonephritis), während dem **postrenal** bedingten Nierenversagen eine Abflussstörung zugrunde liegt.

Die häufigste Ursache eines akuten Nierenversagens bei Kindern ist das hämolytisch-urämische Syndrom (HUS). Dieses ist definiert durch die Trias aus **mikroangiopathischer, hämolytischer Anämie, Thrombozytopenie** und **akuter Nierenfunktionsstörung** (verminderte Nierenfunktion mit erhöhten Retentionsparametern, Oligurie < 500 ml/d oder Anurie < 100 ml/d, Proteinurie oder Hämaturie). In mehr als 90 % der Fälle erfolgt dies nach einem **Prodromalstadium** mit teils blutiger Diarrhö. Die Erkrankung tritt meist bei Kindern zwischen dem 1. und 4. Lebensjahr auf. Auslöser hierbei sind in ca. 70 % der Fälle **enterohämorrhagische E. coli** (EHEC), welche in den meisten Fällen dem Stamm O104:H7 angehören, selten auch **Shigella dysenteriae**. Die Übertragung erfolgt durch Ingestion von kontaminierten Milch- oder Fleischprodukten. Im Mai 2011 kam es in Deutschland zu einer Epidemie mit dem bislang unbekannten Stamm O104:H4, welcher eine ausgeprägte Virulenz zeigte. Im Gegensatz zu dem epidemieüblichen Keim O157 wurden jedoch in mehr als 80 % der Fälle Erwachsene infiziert.

2. Auswirkungen des Shiga-like-Toxins

Nach Ingestion des Erregers haftet sich dieser an die Darmmukosa. Das Shiga-like-Toxin gelangt nun in die Blutbahn und bindet an Gb3-Rezeptoren (Gb3: Globotriaosylceramid) des Endothels. Dies führt zur Aktivierung von IL-6 und TNF-α, wodurch das Endothel der Gb3-exprimierenden Organe geschädigt wird. Hierdurch kommt es vor allem an der Niere, aber auch an anderen Organen zur Entstehung einer thrombotischen Mikroangiopathie. Diese führt zu einer Schädigung der Erythrozyten und Thrombozyten, Anämie und Thrombozytopenie sind die Folge.

3. Definition und Ursachen des atypisches HUS

Unter einem atypischen HUS versteht man ein HUS, das ohne vorausgehende EHEC-Infektion auftritt. Dies ist bei ca. 10 % der Patienten der Fall. Charakteristisch ist hierbei ein unspezifisches, mit einem allgemeinen Krankheitsgefühl einhergehendes Prodromalstadium ohne Diarrhö. Die unspezifischen Symptome können sich hierbei u. a. als Infekt der oberen Luftwege, Fieber und Erbrechen äußern. Durch die unspezifische Symptomatik und die damit oftmals späte Diagnose unterliegt der klinische Verlauf deutlichen Schwankungen; so hat ein Großteil der Patienten ein hohes Risiko, eine chronische Nierenschädigung zu erleiden.

Die häufigste Ursache für ein atypisches HUS ist eine Infektion mit **Streptococcus pneumoniae**. Die genaue Pathogenese ist hierbei noch unklar, allerdings haben Studien gezeigt, dass es bei Patienten mit einem atypischen HUS bei Pneumokokken-Infektion häufig zu einem schwereren Krankheitsverlauf kommt. Bei **immunsupprimierten Patienten** (HIV, Mangel an Komplement-Faktoren) wurden ebenfalls atypische HUS-Erkrankungen beschrieben. Auf **genetischer Ebene** sind Veränderungen, die mit einem Mangel an von-Willebrand-Faktor Cleaving Protease (ADAMTS13) einhergehen, sowie intrazelluläre Defekte des Vitamin-B_{12}-Metabolismus mit einem HUS assoziiert.

4. Diagnostik

Die Laboruntersuchung zeigt typischerweise eine **Anämie** (Hb 5–9 g/dl), eine **Thrombozytopenie** und eine **Leukozytose**. Weiterhin werden eine erhöhte **LDH** (> 2.000 IE/l) und erhöhte **Retentionsparameter** (Kreatinin > 2,5 mg/dl, Harnstoff > 40 mg/dl) beobachtet. Der Nachweis von **Fragmentozyten** im Blutausstrich („Helmzellen") gilt als beweisend (➤ Abb. 19.1).

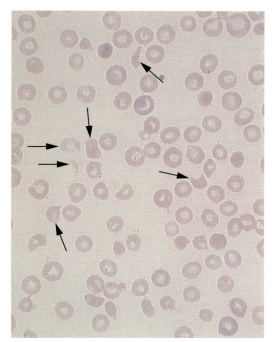

Abb. 19.1 Blutausstrich bei HUS mit Fragmentozyten.

Eine **Sonografie** der Nieren zeigt meist eine Nephromegalie mit erhöhter Rinden-Echogenität und verminderter Echogenität im Bereich des Nierenmarks. **Stuhlkulturen** können den Nachweis von EHEC liefern, sind jedoch nur in einem Teil der Fälle positiv. Die Diagnose wird anhand der Symptomatik klinisch gestellt.

5. Therapiemaßnahmen

Die symptomatische Therapie besteht aus einer bilanzierten **Elektrolyt- und Flüssigkeitssubstitution** und **diuretischen Therapie**. Behandlungsbedürftige Anämien und Thrombozytopenien werden durch Erythrozyten- und Thrombozytenkonzentrate ausgeglichen. Bei etwa 70 % der Patienten wird zusätzlich eine intermittierende **Dialyse** benötigt, welche bei Kindern oftmals als Peritonealdialyse durchgeführt wird. 5 % der Patienten erleiden eine dauerhafte Schädigung der Nieren, die permanent dialysepflichtig ist. Zeichen einer Überwässerung können sich extrarenal mit Symptomen wie arterieller Hypertonie, zerebraler Affektion und Lungenödem äußern und leicht ein lebensbedrohliches Ausmaß annehmen. Eine antibiotische Therapie bei Nachweis von EHEC erfolgt nicht, da der bakterielle Zerfall zu einer vermehrten Freisetzung des Shiga-like-Toxins führt.

6. Prinzipien der Plasmapherese und Hämodialyse

Die **Plasmapherese** ist ein technisches Entnahmeverfahren zur extrakorporalen Trennung des Plasmas vom Restblut eines Patienten durch ein Plasmapheresegerät. Das Verfahren beinhaltet einen Plasmaaustausch mittels kolloidaler Plasmaexpander und anschließender autologer oder allogener Frischplasmagabe (Fresh Frozen Plasma, FFP). Hierbei kann der Plasmaaustausch entweder unspezifisch (z. B. im Rahmen der Plasmapherese eines HUS) oder selektiv, d. h. durch die Nutzung von selektiven Membranen zur gezielten Extraktion von Antikörpern (**Immunadsorptionstherapie**) im Rahmen von Autoimmunerkrankungen erfolgen.

Indikationen für die **unselektive therapeutische Plasmapherese** sind hierbei u. a. das hämolytisch-urämische Syndrom, Morbus Waldenström, das hepatopulmonale Syndrom sowie die thrombotisch-thrombozytopenische Purpura. Die **selektive therapeutische Plasmapherese** findet Anwendung bei Erkrankungen, die durch zirkulierende Immunkomplexe hervorgerufen werden; hierunter fallen u. a. die Myasthenia gravis, der Lupus erythematodes, verschiedene Erkrankungen aus dem rheumatischen Formenkreis sowie die autoimmunhämolytische Anämie.

Bei der **Hämodialyse** wird nach dem Prinzip des Konzentrationsausgleichs mittels Osmose zweier durch eine semipermeable Membran getrennter Flüssigkeiten verfahren. Hierbei finden sich auf der einen Seite der Membran das Blut des Patienten mit harnpflichtigen Substanzen und auf der anderen Seite das dem Patienten angepasste Dialysat. Die semipermeable Membran hat hierbei kleine Poren, die niedermolekulare Stoffe wie Wasser, Elektrolyte und Stoffe wie Harnstoff hindurchlassen, jedoch Makromoleküle wie Eiweiß und Blutzellen zurückhalten. Ein häufig bei HUS verwendetes Dialyseverfahren ist die **Peritonealdialyse**. In diesem Fall

Fall 19 Somnolenz, Hämaturie und Ödeme (2 Jahre)

wird das Peritoneum des Patienten als Filtermembran genutzt. Durch die Implantation eines Dialyse-Katheters in die Bauchhöhle (**Tenckhoff-Katheter**) kann das Dialysat in den Bauchraum gefüllt werden. Niedermolekulare Substanzen können nun aufgrund eines Konzentrationsgefälles aus dem Blut über die gut durchbluteten Kapillargefäße des Peritoneums in das Dialysat diffundieren und durch das Ablassen des Dialysats aus dem Körper entfernt werden. Im Gegensatz zur Plasmapherese geschieht also bei der Hämodialyse die Reinigung des Blutes von Nephrotoxinen und ausscheidungspflichtigen Substanzen, während die Plasmapherese das Blutplasma von Antikörpern reinigt.

Zusammenfassung

Das HUS ist die häufigste Ursache eines **akuten Nierenversagens** im Kindesalter und tritt meist zwischen dem 1. und 4. Lebensjahr auf. In mehr als 70 % der Fälle ist **EHEC** der auslösende Erreger. Typischerweise zeigen die Patienten im Prodromalstadium eine teils blutige Diarrhö, gefolgt von einer Anämie, Thrombozytopenie und Zeichen der akuten Nierenschädigung. 70 % der Kinder benötigen eine vorübergehende **Nierenersatztherapie,** die bei 5 % der Erkrankten in eine dauerhafte Dialysepflichtigkeit übergeht.

Gelenkschwellung und Hämatome nach Bagatelltrauma (11 Monate)

Claudia Kupzyk

Anamnese
Eine Mutter berichtet, dass ihr 11 Monate alter Sohn Jonas beim Hochziehen an einem Tisch auf die Knie gefallen sei. Zunächst habe sie den Sturz als Bagatelltrauma angesehen, nun schone der Junge jedoch das rechte Bein. Zur Geburts- und Familienanamnese berichtet die Mutter über eine postpartale Nachblutung und dass sie ihren Vater nicht kenne. Außerdem sei ihr bei Jonas aufgefallen, dass er schnell blaue Flecken bekomme. Dem habe sie jedoch keine Bedeutung beigemessen.

Untersuchungsbefund
Bei der körperlichen Untersuchung schont Jonas das rechte Bein. Das Knie ist geschwollen und überwärmt. Bei Bewegung des Kniegelenks weint er. Hüft- und Sprunggelenke sind frei. An den Schienbeinen und Armen sehen Sie vereinzelt Hämatome unterschiedlichen Alters. Sie haben einen ersten Verdacht und veranlassen eine Blutentnahme mit Gerinnungsparametern. Die aPTT beträgt 89 Sek.

1. Aufgrund welcher Verdachtsdiagnose haben Sie die Gerinnungsparameter bestimmt?

2. Beschreiben Sie Pathogenese und Vererbungsmuster!

3. Welche weiteren Untersuchungen leiten Sie zur Bestätigung ein?

4. Welche Therapie ist indiziert?

5. Was sind Hemmkörper?

6. Wie ist die Prognose der Erkrankung?

Fall 20 Gelenkschwellung und Hämatome nach Bagatelltrauma (11 Monate)

1. Verdachtsdiagnose

Aufgrund des klinischen Befunds und der Geburtsanamnese muss eine Hämophilie ausgeschlossen werden. Unterschieden werden die **Hämophilie A** mit einem Aktivitätsmangel von Faktor VIII und die **Hämophilie B** durch Mangel an Faktor IX. Die häufigste Hämophilie ist die schwere Hämophilie A mit einer Faktor-VIII-Restaktivität < 1 % (➤ Tab. 20.1). Sie fällt typischerweise bereits im ersten Lebensjahr durch **Gelenkblutungen** nach Bagatelltraumata, z. B. beim Krabbeln, oder durch muskuläre oder subkutane **Hämatome** bei geringen oder fehlendem Trauma auf. Bei der Geburt kommt es nur selten zu Symptomen. Bei vorliegendem pränatalen Verdacht muss zur Vermeidung **intrakranieller Blutungen** auf eine Saugglockengeburt verzichtet werden. Neben den klassischen Symptomen sind eine Hämaturie bei Blutungen des Urogenitaltrakts oder appendizitisähnliche Beschwerden bei Einblutungen in den M. iliopsoas möglich. **Mildere Formen** der Hämophilie können aufgrund der höheren Faktor-Restaktivität länger unerkannt bleiben. Während mittelschwere Formen noch zu Spontanblutungen führen können, fallen die leichte Form oder die Subhämophilie meist erst im Rahmen von Operationen oder Unfällen durch schwere Nachblutungen auf.

Eine wichtige **Differenzialdiagnose** ist das **Von-Willebrand-Syndrom**, das durch Defekte des von-Willebrandfaktors (vWF) zu einem Faktor-VIII-Mangel führt und bei schwerer Ausprägung ähnliche Symptome aufweist. Weitere Differenzialdiagnosen sind neben der Hämophilie B andere **hereditäre Koagulopathien**. Auch **erworbene Störungen** der hämorrhagischen Diathese durch Vitamin-K-Mangel, Verbrauchskoagulopathien und Lebersynthesestörungen sowie **Immunkoagulopathien** wie die ITP (➤ Fall 06) oder die Purpura Schoenlein-Henoch können ursächlich sein.

2. Pathogenese und Vererbung

Die Hämophilie A ist die zweithäufigste hereditäre Koagulopathie und wird mit einer Inzidenz von 1 : 8.000 männlichen Individuen **X-chromosomal rezessiv** vererbt oder entsteht – zu etwa einem Drittel – durch Neumutationen. Das **defekte Faktor-VIII-Protein** wird durch das FVIII-Gen kodiert. Verschiedene Mutationen sind bekannt und bestimmen den unterschiedlichen Phänotyp. Die Mutation führt durch verminderte Aktivität des Faktors VIII im Rahmen der Gerinnungskaskade zu einer langsameren Bildung und **gestörten Vernetzung von Fibrin**. Die Beteiligung von Faktor VIII an der Bildung von Kollagen kann zusätzlich zu **Wundheilungsstörungen** führen.

Frauen sind Trägerinnen (Konduktorinnen) dieser Mutation und vererben die Erkrankung mit einer Wahrscheinlichkeit von 50 %. Bei ihren Söhnen manifestiert sich die Hämophilie A, Töchter als Trägerinnen vererben das Gen zu 50 % an die nächste Generation weiter. Auch wenn die weiblichen Genträgerinnen von der Erkrankung nicht klinisch manifest betroffen sind, kann die Faktoraktivität mit 30–50 % erniedrigt sein. In Stresssituationen und bei einer Schwangerschaft kann die Aktivität weiter sinken und so zu Nachblutungen führen.

3. Diagnostik

Wenn eine mögliche Hämophilie nicht bereits aufgrund einer **positiven Familienanamnese** diagnostiziert wurde, führt die erste **Gelenkblutung** (Initialblutung) meist zu einer weiteren Abklärung. Die **aPTT** ist ab einer Faktoraktivität von < 40 % deutlich verlängert (> 80 Sek.); Quick und Thrombinzeit sind im Normbereich. Für die Diagnosestellung ist die Bestimmung der **Faktoraktivität** unumgänglich. Ein zusätzlich vorliegendes von-Willebrand-Syndrom muss ausgeschlossen werden. Nach Einverständnis des Patienten bzw. der Eltern erfolgt die **Mutationsanalyse** des FVIII-Gens. Eine pränatale Diagnostik ist möglich.

Tab. 20.1 Schweregrade der Hämophilie

Schweregrad	Faktor-VIII-Restaktivität
Schwere Hämophilie A	< 1 %
Mittelschwere Hämophilie A	1–5 %
Leichte Hämophilie A	5–15 %
Subhämophilie A	15–35 %

> **Merke**
> Eine aPTT > 80 Sekunden ist beweisend für das Vorliegen einer Hämophilie.

4. Therapie

Die Akuttherapie bei allen Blutungen erfolgt je nach Ausmaß und Lokalisation durch **Substitution** mit 10–50 I E Faktor/kg KG i. v. alle 8–12 Stunden, später alle 24 Stunden bis zum Sistieren der Beschwerden. Gleichzeitig wird die **symptomatische Therapie** mit Kühlung und anfänglicher Ruhigstellung begonnen. Bei größeren Gelenkblutungen kann die **Punktion** unter Faktorschutz notwendig sein, um chronische Folgeschäden zu vermeiden. Ein isolierter Faktor-VIII-Mangel kann mit reinem Faktor VIII substituiert werden, bei zusätzlichem Von-Willebrand-Syndrom ist die Gabe eines Kombinationspräparats mit Faktor VIII und vWF indiziert. Die langfristige Therapie unterscheidet sich je nach Schweregrad der Hämophilie. Bei schweren Formen wird nach der ersten Gelenkblutung mit der **Dauersubstitution** begonnen. Die intravenöse Faktorgabe wird in der Regel dreimal wöchentlich mit 15–30 IE/kg KG, anfangs durch medizinisches Personal, später durch Eltern oder Patient, durchgeführt. Die mittelschwere Hämophilie bedarf in etwa 50 % der Fälle einer Dauertherapie, leichte Formen werden nur bei Bedarf therapiert („**On-demand**"-Therapie).

Die Gabe von **DDAVP** (Minirin®) führt zu einer 2- bis 4-fachen **Freisetzung von Gerinnungsfaktoren** aus dem Endothel. Aufgrund der unzureichenden Wirkung bei schwerer Hämophilie und den erheblichen Nebenwirkungen ist sie nur in Ausnahmefällen indiziert. Zum Einsatz kommt dieses Präparat bei postpartalen Blutungen von Konduktorinnen.

> **Merke**
> Intramuskuläre Injektionen und Thrombozytenaggregationshemmer (z. B. Azetylsalizylsäure) sind bei Hämophilie streng kontraindiziert!

5. Hemmkörper

Die **Bildung von Hemmkörpern** ist eine gefürchtete Komplikation der Hämophilie. Betroffen sind meistens Patienten mit der **schweren Verlaufsform** im Alter von 1–2 Jahren. Die Hemmkörper (Inhibitoren) sind **körpereigene Antikörper** gegen den Faktorersatz und blockieren dessen Wirkung. Sie entstehen häufig zwischen der 9. und 20. Injektion und können zu **therapieresistenten Blutungen** führen. Bei akuten Blutungen muss in diesen Fällen auf sog. **Bypass-Präparate** ausgewichen werden, die im Gerinnungssystem den Faktor VIII umgehen und so zur Blutstillung führen (z. B. Faktor VII des extrinsischen Systems oder aktiviertes Prothrombinkomplexkonzentrat). In 80 % der Fälle kann eine **Immuntoleranztherapie** die Hemmkörperbildung beenden. Hierfür werden meist täglich bis zu 100 IE Faktor/kg KG über 9–24 Monate infundiert, um später eine normale Faktorersatztherapie zu ermöglichen. Führt die Therapie nicht zum Erfolg, können **immunmodulatorische Präparate** wie Kortikosteroide, Immunglobuline oder Immunsuppressiva eine Therapieoption sein.

6. Prognose

Während vor 20 Jahren die Lebenserwartung und -qualität von Hämophilie-Patienten deutlich eingeschränkt war, können Betroffene heute ein weitgehend normales Leben führen. Aufgrund **virusinaktivierter und rekombinanter Präparate** kann die Infektion der Patienten mit HIV und Hepatitis durch kontaminierte Faktorpräparate sicher vermieden werden. Eine frühe Diagnosestellung und entsprechende prophylaktische und akute Therapie können gravierende **Gelenk- und Muskelschäden** mit schweren Deformitäten und Behinderung weitgehend verhindern. Die häufigste chronische Folge der Hämophilie ist die Arthropathie der großen Gelenke (➤ Abb. 20.1, 20.2), die zu **Wachstumsstörungen** und **Gelenkversteifungen** führen kann. Betroffen sind Knie- und Hüftgelenke sowie Sprung- und Ellenbogengelenke. Rezidivierende, anhaltende Blutungen

Fall 20 Gelenkschwellung und Hämatome nach Bagatelltrauma (11 Monate)

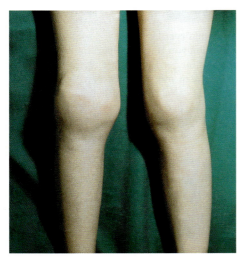

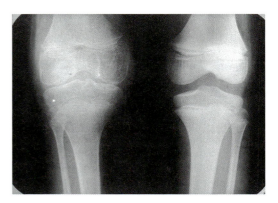

Abb. 20.2 Hämophile Arthropathie. Röntgenbilder beider Kniegelenke. Arthropathie des rechten Kniegelenks mit deutlicher Verschmälerung des Gelenkspalts.

Abb. 20.1 Hämophile Arthropathie mit Schwellung und Deformierung des rechten Kniegelenks.

führen zur **chronisch fibrosierenden Synovialitis** und schließlich zum Untergang von Knorpelgewebe. Radiologisches Korrelat sind Gelenkspaltverschmälerung, zystische Veränderungen und – an den Kniegelenken – usurenartige Aufweitungen der Fossa intercondylaris.

Zusammenfassung

Die schwere **Hämophilie A** ist die häufigste hereditäre Koagulopathie. Sie wird **X-chromosomal rezessiv** von Konduktorinnen auf ihre Söhne übertragen. In einem Drittel der Fälle entsteht die Erkrankung durch Spontanmutation. Sofern nicht pränatal diagnostiziert, fallen die Patienten typischerweise innerhalb des ersten Lebensjahres durch **Initialblutung** in ein großes Gelenk auf. Eine **verlängerte aPTT**, der Nachweis einer **verminderten Aktivität des Faktors VIII** und der **Mutationsnachweis** führen zur Diagnose. Je nach Ausprägung der Hämophilie erfolgt eine **Dauersubstitution** des Faktors durch wöchentliche intravenöse Gaben oder eine **Bedarfstherapie** bei akuten Blutungen. Die Entwicklung von **Hemmkörpern** (körpereigene Antikörper gegen Faktorpräparate) kann zu therapieresistenten Blutungen führen und eine **Immuntoleranztherapie** oder bei akuten Blutungen die Gabe von **Bypass-Präparaten** notwendig machen. Patienten mit Hämophilie haben heute eine **weitgehend normale Lebenserwartung**. Die häufigste Folge der Erkrankung ist die **Gelenkarthropathie**, die orthopädisch konservativ, in schweren Fällen operativ behandelt werden kann.

Polyurie, Polydipsie und Gewichtszunahme (16 Jahre)
Stephanie Putzker

Anamnese
In der pädiatrischen Ambulanz stellt sich ein 16-jähriger Patient mit Polyurie und Polydipsie seit ca. 8 Monaten vor. Die Trinkmenge gibt er mit 5–6 Litern pro Tag an. Nachts müsse er häufig zur Toilette gehen und empfinde auch dann Durstgefühl. In letzter Zeit sei er zweimal fieberhaft erkrankt gewesen, einmal sei er antibiotisch über 3 Tage mit Azithromycin behandelt worden. Ein Gewichtsverlust wird verneint, der Patient habe sogar seit Beginn der Symptomatik 14 kg an Gewicht zugenommen. Sonst fühle er sich gesund, chronische Vorerkrankungen bestehen nicht. Die Vorgeschichte bezüglich Schädel-Hirn-Trauma, Kopfschmerzen oder Sehstörungen ist leer.

Untersuchungsbefund
16 Jahre alter Patient in gutem AZ und adipösem EZ. Größe 165,7 cm, Gewicht 85 kg. Blutdruck 125/70 mmHg, Puls 88/Min. Keine Exsikkosezeichen. Internistischer und neurologischer Untersuchungsbefund unauffällig.

1. Welche Differenzialdiagnosen ziehen Sie in Betracht?

2. Welche weiteren Untersuchungsbefunde interessieren Sie sofort?

3. Nehmen Sie diesen Patienten stationär auf? Wenn ja, welche Untersuchungen führen Sie durch?

4. Welche apparativen Untersuchungen sollten ergänzend durchgeführt werden?

5. Beschreiben Sie den Pathomechanismus der Erkrankung. Gibt es andere Formen der Erkrankung?

6. Welche Behandlung bieten Sie dem Patienten an?

Fall 21 Polyurie, Polydipsie und Gewichtszunahme (16 Jahre)

1. Differenzialdiagnosen
Es liegen eine **Polydipsie und Polyurie** ohne Beeinträchtigung des Allgemeinbefindens über einen langen Zeitraum mit Gewichtszunahme vor, sodass folgende Differenzialdiagnosen in Betracht gezogen werden müssen:
- Habituelle Polydipsie.
- Diabetes insipidus renalis.
- Diabetes insipidus neurohormonalis.

2. Ergänzende Untersuchungen
Zum sicheren Ausschluss eines **Diabetes mellitus** führen Sie zunächst einen einfachen Urinstreifentest auf Glukose und Ketonkörper durch und bestimmen den Blutzucker und den HbA_{1c}-Wert. Anschließend sollte in einer Messung am Refraktometer das spezifische Gewicht des Spontanurins bestimmt werden. In einem Urin-/Serumpaar wird dann die **Osmolalität** bestimmt. Gleichzeitig sind die Elektrolyte im Serum, v. a. die Natriumkonzentration und der Blut-pH-Wert, von Bedeutung.

3. Stationäre Aufnahme, Durstversuch und Desmopressin-Test
Der Patient sollte **stationär** aufgenommen werden. Dies kann elektiv erfolgen, wenn der Allgemeinzustand, das Trinkvermögen und ein sicher ausgeprägtes Durstgefühl (cave: neurologische Grunderkrankungen) es zulassen. Ist dies nicht der Fall, erfolgt umgehend die stationäre Aufnahme. Unter stationären Bedingungen sollte zunächst eine 24-h-Bilanz mit Ein- und Ausfuhrprotokoll angefertigt und am Folgetag ein **Durstversuch** mit anschließendem **Desmopressin-Test** durchgeführt werden. Der Patient darf während des Durstversuchs keine Flüssigkeit zu sich nehmen und muss engmaschig hinsichtlich Blutdruck, Körpergewicht und Zeichen der Dehydratation überwacht werden. Jede Urinportion während des Durstversuchs muss auf Osmolalität und Menge untersucht und dokumentiert werden. Die Dauer ist abhängig vom Alter des Patienten, jüngere Kinder sollten nicht länger als 4–6 h dursten, ältere Patienten können 8–12 h dursten. **Abbruchkriterien** sind ein Körpergewichtsverlust > 3–5 % des Ausgangsgewichts, eine kumulative Urinmenge > 5–10 % des Ausgangsgewichts, eine Kreislaufdysregulation oder unerträglicher Durst. Übersteigt die Urinosmolalität in zwei aufeinanderfolgenden Urinportionen 600 mosm/l bzw. liegt das spezifische Gewicht über 1.025, so kann der Durstversuch ebenfalls abgebrochen werden. Während des Durstens müssen die Serumnatriumkonzentration und Urin-/Serumosmolalitätspaare kontrolliert werden, am Ende des Durstens sollte eine **ADH-Bestimmung** (ADH: antidiuretisches Hormon) im Serum erfolgen. Mit dem Desmopressin-Test im Anschluss an den Durstversuch erfolgt dann die Differenzierung zwischen einem Diabetes insipidus neurohormonalis und einem Diabetes insipidus renalis (➤ Tab. 21.1).

Tab. 21.1 Interpretation des Durstversuchs und Desmopressin-Tests (DDAVP-Test)

Gesunder Patient	Plasma-Osmolalität und Natrium vor DV normal Urin-/Plasmaosmolalität nach DV >> 1 ADH nach DV gut messbar Urin-/Plasmaosmolalität nach DDAVP >> 1
Psychogene Polydipsie	Plasmaosmolalität und Natrium vor DV niedrignormal/erniedrigt Urin-/Plasmaosmolalität nach DV >> 1 ADH nach DV gut messbar Urin-/Plasmaosmolalität nach DDAVP >> 1
Diabetes insipidus centralis	Plasmaosmolalität und Natrium vor DV hochnormal/erhöht Urin-/Plasmaosmolalität nach DV ≤ 1 ADH nach DV niedrig/fehlend Urin-/Plasmaosmolalität nach DDAVP > 1
Diabetes insipidus renalis	Plasmaosmolalität und Natrium vor DV hochnormal/erhöht Urin-/Plasmaosmolalität nach DV ≤ 1 ADH nach DV gut messbar/erhöht Urin-/Plasmaosmolalität nach DDAVP ≤ 1

DDAVP: 1-Desamino-8-D-Arginin-Vasopressin = Desmopressin. DV: Durstversuch. ADH: antidiuretisches Hormon

> **Merke**
> Während des Durstversuchs muss der Patient sehr engmaschig überwacht werden!

4. Ergänzende apparative Untersuchungen

Zum Ausschluss von Tumoren des ZNS sowie von zerebralen Verletzungen oder anatomischen Veränderungen sollte eine **MRT des Schädels** mit Fokus auf die Hypophysen- und Hypothalamusregion angefertigt werden. Auch bei unauffälligem MRT-Befund muss das MRT im Verlauf über weitere 1–2 Jahre beobachtet werden, da einigen Erkrankungen des ZNS der Diabetes insipidus neurohormonalis vorausgeht. Ergeben sich Hinweise auf zugrundeliegende onkologische Erkrankungen, müssen im Anschluss ggf. eine Szintigraphie des Skeletts oder konventionelle Röntgenaufnahmen angefertigt werden. Eine **Sonografie der Nieren** kann ergänzend in Betracht gezogen werden.

5. Pathomechanismus und Formen des Diabetes insipidus

Beim Diabetes insipidus handelt es sich entweder um eine ungenügende Produktion, Sekretion oder Wirkung des **antidiuretischen Hormons** (ADH). Es wird in Neuronen des **Hypothalamus** gebildet, im Hypophysenhinterlappen gespeichert und bei ansteigender Plasmosmolalität ausgeschüttet.

- **Diabetes insipidus neurohormonalis:** Zugrunde liegend ist ein Fehlen, eine ungenügende Produktion oder eine ungenügende Sekretion von ADH.
- **Diabetes insipidus renalis:** Bei den seltenen, angeborenen Formen kommt es meist bereits im Säuglingsalter zur Manifestation. Aufgrund eines genetischen Defekts im Aquaporin-2-Gen oder im Vasopressin-Rezeptor-Gen kommt es zu einer Endorganresistenz für ADH. Die Niere kann den Harn nicht konzentrieren. Ein Diabetes insipidus renalis kann auch als erworbene Erkrankung bei Hyperkalzämie, Hypokaliämie oder als Folge einer Medikamenteneinnahme (z. B. Lithium, Amphotericin, Methicillin) auftreten.

6. Behandlung

Der Diabetes insipidus neurohormonalis wird durch die Gabe des **Vasopressinanalogons DDAVP** (1-Desamino-D-Arginin-Vasopressin) therapiert. Im Kindes- und Jugendalter hat sich die intranasale Gabe von 2,5–20 µg/d über eine Rhinyle etabliert. In Tablettenform erhöht sich die Dosis auf das 10-fache, somit auf 25–200 µg/d. Im Falle einer notwendigen parenteralen Gabe von DDAVP ist zu beachten, dass die Dosierung für die subkutane oder intravenöse Verabreichung nur 0,25 µg/m^2 KOF beträgt!

Zusammenfassung

Bei Patienten mit **Polyurie** und **Polydipsie** sollte initial rasch ein Diabetes mellitus ausgeschlossen werden. Im Anschluss daran erfolgen zunächst eine Elektrolyt- und Osmolalitätsbestimmung sowie eine Bilanzierung mit Ein- und Ausfuhrprotokoll über 24 Stunden. Erst dann sollte über die Durchführung eines **Durstversuchs** und ggf. eines DDAVP-Tests entschieden werden, der unter stationären Bedingungen und engmaschiger ärztlicher Kontrolle erfolgen muss.

Schmerzlose Makrohämaturie (9 Jahre)
Stephanie Putzker

Anamnese
In der Notfallambulanz wird Ihnen ein 9-jähriges Mädchen vorgestellt, deren Mutter berichtet, dass Maria seit dem Morgen des Tages „Cola"-braunen Urin ausscheide. Dem Mädchen ginge es sonst gut, sie habe keine Schmerzen und sei bis auf einen Infekt der oberen Luftwege vor ca. einer Woche noch nie ernsthaft erkrankt gewesen. In der Systemübersicht zeigen sich keine Auffälligkeiten. Keine Medikamenteneinnahme in letzter Zeit. Keine außergewöhnliche Nahrungsmittelzufuhr. Ein Trauma ist ebenfalls nicht erinnerlich.

Untersuchungsbefund
9 Jahre altes Mädchen in bestem Allgemein- und Ernährungszustand. Klinisch lassen sich keine Ödeme, kein Flanken- oder Nierenlagerklopfschmerz und kein abdomineller Tumor feststellen. Ein arterieller Hypertonus besteht nicht.

1. Wie lauten Ihre Differenzialdiagnosen und was müssen Sie zunächst differenzieren?

2. Welche Laboruntersuchungen bringen Sie weiter?

3. Welche apparativen Untersuchungen ordnen Sie an?

4. Erklären Sie kurz den Pathomechanismus der vorliegenden Erkrankung.

5. Welche Therapie ist indiziert?

6. Wie ist die Prognose bei dieser Erkrankung?

Fall 22 Schmerzlose Makrohämaturie (9 Jahre)

1. Differenzialdiagnosen

Bei „rotem" Urin handelt es sich nicht immer um eine **Hämaturie**. Häufige Ursachen fasst ➤ Tabelle 22.1 zusammen.

Handelt es sich tatsächlich um eine Hämaturie, ist zunächst zu differenzieren, ob die Blutungsquelle renal oder postrenal zu suchen ist. Bei renaler Blutungsquelle ist dann die Unterscheidung einer glomerulären von einer nichtglomerulären Hämaturie wichtig (➤ Tab. 22.2).

Differenzialdiagnostisch kommen nach stattgehabter Infektion der oberen Luftwege am ehesten die Glomerulonephritiden infektiöser Genese in Frage – zu denken ist an eine **IgA-Nephritis**, eine **Post-Streptokokken-Glomerulonephritis**, eine Purpura-Schönlein-Henoch-GN oder an ein hämolytisch-urämisches-Syndrom (HUS). Es könnte sich auch um die Manifestation eines **systemischen Lupus erythematodes (SLE)** handeln.

Merke
Nicht jeder rote oder braune Urin ist ein blutiger Urin!

2. Laboruntersuchungen

Zunächst muss eine frische Urinprobe analysiert werden. Mittels Urinteststreifen wird zunächst geprüft, ob Erythrozyten bzw. Hämoglobin als Ursache für die Rotfärbung des Urins zu finden sind. Darüber hinaus wird auf das zusätzliche Vorliegen von Leukozyten, Nitrit und Protein untersucht (Harnwegsinfektion?). Mit einer sofortigen lichtmikroskopischen Untersuchung unzentrifugierten Urins kann die **Erythrozytenform** beurteilt (**dysmorphe Erythrozyten** bei glomerulärer Blutungsquelle) und nach Erythrozytenzylindern gesucht werden. Letztere könnten beim Zentrifugieren zerstört werden, sind aber pathognomonisch für glomeruläre Blutungsquellen. In der restlichen Probe sollten die Eiweiß-Kreatinin-Ratio und die Kalzium-Kreatinin-Ratio bestimmt werden. Es sollten Blutbild, Kreatinin, Cystatin C, Elektrolyte, Blutgase, Albumin, IgA, C3-Komplement, ANA, anti-DNA-AK, ASL-Titer, p- und c-ANCA bestimmt werden.

Tab. 22.1 Ursachen für „roten" Urin

Endogen	Exogen
• Erythrozyten • Hämoglobin • Myoglobin • Porphyrine • Amorphe Urate („Ziegelmehl") • Homogentisinsäure (Alkaptonurie)	• Nahrungsmittel (z. B. Rote Bete, Rhabarber, Brombeeren) • Medikamente (z. B. Chloroquin, Deferoxamin, Ibuprofen, Metronidazol, Nitrofurantoin, Rifampicin, Phenytoin, Phenolphthalein, Phenothiazine) • Infektion (z. B. Serratia marcescens)

Tab. 22.2 Hämaturie: glomerulär versus nichtglomerulär

Parameter	Glomeruläre Hämaturie	Nichtglomeruläre Hämaturie
Urinfarbe	Rotbraun, Colafarben	Rot oder rosa
Koagel	Keine	Möglich
Proteinurie*	≥ 100 mg/m²/Tag	< 100 mg/m²/Tag
Erythrozytenmorphologie	Dysmorph	Normal
Erythrozytenzylinder	Möglich	Keine

* Nur bei Mikrohämaturie zur Differenzierung verwertbar, da bei Makrohämaturie falsch hohe Befunde für Proteinurie

3. Apparative Untersuchungen

Ergänzend zu den o. g. Laboruntersuchungen sollte in jedem Fall eine Sonografie von Blase, ableitenden Harnwegen und beider Nieren erfolgen. Hierbei wird das Augenmerk auf mögliche Tumoren, Konkremente, Harntransportstörungen oder Traumafolgen gerichtet. Bei Verdacht auf das Vorliegen einer anderen Ursache für die Makrohämaturie, z. B. dem Alport-Syndrom, sollte ein Hörtest veranlasst werden. Zeigt sich ein **arterieller Hypertonus**, sollten eine Echokardiografie zum Ausschluss von kardialen Hypertrophiezeichen und eine augenärztliche Untersuchung erfolgen.

4. Pathomechanismus

Bei der Patientin handelt es sich am ehesten um eine **IgA-Nephritis** nach Infektion der oberen Luftwege. Dies bestätigten auch die unauffälligen Laborwerte. Bei der IgA-Nephritis liegt eine Überproduktion von IgA durch Steigerung der IgA1-Synthese im Knochenmark vor. Das überschüssige IgA wird aufgrund seiner veränderten physikochemischen Eigenschaften intraglomerulär abgelagert. Ursache für die Steigerung der IgA1-Synthese könnte z. B. die Induktion einer vermehrten IgA-Produktion durch exogene Antigene (Nahrung, Viren, Bakterien) sein, die aufgrund einer gestörten lokalen IgA-Immunantwort die Schleimhautbarriere passieren. Alternativ könnte eine primäre Dysregulation des Immunsystems vorliegen, die mit einer inadäquaten Umschaltung zwischen IgA- und IgG-Produktion einhergeht. Histologisch finden sich eine mesangiale Proliferation, Kapseladhäsionen und **epitheliale Halbmondbildungen**. Voraussetzung für die Diagnose ist der immunhistologische Nachweis von IgA-Ablagerungen im Mesangium der Glomeruli.

5. Therapie

Es gibt keine spezifische Therapie der IgA-Nephritis. Bei isolierter Mikro- oder Makrohämaturie ist keine Therapie nötig. Im Rahmen eines supportiven Ansatzes sollte der Patient sich körperlich schonen und nephrotoxische Substanzen meiden. Im Vordergrund steht nicht die Hämaturie, bereits ein Milliliter Blut färbt einen Liter Urin dunkelbraun. Entscheidend sind die begleitende Symptome: die Proteinurie und der arterielle Hypertonus. Ein arterieller Hypertonus muss adäquat behandelt werden. Therapeutisch werden **ACE-Hemmer** und **Angiotensin-Rezeptor-Blocker** eingesetzt. In Einzelfällen kommen auch Steroide und/oder Immunsuppressiva zum Einsatz. Kommt es zur Niereninsuffizienz, muss eine Nierenersatztherapie (Hämodialyse, Nierentransplantation) durchgeführt werden.

6. Prognose

Die Langzeitprognose ist eher günstig. Etwa 5–15 % der Patienten entwickeln innerhalb von 10 Jahren ein dialysepflichtiges **Nierenversagen**. Risikofaktoren für einen ungünstigen (progredienten) Verlauf sind Bluthochdruck, Proteinurie über 1 g/24 h und der kontinuierliche Nachweis einer Mikrohämaturie.

Zusammenfassung

Die Ursache „roten" Urins ist nicht immer eine Hämaturie. Handelt es sich um eine renale Hämaturie, muss die **glomeruläre** von der **nichtglomerulären** Hämaturie unterschieden werden. Die IgA-Nephritis ist eine der häufigsten glomerulären Erkrankungen im Kindesalter, sie tritt häufig nach banalen Infekten des Respirationstrakts oder des Gastrointestinaltrakts auf und kann zu einer **Niereninsuffizienz** führen.

Zervikale Lymphadenopathie und Exanthem (12 Jahre)

Julia Roeb

Anamnese
Der 12-jährige Patrick wird wegen einer stark juckenden Rötung am gesamten Körper in der Ambulanz vorgestellt. Seit 4 Tagen besteht Fieber bis 39,5 °C. Er berichtet, sich in den letzten zwei Wochen müde und abgeschlagen gefühlt zu haben. In den letzten Tagen klagt er außerdem über Hals- und Bauchschmerzen. Wegen einer Angina tonsillaris erhält Patrick seit 2 Tagen Ampicillin.

Untersuchungsbefund
12 5/12 Jahre alter Patient in reduziertem AZ, Größe 154 cm, Gewicht 38 kg, Temperatur 39 °C. HF 92/Min., RR 105/65 mmHg. Zervikale und submandibuläre Lymphknotenschwellung beidseits, druckschmerzhaft, verschieblich. Rachen gerötet, Tonsillen gräulich belegt, zerklüftet. Trommelfelle beidseits spiegelnd. Abdomen weich, keine Abwehrspannung, Leberrand 3 cm unter dem Rippenbogen tastbar, Milz tastbar.

Laborbefunde
Hb 13,5 g/dl, Leukozyten 17.000/µl, Thrombozyten 240.000/µl; Differenzialblutbild: neutrophile Granulozyten 17 %, Eosinophile 2 %, Monozyten 2 %, Lymphozyten 79 %, GOT 100 IE/l, GPT 90 IE/l, γ-GT 39 IE/l.

1. Welche Verdachtsdiagnose stellen Sie?

2. Können Sie Aussagen zur Epidemiologie machen?

3. Welche weiteren Untersuchungen sollten zur Diagnosesicherung durchgeführt werden?

4. Kennen Sie typische Komplikationen der Erkrankung?

5. Welche therapeutischen Möglichkeiten ergeben sich?

Fall 23 Zervikale Lymphadenopathie und Exanthem (12 Jahre)

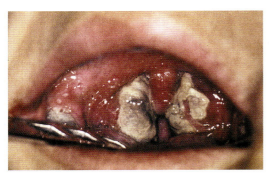

Abb. 23.1 Angina lacunaris mit flächigen gräulichen Belägen bei EBV-Infektion.

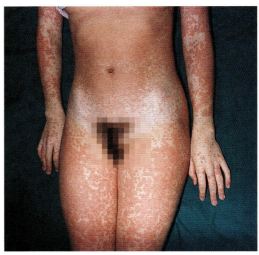

Abb. 23.2 Ampicillininduziertes Exanthem bei infektiöser Mononukleose.

1. Verdachtsdiagnose und Differenzialdiagnosen

Die Leitsymptome sind hohes Fieber, Abgeschlagenheit, eine generalisierte zervikale Lymphadenopathie, eine Tonsillitis mit gräulichen Belägen (➤ Abb. 23.1) sowie eine Hepatosplenomegalie. Eine Therapie mit Ampicillin seit 2 Tagen führte bei Patrick nicht zu einer klinischen Besserung. Somit erscheint eine Angina tonsillaris durch Streptokokken der Gruppe A unwahrscheinlich. Aufgrund des Alters und der Leitsymptome besteht der Verdacht auf eine **infektiöse Mononukleose (Pfeiffer-Drüsenfieber)**. Häufig bereitet die Unterscheidung einer Mononukleose von einer Streptokokken-Tonsillitis Schwierigkeiten.

Die akute Viruserkrankung wird durch das **Epstein-Barr-Virus (EBV)** verursacht. Das DNA-Virus gehört in die Gruppe der γ-Herpesviren und befällt lediglich die B-Lymphozyten. Typisch sind das hohe Fieber, das Auftreten einer generalisierten **zervikalen Lymphadenopathie** und einer **Angina lacunaris**. Hierbei handelt es sich um eine Tonsillitis mit gräulichen pseudomembranösen Belägen, welche die Tonsillengrenzen überschreiten (➤ Abb. 23.1). Häufige Begleitsymptome sind Abgeschlagenheit, eine Hepatosplenomegalie mit Transaminasenerhöhung im Rahmen einer viralen Begleithepatitis, ein Ikterus und ein polymorphes Exanthem. Eine Therapie mit einem Aminopenicillin kann bei Vorliegen einer EBV-Infektion zu einem generalisierten allergischen Arzneimittel-Exanthem führen (➤ Abb. 23.2). Diese allergische Reaktion tritt bei > 80 % der fälschlich behandelten Patienten auf.

Selten können durch eine akute EBV-Infektion oder durch eine Reaktivierung der Infektion assoziierte lymphoproliferative Krankheitsbilder mit schweren Verläufen entstehen. Dies betrifft überwiegend immunsupprimierte Patienten. Weiterhin spielt die EBV-Infektion eine Rolle bei der Entstehung von malignen Erkrankungen. So werden z. B. nasopharyngeale Karzinome, das Burkitt-Lymphom und der Morbus Hodgkin mit einer EBV-Infektion in Verbindung gebracht. Die genaue Pathogenese ist hier noch unklar.

2. Epidemiologie

Die Durchseuchungsrate steigt mit dem Lebensalter. Im Erwachsenenalter liegt die Durchseuchung bei > 95 %. Es handelt sich um eine Tröpfcheninfektion. Sie wird meist über infektiösen Speichel weitergegeben. Daher wird die Erkrankung auch als „**Kissing Disease**" bezeichnet. Die Inkubationszeit beträgt 10–50 Tage. Bei Kleinkindern verläuft die Infektion häufig subklinisch. Ein Nestschutz besteht für ca. 6 Monate. Das Virus wird noch 3–6 Monate nach dem Auftreten der Symptome über den Nasenrachenraum ausgeschieden. Der Erkrankungsgipfel liegt im Pubertätsalter. Das Erregerreservoir ist nur der Mensch.

3. Diagnostik

Das Blutbild ist meist wegweisend zur Bestätigung der Verdachtsdiagnose. Die Leukozytenzahl kann bei der infektiösen Mononukleose normal oder erhöht sein. Im Differenzialblutbild fällt eine **atypische Lymphozytose** (Lymphomonozytose) auf. Der Lymphozytenanteil des weißen Blutbildes beträgt > ⅔ und besteht zu 20–40 % aus atypischen **„Pfeiffer-Zellen"**, die reaktivierte T-Lymphozyten darstellen. Eine weitere Möglichkeit ist der Nachweis von heterophilen IgM-Antikörpern, sog. Paul-Bunnell-Antikörpern, die bei ca. 90 % der Patienten im Rahmen der Infektion auftreten. Diese führen zu einer Agglutination von Schafserythrozyten **(Paul-Bunnell-Hämagglutinationstest)**. Zu beachten ist, dass dieser Test nur bei ca. 50 % der Kinder vor dem 4. Lebensjahr eine infektiöse Mononukleose nachweist.

Zur Sicherung der Diagnose sowie zur Differenzierung zwischen einer akuten oder chronischen Infektion ist eine **Antikörper-Serologie** erforderlich (➤ Tab. 23.1): Zusätzlich ist der Nachweis von EBV-DNA mittels **PCR** möglich. Zweckmäßig ist dies vor allem bei immunsupprimierten Patienten und bei EBV-assoziierten lymphoproliferativen Syndromen.

Merke

Die richtungsweisende Diagnostik bei Verdacht auf eine EBV-Infektion ist der **Blutausstrich**. Der Lymphozytenanteil des weißen Blutbildes beträgt > ⅔ und besteht zu 20–40 % aus atypischen **„Pfeiffer-Zellen"**. Eine **Antikörper-Serologie** wird zur Sicherung der Diagnose angeschlossen und kann zwischen akuter und chronischer Infektion unterscheiden.

Tab. 23.1 Spezifische EBV-Antikörperprofile

	Anti-VCA-IgG	Anti-VCA-IgM	Anti-EA	Anti-EBNA
Keine frühere Infektion	–	–	–	–
Akute Mononukleose	+	+	+/–	–
Länger zurückliegende EBV-Infektion	+	–	–	+
Chronisch-aktive Mononukleose	++	–/+	++	–/+
Lymphoproliferative Krankheitsbilder nach Organtransplantation	++	–/+	++	–/+

VCA = Viruskapsidantigen, EA = Early Antigen, EBNA = Epstein Barr Nuclear Antigen

4. Komplikationen

Die Komplikationsrate bei der infektiösen Mononukleose ist insgesamt eher gering.
- Milzruptur ~ 0,5 %; maximales Risiko in der 2. Krankheitswoche (**cave:** abdominelle Palpation).
- Obstruktion der Atemwege durch Tonsillenhyperplasie (~ 5 %).
- Meningoenzephalitis.
- Guillain-Barré-Syndrom.
- Myokarditis, Perikarditis.
- Nephritis.
- Hepatitis.
- Interstitielle Pneumonie.
- Anämie, Neutropenie, Thrombozytopenie.
- Arzneimittelexanthem: > 80 % der irrtümlicherweise mit Ampicillin behandelten Patienten.
- Malignome.

5. Therapie und Verlauf

Die **symptomatische Therapie** mit Analgetika, Antipyretika und körperlicher Schonung (Prophylaxe der

Fall 23 Zervikale Lymphadenopathie und Exanthem (12 Jahre)

Milzruptur) steht bei der EBV-Infektion im Vordergrund. Eine wirksame antivirale Therapie steht nicht zur Verfügung. Bei schwieriger Abgrenzung gegenüber einer Streptokokken-Infektion sollte ein Rachenabstrich, beispielsweise mit einem Streptokokken-Schnelltest und anschließender Kultur, erfolgen. Antibiotikagaben (v. a. Ampicillin) sind streng kontraindiziert. Bei Kontaktpersonen mit Immundefekten kann eine intravenöse Immunglobulin-Gabe erwogen werden. Die Hauptsymptome bestehen für 2–4 Wochen, wobei sich die vollständige Genesung über Wochen bis Monate hinziehen kann. Die Prognose ist sehr gut, wenn keine Komplikationen auftreten.

Merke

Wichtig ist der Ausschluss einer Streptokokken-Angina, da eine Antibiotikatherapie v. a. mit Ampicillin in mehr als 80 % der Fälle mit Mononukleose zu einem allergischen Arzneimittel-Exanthem führt.

Zusammenfassung

Die **infektiöse Mononukleose** (Pfeiffer-Drüsenfieber) ist eine virale Infektion durch das **Epstein-Barr-Virus** (EBV). Es gehört zur Gruppe der Herpesviren und befällt ausschließlich die B-Lymphozyten. Das Virus wird mittels Tröpfcheninfektion übertragen, daher auch der Name „**Kissing Disease**". Die höchste Inzidenz der akuten Infektion liegt in der Adoleszenz. Ab dem 30. Lebensjahr liegt die Durchseuchungsrate bei nahezu 100 %. Die Leitsymptome sind hohes **Fieber, Abgeschlagenheit, zervikale Lymphadenopathie, Angina lacunaris** mit Pseudomembranen und häufig **Hepatosplenomegalie**. Die Diagnose wird im **Blutausstrich** und mit der **Antikörper-Serologie** bestätigt. Die gefährlichste, akute Komplikation ist die Milzruptur, die in 0,5 % der Fälle auftritt. Die Therapie ist symptomatisch mit körperlicher Schonung, Analgetika und Antipyretika. Eine Therapie mit Antibiotika (v. a. Ampicillin) ist wegen eines allergischen Arzneimittel-Exanthems kontraindiziert. Die Prognose der Erkrankung ist gut.

# 24

Krampfartige Bauchschmerzen und blutig-schleimige Stühle (18 Monate)

Claudia Kupzyk

Anamnese
Eine Mutter stellt ihren 18 Monate alten Sohn in der Ambulanz vor. Sie berichtet, dass Dominik vor 4 Tagen Durchfälle und Erbrechen entwickelt habe. Die Symptome sistierten zunächst. Seit dem Vorabend sei es nun wiederholt zu starken anfallsartigen Bauchschmerzattacken, teilweise mit Erbrechen, gekommen. Zwischendurch sei Dominik schlapp und erschöpft. Der letzte Stuhlgang am Vormittag war blutig-schleimig. Chronische Erkrankungen sind nicht bekannt.

Untersuchungsbefund
Bei der klinischen Untersuchung sehen Sie einen lethargischen Jungen mit halonierten Augen und vermindertem Hautturgor. Bei der Palpation des Abdomens lässt sich eine Resistenz im rechten Oberbauch mit leichter Druckschmerzhaftigkeit tasten. Das restliche Abdomen ist weich. Die Ampulle ist bei der rektalen Untersuchung leer. Ihr Untersuchungs-Fingerling ist blutig verschmiert.

1. Welche Verdachtsdiagnose stellen Sie? Nennen Sie Differenzialdiagnosen.

2. Welche Untersuchungen möchten Sie durchführen?

3. Welche Spätsymptome des Krankheitsbildes kennen Sie?

4. Welche Therapiemöglichkeiten haben Sie?

5. Was müssen Sie nach erfolgreicher Therapie beachten?

6. Nennen Sie Prädispositionsfaktoren für die Erkrankung.

Fall 24   Krampfartige Bauchschmerzen und blutig-schleimige Stühle

1. Verdachts- und Differenzialdiagnosen

Es besteht der Verdacht auf eine **Invagination**, bei der sich der proximale Teil eines Darmabschnitts in den distalen Teil stülpt.

Charakteristische **Frühsymptome** sind **krampfartige Bauchschmerzen** mit **schmerzfreien Intervallen**, in denen die Kinder müde und apathisch sind. Meist kommt es zusätzlich zu Erbrechen. Die Attacken wiederholen sich im Abstand von 15 bis 30 Minuten. Später entwickeln die Patienten **blutig tingierte Stühle** mit **schleimiger Auflagerung**. Dieses bestätigt sich bei der rektalen Untersuchung.

Pathogenetisch führt die Einstülpung des Darmes durch Unterbrechung der arteriellen Blutversorgung zur Ischämie des betroffenen Darmabschnitts.

Als **Prodromalstadium** gehen den Frühsymptomen häufig Atemwegs- oder gastrointestinale Infekte voraus. Damit einhergehende Schwellungen von Peyer-Plaques begünstigen die Invagination. Eine virale Genese wird diskutiert. Überwiegend sind Invaginationen ileokolisch oder ileozökal lokalisiert (➤ Abb. 24.1), kolokolische Invaginationen oder Dünndarminvaginationen kommen ebenfalls vor. Der Häufigkeitsgipfel liegt zwischen dem **3. und 9. Lebensmonat**. Etwa 90 % der Invaginationen finden innerhalb der ersten zwei Lebensjahre statt. Jungen sind 3-mal häufiger betroffen als Mädchen.

Differenzialdiagnosen sind inkarzerierte Leistenhernien, Hodentorsionen und die chronische Obstipation. Auch Gastroenteritiden und Harnwegsinfekte können ähnliche Symptome zeigen. Die akute Appendizitis ist im Säuglingsalter eine eher seltene Differenzialdiagnose.

2. Diagnostik

Zunächst erfolgt eine **Blutentnahme** und **Blutgasanalyse** mit Bestimmung von Elektrolyten, Entzündungsparametern, Leber- und Pankreasenzymen sowie Nierenretentionswerten. Ein Urinstatus ist bei jeder akuten Erkrankung im Säuglingsalter erforderlich.

Die sicherste bildgebende Untersuchungsmethode ist die **Sonografie des Abdomens**. Hiermit kann mit 95- bis 100-prozentiger Sicherheit die Diagnosestellung erfolgen. Typische Zeichen in der Sonografie sind das **Schießscheibenphänomen** (➤ Abb. 24.2) und das **„Pseudokidney Sign"** (➤ Abb. 24.3). Die Veränderungen finden sich meist im rechten Mittelbauch, wo sich der Invaginattumor in über 75 % der Fälle befindet.

Die **Abdomen-Leeraufnahme** führt lediglich in 50 % der Fälle zur Diagnose und kann meist nur die Spätkomplikationen wie Ileus und Darmperforation nach-

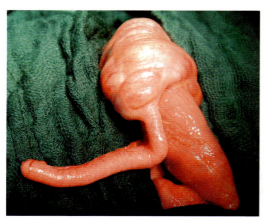

Abb. 24.1 Operationssitus bei ileozökaler Invagination.

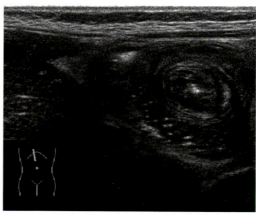

Abb. 24.2 Sonografie bei Invagination. Darstellung der charakteristischen Kokarde (Schießscheibenphänomen).

weisen. Mittels eines **Kolonkontrasteinlaufs** kann der Invaginatkopf durch den Abbruch der Kontrastmittelsäule als **Krebsscherenphänomen** nachgewiesen werden.

3. Spätsymptome und Komplikationen

Nach spätestens 3 Tagen kommt es zum klinischen Bild eines **Ileus** mit galligem Erbrechen, Stuhlverhalt und zunehmend distendiertem Abdomen. Gelegentlich sind Peristaltikwellen durch die Bauchdecke sichtbar. Durch die arterielle Unterversorgung des betroffenen Darmabschnitts manifestieren sich in der Spätphase zusätzlich **Darmnekrosen** bis hin zur Perforation mit **septisch-toxischem Krankheitsbild** und **Peritonitis**. Erste Anzeichen für den Zelluntergang sind die beschriebenen **blutig-schleimigen (himbeergeleeartigen) Stühle**.

Die Letalität der Invagination liegt in Deutschland unter 1 % und ist fast ausschließlich durch eine zu späte Diagnosestellung bedingt.

Merke

Die Invagination ist im Säuglings- und Kleinkindalter die häufigste Ursache einer Passagestörung des Darms. In 20–30 % der Fälle können bei Erstvorstellung typische Symptome fehlen.

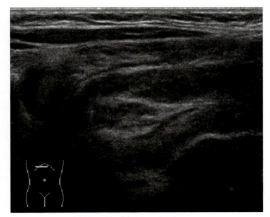

Abb. 24.3 „Pseudokidney Sign" bei Invagination.

4. Therapie

Da die Patienten häufig Zeichen der Dehydratation aufweisen, sollte zügig mit einer **intravenösen Rehydratation** und Elektrolytsubstitution begonnen werden. Das Legen einer Magensonde ist in der Regel sinnvoll.

Invaginationen können in 50–94 % der Fälle **hydrostatisch** reponiert werden. Dies kann durch **Kontrastmitteleinlauf** unter Durchleuchtung erfolgen oder **sonografisch** kontrolliert mit Ringer-Laktat-Lösung. Bezüglich des Nachweises des Therapieerfolgs ist die Durchleuchtung der Sonografie überlegen. Darmperforationen kommen in diesem Rahmen selten vor (< 2 %). Bei fortgeschrittenem Krankheitsverlauf und damit verbundenen Komplikationen ist eine operative Desinvagination durch **Laparotomie** notwendig. Teilweise ist die **Resektion ischämischer Darmabschnitte** erforderlich.

5. Nachsorge

Auch nach erfolgreicher Therapie ist auf eine ausreichende **Flüssigkeits- und Elektrolytzufuhr** zu achten. Nach konservativer Desinvagination kann frühzeitig mit dem Nahrungsaufbau begonnen werden.

Da die Patienten in bis zu 7 % der Fälle ein **Frührezidiv** innerhalb der ersten 24 Stunden erleiden, wird die **stationäre Überwachung** für 1–2 Tage empfohlen. Eine sonografische Kontrolle sollte nach 12 Stunden erfolgen. Innerhalb der ersten 6 Monate liegt die Rezidivrate noch bei bis zu 10 %. Nach operativer Versorgung sollte der Nahrungsaufbau erst nach Einsetzen der Darmperistaltik erfolgen. Je nach Befund kann eine antibiotische Therapie indiziert sein.

6. Prädisposition und Komorbidität

Neben der häufigen idiopathischen sollte auch immer an die **symptomatische Invagination** gedacht werden. Insbesondere bei rezidivierenden Invaginationen und einem Lebensalter über 2 Jahren ist eine weitere Abklärung notwendig.

Die häufigste Ursache einer symptomatischen Invagination ist mit über 50 % das **Meckel-Divertikel**.

Fall 24 Krampfartige Bauchschmerzen und blutig-schleimige Stühle

Bei einer operativen Desinvagination hat daher immer eine ausführliche Inspektion des Dünndarms und ggf. die Resektion des Divertikels zu erfolgen. Weitere begünstigende morphologische Faktoren sind isolierte oder systemische **Polypen** und **maligne Raumforderungen** wie Non-Hodgkin-Lymphome und Karzinoidtumoren. Auch **kongenitale Fehlbildungen** des Darms, wie z. B. Darmduplikaturen, können eine Invagination verursachen. **Immunologische Vaskulitiden**, z. B. die Purpura Schoenlein-Henoch, können Hämorrhagien der Darmwand bedingen, die den Invaginationsvorgang initiieren, ebenso die **Mukoviszidose**. Allen prädisponierenden Faktoren ist die Beeinträchtigung der Darmmotorik gemeinsam.

Merke
Bei rezidivierenden Invaginationen und bei Patienten älter als 2 Jahre müssen prädisponierende Faktoren ausgeschlossen und behandelt werden.

Zusammenfassung

Die **Invagination** zählt zu den häufigsten Darmobstruktionen im Säuglings- und Kleinkindalter. Der Erkrankungsgipfel betrifft die ersten 2 Lebensjahre. Die überwiegende Zahl der Invaginationen ist idiopathisch. Symptomatische Invaginationen treten bei Darmanomalien, Tumoren oder prädisponierenden Erkrankungen auf.

Leitsymptome sind krampfartige Bauchschmerzen mit beschwerdefreien Intervallen. Im fortgeschrittenen Stadium kommt es zu himbeergeleeartigen Stühlen und Ileussymptomatik.

Die **Diagnosestellung** erfolgt sonografisch oder mit Kontrastmitteleinlauf. Typische Zeichen sind das Schießscheibenphänomen, das „Pseudokidney Sign" und das Krebsscherenphänomen. Die **Therapie** der Wahl ist die hydrostatische Desinvagination, die in bis zu 90 % erfolgreich ist. Kann die Desinvagination konservativ nicht erfolgen oder liegen Zeichen einer fortgeschrittenen Darmischämie vor, ist die manuelle Desinvagination nach Laparotomie indiziert.

Die meisten **Rezidive** treten innerhalb der ersten 6 Monate auf.

Kniegelenkschwellung (7 Jahre)

Stephanie Putzker

Anamnese

Ein 7-jähriges Mädchen wird wegen einer schmerzhaften Kniegelenkschwellung rechts bestehend seit ca. 6 Wochen vorgestellt. Die Eltern berichten, dass Paula wegen dieser Schwellung in orthopädischer Betreuung gewesen sei und bereits eine Kniegelenkpunktion mit anschließender Einspritzung von Kortison durchgeführt worden sei. Sonst ginge es ihr gut, sie leide an keinen weiteren Erkrankungen. Das Mädchen nimmt keine Medikamente regelmäßig ein. Bei Schmerzen erhalte Paula Ibuprofensaft in gewichtsadaptierter Dosierung.

Körperlicher Untersuchungsbefund

7 Jahre altes, etwas unkooperatives Mädchen in gutem AZ und schlankem EZ. Größe 131,3 cm, Gewicht 22 kg. Deutliche Schwellung und Überwärmung des rechten Kniegelenks bei tastbarem Erguss, keine Rötung. Druckschmerz vor allem in der Kniekehle. Deutliche Beugehemmung, Fersen-Po-Berührung nicht möglich. Ebenso deutliche Schonhaltung beim Gehen. Restlicher Gelenkstatus unauffällig. Der sonstige pädiatrische Untersuchungsbefund ist ebenfalls unauffällig, insbesondere kein Exanthem, keine Lymphadenopathie, keine Hepatosplenomegalie, keine konjunktivale Rötung.

1. Welche Differenzialdiagnosen ergeben sich?

2. Welche ergänzenden Untersuchungen erscheinen Ihnen notwendig?

3. Welche Therapie schlagen Sie vor?

4. Gibt es andere Therapieformen bei dieser Erkrankung?

5. Beschreiben Sie das Bild der systemischen Form der Erkrankung.

6. Sollte das Kind geimpft werden?

Fall 25 Kniegelenkschwellung (7 Jahre)

1. Differenzialdiagnosen
Ihre Patientin zeigt eine **Monoarthritis** des rechten Kniegelenks. Hierbei kommen folgende Differenzialdiagnosen in Betracht:
- Reaktive, postinfektiöse Arthritis.
- Lyme-Arthritis.
- Juvenile idiopathische Arthritis (JIA), oligoartikuläre Form (≤ 4 Gelenke).
- Juvenile idiopathische Arthritis (JIA), polyartikuläre Form (≥ 5 Gelenke).
- Enthesitis-assoziierte Arthritis (EAA).
- Psoriasis-Arthritis.
- Lupus erythematodes mit Gelenkbeteiligung.
- Arthritis bei chronisch-entzündlicher Darmerkrankung.

2. Weiterführende Untersuchungen
Eine ausführliche **Blutuntersuchung** sollte Blutsenkungsgeschwindigkeit, Blutbild mit Differenzialblutbild, CRP, ASL-Titer, Rheumafaktor, Komplementfaktoren, antinukleäre Antikörper (ANA), DNA-Antikörper (anti-DNA), HLA-B27, Leber- und Nierenwerte und eine Borrelienserologie beinhalten. Der **Urin** sollte gestixt und auf Elektrolyt- und Eiweißausscheidung untersucht werden. Eine **augenärztliche Untersuchung** sollte zum Ausschluss einer Augenbeteiligung (Iridozyklitis, Uveitis) erfolgen (➤ Abb. 25.1). Eine **Sonografie** des Kniegelenks ist indiziert. Weiterführende bildgebende diagnostische Maßnahmen (z. B. eine MRT) können in Betracht gezogen werden. Bestehen Hinweise auf eine systemische Form der Erkrankung, so müssen ein EKG, eine Echokardiografie und ein Ultraschall des Abdomens ergänzend durchgeführt werden.

> **Merke**
>
> Die chronische Iridozyklitis (Uveitis) ist eine häufige extraartikuläre Manifestation bei JIA, die bereits vor der Gelenkbeteiligung auftreten kann. Sie verursacht häufig keine Beschwerden, kann dennoch zu Synechien, Katarakt, Glaukom, Makulaveränderungen und Erblindung führen (20 % unbehandelter Patienten, 1 % fachgerecht behandelter Patienten). Regelmäßige Spaltlampenuntersuchungen sind daher bei Kindern mit JIA unbedingt erforderlich. Die Therapie besteht aus mehrmonatiger lokaler Steroidbehandlung.

3. Therapie
Erster Therapieschritt bei Verdacht auf Vorliegen einer juvenilen idiopathischen Arthritis (JIA) mit oligo- oder polyartikulärem Befallsmuster ist die Gabe eines **nichtsteroidalen Antirheumatikums (NSAR)**, oder besser eines nichtsteroidalen antiinflammatorischen Medikaments (NSAID) dreimal täglich, z. B. Ibuprofen, Indometacin oder Naproxen. Erst bei Unwirksamkeit bzw. aktiver Arthritis über die Dauer von zwei Monaten hinaus sollte eine andere bzw. zusätzliche Therapie gewählt werden.

4. Weitere Therapiemöglichkeiten
Intraartikuläre Injektionen mit Triamcinolon (Steroid) und ggf. gleichzeitiger Punktion eines vorhandenen Ergusses können die Entzündung zum Stillstand bringen. Häufiger als alle vier Monate sollte nicht intraartikulär injiziert werden. Kommt die Entzündung nicht zum Stillstand oder entwickelt sich ein polyartikuläres Bild, muss über eine „Eskalation" der Therapie nachgedacht werden. Hier wird in erster Linie Methotrexat als sog. **Disease modifying antirheumatic Drug (DMARD)** eingeführt. Sollte diese Therapie auch nicht

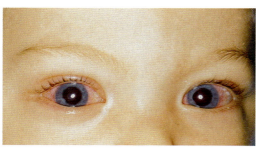

Abb. 25.1 Iridozyklitis bei einem Kleinkind mit JIA.

zum gewünschten Erfolg führen, können ein TNF-α-Inhibitor oder sog. Biologicals zum Einsatz kommen.

5. Systemische Verlaufsform

Das **Still-Syndrom** stellt die systemische Verlaufsform der juvenilen idiopathischen Arthritis dar. Etwa jedes zehnte Kind mit einer JIA entwickelt ein Still-Syndrom, in den meisten Fällen zwischen dem ersten und dem vierten Lebensjahr. Die Ursache ist noch ungeklärt. Leitsymptome des Still-Syndroms sind eine Lymphadenopathie, ein Exanthem und hohes, intermittierendes Fieber, das mindestens zwei Wochen anhält und vor allem morgens und abends auftritt. Zusätzlich können innere Organe betroffen sein (Myo- oder Perikarditis, Hepato- und/oder Splenomegalie). Der Allgemeinzustand der Patienten ist stark reduziert. Eine Arthritis kann gleichzeitig auftreten, kann sich aber erst nach Monaten oder Jahren entwickeln.

6. Impfempfehlung bei rheumatischen Erkrankungen

Grundsätzlich sollten Kinder und Jugendliche mit rheumatischen Erkrankungen entsprechend der aktuellen **Empfehlungen der ständigen Impfkommission** des Robert-Koch-Instituts (STIKO, Ständige Impfkommission) geimpft werden. **Totimpfstoffe** können in jedem Fall eingesetzt werden. Therapiebedingt sind eingeschränkte Impfantworten nicht auszuschließen, deshalb sollten ggf. postvakzinale Impferfolgskontrollen erfolgen. **Lebendimpfstoffe** können hingegen für Kinder und Jugendliche unter immunsuppressiver Therapie eine Gefahr darstellen. Unter einer niedrig dosierten Methotrexattherapie ($< 15\,mg/m^2$ KOF/Woche) kann eine Lebendimpfung erwogen werden. Keine Kontraindikation für Lebendimpfungen stellen topische, intraartikuläre oder systemische alternierende, kurze (< 2 Wochen) oder Low-Dose ($< 20\,mg$ Prednisolonäquivalent/Tag bei Kindern $> 10\,kg$) Glukokortikoid-Behandlungen dar. Kann mit dem Beginn der Therapie wenige Wochen gewartet werden, wird zunächst der **Impfstatus** insbesondere für Lebendimpfungen (d. h. MMR und Varizellen) komplettiert. Auch die Durchführung einer Pneumokokkenimpfung vor Beginn einer immunsuppressiven Therapie wird empfohlen, ebenso die jährliche **Grippeimpfung**. Die in regelmäßigen Abständen erforderliche Pneumo- und Meningokokkenimpfung sollte in Betracht gezogen werden.

Zusammenfassung

Bei persistierender therapierefraktärer oligo- bzw. polyartikulär auftretender Arthritis ist an die **juvenile idiopathische Arthritis** zu denken. Sie ist die häufigste Form der Arthritis im Kindes- und Jugendalter. Therapieschema ist die sog. **Eskalationstherapie** mit zunächst Gabe von NSAID in Kombination mit Glukokortikoiden, DMARD oder Biologicals. Vor Einleitung einer immunsuppressiven Therapie sollte der Impfstatus des Kindes geprüft und ggf. vervollständigt werden.

26

Therapieresistentes Fieber, Lymphadenopathie und Lacklippen (18 Monate)
Alexandra Pohl

Anamnese
Alina, ein 18 Monate altes Mädchen, wird wegen seit vier Tagen bestehenden Fiebers in der pädiatrischen Ambulanz vorgestellt. Die Mutter schildert, dass der Kinderarzt am Vortag bei positivem Urin-Stix den Verdacht auf eine Harnwegsinfektion geäußert und eine antibiotische Therapie mit Cefaclor p. o. begonnen habe. Trotz dieser Therapie fiebere Alina weiter und sei zunehmend müde und apathisch. Bei deutlich erhöhten Entzündungsparametern im Blut erfolgt die stationäre Aufnahme; die antibiotische Therapie wird auf Ceftazidim und Ampicillin i. v. umgestellt. Über Nacht fiebert das Mädchen bis auf 41 °C auf. Am nächsten Morgen erheben Sie erneut einen Status.

Untersuchungsbefund
18 Monate altes Mädchen in deutlich reduziertem Allgemeinzustand, Temperatur 39,9 °C. Minimales Nasenflügeln. Pulmo auskultatorisch unauffällig. Stammbetontes, teilweise konfluierendes Exanthem. Nichteitrige Konjunktivitis beidseits. Lippen hochrot und lackartig glänzend, Erdbeerzunge, Rachen leicht gerötet. Massive zervikale Lymphknotenvergrößerungen. Abdomen weich, kein Druckschmerz, keine Hepatosplenomegalie. Herztöne rein und regelmäßig, kein pathologisches Geräusch auskultierbar. Sonstiger internistischer und neurologischer Status altersentsprechend.

Laborbefunde
Leukozyten 17.700/µl; Differenzialblutbild: 6 % Stabkernige, 72 % Granulozyten, 20 % Lymphozyten, 2 % Monozyten; CRP 34 mg/dl, BSG 67/120. Urinstix: Protein +, Leukozyten ++.

1. Nennen Sie die häufigsten Ursachen bzw. Erreger bei Fieber im Kleinkindesalter.

2. Wie lautet Ihre Verdachtsdiagnose?

3. Nennen Sie die Haupt- und Nebenkriterien für die Diagnosestellung.

4. Welche Komplikationen der Erkrankung kennen Sie?

5. Welche weiteren Therapiemaßnahmen müssen Sie ergreifen?

6. Geben Sie eine prognostische Einschätzung ab!

Fall 26 Therapieresistentes Fieber, Lymphadenopathie und Lacklippen

1. Häufige Ursachen und Erreger bei Fieber im Kleinkindesalter

Zu den häufigen Ursachen von Infektionen bei Kleinkindern zählen Infekte im Bereich der oberen Luftwege, des Gastrointestinaltrakts sowie des Urogenitaltrakts. Bei **Infekten der oberen Luftwege** sind zumeist Viren die Ursache; hierzu zählen v. a. das Respiratory Syncytial Virus (RSV), Adeno-, Coxsackie-, Echo- und Parainfluenza-Viren. Das klinische Spektrum reicht hierbei von der einfachen Rhinitis bis zur Rhinopharyngitis, die sich mit Fieber und Halsschmerzen äußert. Bei einem Fortschreiten der Infektion kann es zur Bronchopneumonie kommen.

Akutes Erbrechen sowie Diarrhö bei Fieber sind am ehesten durch eine **Gastroenteritis** bedingt. Hierbei sind die Erreger ebenfalls meist Viren (Rota-, Adeno- und Astroviren), in seltenen Fällen sind auch bakterielle Erreger verantwortlich. Bei unklarem Fieber sollte immer eine Urinuntersuchung zum Ausschluss einer **Harnwegsinfektion bzw. einer Pyelonephritis** durchgeführt werden. Ursächlich sind meist gramnegative Erreger aus dem Magen-Darm-Trakt, hierzu zählen E. coli, seltener Klebsiellen, Enterokokken, Proteus und Staphylokokken.

2. Verdachtsdiagnose

Bei der hier vorliegenden Befundkonstellation (anhaltendes antibiotikaresistentes Fieber, Exanthem, Schleimhautveränderungen, Lymphknotenschwellungen) lautet die vordringliche Verdachtsdiagnose **Kawasaki-Syndrom**. Hierbei handelt es sich um eine akute selbstlimitierende Erkrankung unklarer Ätiologie. Ohne Behandlung beträgt die Erkrankungsdauer durchschnittlich 12 Tage und äußert sich mit Fieber und Zeichen einer generalisierten Entzündung bzw. Inflammation.

3. Haupt- und Nebensymptome

Die Diagnosekriterien des Kawasaki-Syndroms sind in ➤ Tabelle 26.1 zusammengefasst.
Die **Diagnose** eines kompletten Kawasaki-Syndroms ist gestellt, wenn 5 bis 6 der Hauptsymptome oder 4 Hauptsymptome und Koronaraneurysmen vorliegen. **Inkomplette Kawasaki-Syndrome** kommen vor, insbesondere im Säuglingsalter.

Tab. 26.1 Haupt- und Nebensymptome des Kawasaki-Syndroms

Hauptsymptome	Nebensymptome
- Fieber unbekannter Ursache - Akute zervikale Lymphadenopathie (> 1,5 cm) - Bilaterale, nichteitrige Konjunktivitis - Schleimhautveränderungen von Lippen und Mundhöhle (Lacklippen, Erdbeerzunge, ➤ Abb. 26.1, pharyngeale Rötung) - Palmar- und Plantarerythem, Schuppung von Fingern und Zehen in der 2.–3. Krankheitswoche - Polymorphes scharlachähnliches Exanthem	- Karditis (Myokarditis, Perikarditis) - Erbrechen und Diarrhö - Schmerzhafte Gelenkschwellung - Gallenblasenhydrops - Proteinurie und Leukozyturie - Leukozytose mit Linksverschiebung - Thrombozytose in der 2.–3. Krankheitswoche - BSG-Erhöhung - CRP-Erhöhung

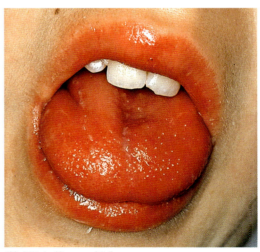

Abb. 26.1 Lacklippen und Erdbeerzunge.

4. Komplikationen

Kardiovaskuläre Komplikationen können in der Akutphase sowie in der subakuten Phase auftreten und sind die häufigste Ursache für Morbidität und Mortalität. Die Symptome sind hierbei vielfältig und erstrecken sich von Perikarditis, Myokarditis, Klappenstenosen oder Insuffizienzen bis hin zu **aneurysmatischen Veränderungen der Koronararterien** (➤ Abb. 26.2). Diese Koronaraneurysmen treten bei 15–25 % der nicht behandelten Kinder auf und können zum Verschluss der Koronararterien mit myokardialer Ischämie führen.

5. Therapie

Die Behandlung des Kawasaki-Syndroms in der akuten Phase richtet sich gegen die Entzündung der Koronararterien-Wände mit dem Ziel der Vorbeugung von Thrombosen in diesen Gefäßen.

Die von der American Heart Association und der American Academy of Pediatrics empfohlene initiale Therapie beinhaltet die einmalige intravenöse Gabe hoch dosierter **Immunglobuline** (2 g/kg KG). Die genaue Wirkweise ist hierbei noch unklar. Studien haben jedoch gezeigt, dass es durch die Immunglobulintherapie zu einer deutlich niedrigeren Inzidenz von Koronaraneurysmen kommt. Wichtig ist, dass Immunglobuline zwar die Entstehung der Aneurysmen verhindern können, jedoch keinen Einfluss auf bereits gebildete Aussackungen der Koronarwände haben, sodass die rasche Diagnosestellung und der unmittelbare Therapiebeginn für eine optimale Prognose zwingend notwendig sind. Zusätzlich zur Immunglobulin-Therapie sollte **Azetylsalizylsäure**, zunächst hoch dosiert (80–100 mg/kg KG), nach Entfieberung niedrig dosiert (3–5 mg/kg KG) für die Dauer von mindestens 6 Monaten gegeben werden. Die gewünschten Effekte sind die antiinflammatorische Wirkung und die Hemmung der Thrombozytenaggregation. 10–15 % der Patienten, die mit Immunglobulinen und Azetylsalizylsäure behandelt werden, sind therapierefraktär, d. h., das Fieber besteht weiter oder tritt erneut auf. In diesem Falle gelten Glukokortikoide als Mittel der Wahl, um die weiterbestehende Vaskulitis einzudämmen.

6. Typischer Krankheitsverlauf und prognostische Einschätzung

Das Kawasaki-Syndrom verläuft typischerweise in drei Phasen: **Akutphase, subakute Phase** und **Rekonvaleszenzphase**. Die erste Phase dauert 7–14 Tage und ist gekennzeichnet durch die oben genannten Symptome, meist in Zusammenhang mit einer erheblichen Verschlechterung des Allgemeinzustands. In der subakuten Phase (2.–3. Krankheitswoche) bilden sich Fieber, Exanthem und Lymphadenopathie zurück. Es kann zu einer Schuppung von Finger- und Zehenspitzen kommen (➤ Abb. 26.3). In dieser Phase treten

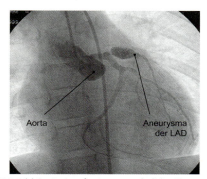

Abb. 26.2 Selektive Angiografie. Aneurysma der linken Koronararterie nach Kawasaki-Syndrom.

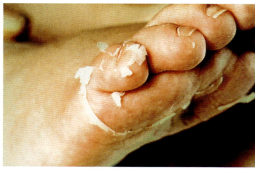

Abb. 26.3 Schuppung der Zehen 2–3 Wochen nach Kawasaki-Syndrom.

Fall 26 Therapieresistentes Fieber, Lymphadenopathie und Lacklippen

die Gefäßveränderungen auf. Die Rekonvaleszenzphase tritt nach Rückbildung der klinischen Zeichen auf (6–10 Wochen nach Krankheitsbeginn). Die Letalität des Kawasaki-Syndroms ist mit 0,1–0,3 % niedrig, wohingegen die **Langzeitmorbidität** vom Schweregrad der Koronararterienbeteiligung abhängig ist. So haben Kinder, die keine Beteiligung der Koronarien haben, eine gute Langzeitprognose. Patienten mit Aneurysmen > 8 mm hingegen haben ein großes Risiko, aufgrund eines Koronararterienverschlusses einen Myokardinfarkt zu erleiden. Bei Kindern, die Aneurysmen < 8 mm haben, zeigt sich oftmals echokardiografisch eine Rückbildung der Aussackungen, wobei diese Rückbildung auf Grund von Fibrosierung und Kalzifizierung nicht zu einer normalen Gefäßfunktion führt.

Zusammenfassung

Bei der Befundkonstellation von **anhaltendem Fieber** unklarer Ursache, **Exanthem** und **Lymphknotenschwellungen** muss man an ein Kawasaki-Syndrom denken. Das Kawasaki-Syndrom ist eine akute Erkrankung unklarer Ätiologie. Die am meisten gefürchtete Komplikation ist die Ausbildung von **Koronaraneurysmen,** die mit einer hohen Mortalität und Morbidität einhergehen. Therapie der Wahl ist die Gabe von Immunglobulinen i. v. und Azetylsalizylsäure. Bei rechtzeitig begonnener Behandlung ohne Nachweis von Koronaraneurysmen ist die Prognose gut. Bei bereits aufgetretenen Komplikationen ist die Langzeitmorbidität abhängig von der Größe der Aneurysmen hoch.

Kleinwuchs (11 Jahre)

Julia Roeb

Anamnese
Marc, ein 11 Jahre alter Junge, stellt sich vor, weil es ihn belastet, der Kleinste in seiner Klasse zu sein. Er ist sonst gesund und leistungsstark. Er ernährt sich ausgewogen, muss aber zum Essen oft aufgefordert werden. Eine Gewichtsabnahme, Vorerkrankungen, ein Schädel-Hirn-Trauma oder eine Dauermedikation werden verneint. Der Schwangerschaftsverlauf, Marcs Geburt und seine Entwicklung verliefen unkompliziert. Beide Eltern sind normal gewachsen. Der Pubertätsbeginn beim Vater erfolgte mit 14 Jahren, die erste Menstruationsblutung der Mutter trat im Alter von 12 Jahren auf.

Untersuchungsbefund
$11\,7/12$ Jahre alter Patient in gutem AZ. Größe 130 cm (< 3. Perzentile), Gewicht 26 kg (< 3. Perzentile), Kopfumfang 52 cm (3. Perzentile). Proportionierter Körperbau, keine Dysmorphiezeichen. Reifestatus: PH1, G1, C1. Hodenvolumen 2 ml beidseits.

1. Welche weiteren Befunde benötigen Sie?

2. An welche Differenzialdiagnosen denken Sie? Welche Laboruntersuchungen führen Sie durch?

3. Welche radiologische Diagnostik sollten Sie durchführen?

4. Welche Untersuchungen veranlassen Sie bei Verdacht auf einen Wachstumshormonmangel?

5. Wie würden Sie einen klassischen Wachstumshormonmangel behandeln? Welche Nebenwirkungen müssen Sie beachten?

Fall 27 Kleinwuchs (11 Jahre)

1. Erforderliche Befunde

Der **Größen- und Gewichtsverlauf** sollte über einen möglichst langen Zeitraum beurteilt werden (Auxiologie, ➤ Abb. 27.1). Hierbei hilft das gelbe Vorsorgeheft, in dem die Längen- und Gewichtsmaße seit Geburt eingetragen sind. Aus den **Elterngrößen** kann der **genetische Zielbereich** des Patienten berechnet werden: Vom Mittelwert aus beiden Elterngrößen werden bei Mädchen 6,5 cm abgezogen, bei Jungen 6,5 cm addiert. Bei Marc ergibt sich ein Wert von 175 cm. Der Zielbereich liegt bei ± 8,5 cm und somit bei 166,5 bis 183,5 cm. Marcs Körperlänge liegt unterhalb des genetischen Zielbereichs.

Beim Betrachten der Kurve fällt ein perzentilenflüchtiges, abknickendes Längenwachstum durch eine abfallende oder verminderte **Wachstumsgeschwindigkeit** auf (pathologisch < 25. Perzentile). Die Wachstumsgeschwindigkeit wird in cm pro Jahr angegeben, und sollte über mindestens 6 Monate berechnet werden.

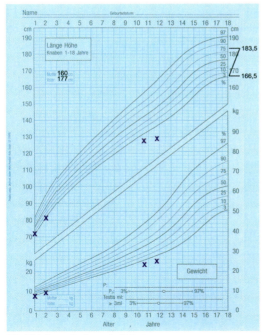

Abb. 27.1 Perzentilenkurve des Patienten.

Patienten mit familiärem Kleinwuchs können ebenfalls unterhalb der 3. Perzentile wachsen. Der Wachstumsverlauf erfolgt jedoch meist perzentilenparallel und zeigt bei konstanter Wachstumsgeschwindigkeit keinen abknickenden Größenverlauf. Die Größe dieser Patienten liegt innerhalb ihres genetischen Zielbereichs.

Wichtig ist, den **Pubertätsverlauf** des Patienten und seiner Eltern zu erfragen. Ein später Pubertätsbeginn bei einem Elternteil und dem Patienten kann ein Hinweis für einen physiologisch verzögerten Wachstumsverlauf im Sinne einer konstitutionellen Entwicklungsverzögerung sein. Hierauf besteht bei Marc kein Hinweis.

2. Differenzialdiagnosen und Diagnostik

Zur Abklärung gehört auf der Basis der Differenzialdiagnose eine ausführliche **Labordiagnostik**.

- Schwere **Grunderkrankungen** wie chronische Nierenerkrankungen, gastrointestinale Krankheiten, Störungen des Knochenstoffwechsels, Lebererkrankungen oder Anämien führen zu Kleinwuchs. Es werden ein Blutbild, Differenzialblutbild und klinisch-chemische Parameter bestimmt (➤ Abb. 27.2).
- **Endokrinologische Abklärung** der Hormonachsen:
  - **Hypothyreose:** Meist stehen neben dem Kleinwuchs weitere Symptome wie Abgeschlagenheit, Obstipation, trockene Haut und eine Gewichtszunahme im Vordergrund. Es erfolgt die Bestimmung der Schilddrüsenparameter **TSH, fT$_3$ und fT$_4$**.
  - **Wachstumshormonmangel:** Wachstumshormon (GH/STH) wird überwiegend im Schlaf pulsatil aus dem Vorderlappen der Hypophyse ausgeschüttet. Es ist als Screeningparameter daher nicht geeignet. Die Wirkung von GH erfolgt über Somatomedine. Die wichtigsten Vertreter sind **IGF1** (Insulin-like Growth Factor) und dessen Bindungsprotein **IGF-BP3**. Diese unterliegen kaum tageszeitlichen Schwankungen, sind somit jederzeit bestimmbar und bei einem kompletten Wachstumshormonmangel erniedrigt.
  - Ein **Hyperkortisolismus** kann mit einem Kleinwuchs einhergehen (Morbus Cushing, ➤ Fall 30, iatrogen) und sollte deshalb ausgeschlossen werden.

- Eine der wichtigsten Differenzialdiagnosen bei der Kleinwuchsabklärung ist die **Zöliakie**. Eine Bestimmung der **Transglutaminase-IgA-Antikörper** oder bei IgA-Mangel der Endomysium-IgG-Antikörper ist daher notwendig.

- Das **Ullrich-Turner-Syndrom** ist die häufigste chromosomal bedingte Kleinwuchsursache. Bei allen Mädchen mit Kleinwuchs sollte daher eine **Chromosomenanalyse** erfolgen.

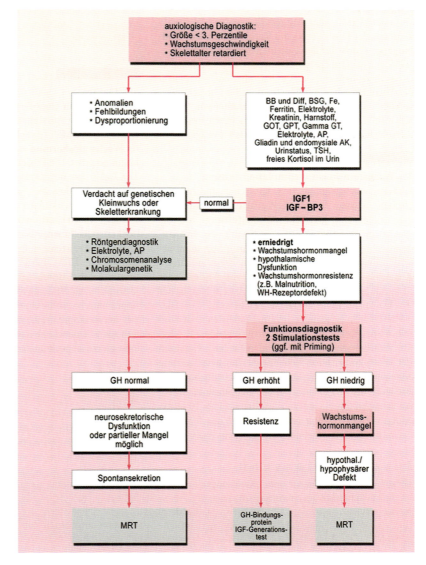

Abb. 27.2 Diagnostischer Algorithmus zur Kleinwuchsabklärung. IGF1: Insulin-like Growth Factor 1, IGF-BP3: Insulin-like Growth Factor Binding Protein, GH: Growth Hormone = Wachstumshormon.

Fall 27 Kleinwuchs (11 Jahre)

3. Knochenalterbestimmung
Mit einer **Röntgenaufnahme der linken Hand** lässt sich das Knochenalter des Patienten bestimmen, das mit dem chronologischen Alter verglichen wird. Es kann eine **Reifungsverzögerung** des Skelettalters gegenüber dem chronologischen Alter festgestellt werden. Weiterhin kann aus der Bestimmung des Knochenalters eine **Endlängenprognose** für den Patienten errechnet werden.
Während bei familiärem Kleinwuchs das Knochenalter in der Regel dem chronologischen Alter entspricht, liegt bei einem Patienten mit konstitutioneller Entwicklungsverzögerung ein **retardiertes Knochenalter** vor. Patienten mit Wachstumshormonmangel können ein retardiertes, altersentsprechendes Knochenalter zeigen.

4. Wachstumshormonstimulationstestung
Sprechen die auxiologischen, klinischen und radiologischen Befunde für einen Wachstumshormonmangel, erfolgt eine **GH-Stimulationstestung,** um die Wachstumshormonsekretion zu bestimmen. Im Kindesalter werden Clonidin- bzw. Arginin-Stimulationstests durchgeführt. Diese erfolgen stets nüchtern. Zeigt sich in einem Test nach Gabe von Arginin oder Clonidin ein GH-Anstieg > 8 ng/ml, ist ein klassischer Wachstumshormonmangel ausgeschlossen. Zur Diagnose eines Wachstumshormonmangels werden zwei Stimulationsteste mit einem unzureichenden Wachstumshormon-Anstieg < 8 ng/ml gefordert. Patienten mit einer konstitutionellen Entwicklungsverzögerung oder einer gestörten nächtlichen Wachstumshormonausschüttung zeigen eine normale GH-Stimulation.
Bei präpubertären Kindern, die älter sind als 10 Jahre, erfolgt vor der Testung eine Stimulation durch Sexualhormone (Testosteron oder Östrogen), ein sogenanntes Priming, um einen optimalen Anstieg des Wachstumshormons zu erreichen. Abbildung 27.2 zeigt einen diagnostischen Algorithmus zur Kleinwuchsabklärung.

Merke
Um die Diagnose eines Wachstumshormonmangels stellen zu können, müssen zwei Stimulationsteste durchgeführt werden.

5. Therapie
Vor dem Beginn einer Behandlung mit Wachstumshormon muss zum Ausschluss einer intrazerebralen Raumforderung eine MRT des Schädels erfolgen. **Rekombinantes Wachstumshormon** wird einmal täglich abends **subkutan** gespritzt. Die Dosierung liegt bei 25–35 µg/kg KG/Tag. Ziel ist, ein möglichst gutes Aufholwachstum vor dem endgültigen Schluss der Wachstumsfugen zu erreichen.
Therapienebenwirkungen sind sehr selten. Beschrieben wurden **Hautirritationen** und **lokale Überempfindlichkeitsreaktionen**. Als ernste Nebenwirkung kann eine **Insulinresistenz** auftreten. Deshalb sollte einmal jährlich eine HbA_{1c}-Bestimmung erfolgen. Ein **Pseudotumor cerebri** durch gestörte Liquorproduktion und -resorption als Therapiefolge ist bekannt. Bei starken Kopfschmerzen sollte eine augenärztliche Untersuchung mit Fundoskopie erfolgen. Die **Epiphysiolysis capitis femoris** ist eine seltene Nebenwirkung, die Pathophysiologie hierzu ist noch unklar.

Merke
Leitsymptome des Wachstumshormonmangels:
- Wachstum unterhalb des genetischen Zielbereichs.
- Konstant erniedrigte Wachstumsgeschwindigkeit, die über mindestens 6 Monate berechnet wird.
- Retardiertes Knochenalter.

Zusammenfassung
Eine Vielzahl von Ursachen kann zu **Kleinwuchs** führen. Die Anamnese, der Untersuchungsbefund, der Wachstumsverlauf und die **Wachstumsgeschwindigkeit** geben oft schon wesentliche Hinweise auf die Ursache der Wachstumsstörung. Zur weiteren Abklärung erfolgen eine ausführliche **Labordiagnostik** sowie eine Röntgenaufnahme der linken Hand.
Bei Verdacht auf Wachstumshormonmangel erfolgt eine **Wachstumshormonstimulationstestung.** Bei Diagnosebestätigung erfolgt nach dem Ausschluss einer zerebralen Raumforderung dann die Therapie mittels subkutaner Gabe von Wachstumshormon.

Trinkschwäche und Ikterus (7 Tage)
Stephanie Putzker

Anamnese
An einem Sonntagvormittag wird Nico, ein reifes männliches Neugeborenes, in gutem Allgemeinzustand nach 6 Tagen stationärem Aufenthalt von der Entbindungsstation nach Hause entlassen. Bei insulinpflichtigem Gestationsdiabetes der Mutter war es bei Nico postnatal zu Hypoglykämien gekommen, weshalb er länger als normal überwacht werden musste und zweimalig eine zusätzliche Kohlenhydratzufuhr benötigte. Die Mutter stillt, aufgrund noch nicht ausreichender Milchmenge wird volladaptierte Säuglingsnahrung zugefüttert. Am Tag darauf erhält die Familie einen Anruf aus der Frauenklinik, woraufhin Nico bei Ihnen in der Ambulanz vorgestellt wird. Aufgrund sprachlicher Probleme weiß die Familie nicht genau, weshalb sie sich bei Ihnen vorstellen muss, die Mutter berichtet aber im gleichen Atemzug, dass das Kind seit heute schlechter trinke und etwas gelber an den Augen sei. Gespuckt habe Nico nie, Stuhl setze er regelrecht ab, anfangs noch schwarzgrün, nun aber gelblich, zerhackt. Die Mutter weiß auch, dass der Arzt der Frauenklinik sagte, sie müsse nicht stationär wiederaufgenommen werden.

Untersuchungsbefund
Wacher, 7 Tage alter männlicher Säugling in gutem AZ. Gewicht 3.390 g (Geburtsgewicht 3.400 g), Temperatur 37,4 °C. Seitengleiche Spontanmotorik, leicht gelbliche Skleren. Guter Hautturgor, Fontanelle im Niveau, keine Lymphadenopathie, keine Struma, Cor und Pulmo auskultatorisch unauffällig. Keine Gaumenspalte.

1. Was könnte der Anruf aus der Frauenklinik bedeuten?

2. Welche Erkrankungen könnten eine sofortige Wiedervorstellung notwendig machen?

3. Welche Untersuchungen veranlassen Sie?

4. Welche der genannten Erkrankungen können Sie noch vor Kenntnis der Laborresultate therapieren und wie?

5. Muss das Kind engmaschig kontrolliert werden?

6. Welche weiteren, z. T. apparativen Untersuchungen sollten angeschlossen werden?

Fall 28 Trinkschwäche und Ikterus (7 Tage)

1. Neugeborenen-Screening
Nachdem das Kind am 6. Lebenstag, an einem Sonntagvormittag, entlassen wurde, könnte es sich bei dem Telefonat aus der Geburtsklinik um das nun erhaltene Ergebnis des erweiterten **Neugeborenen-Screenings** mit Abnahme am 3. Lebenstag handeln.

2. Neonatale Erkrankungen, die eine sofortige Wiedervorstellung erforderlich machen
Eine sofortige ambulante Wiedervorstellung könnte bei positivem Screening-Befund für das Vorliegen einer **Hypothyreose** ausreichend sein, bei allen anderen, deutlich selteneren und schwieriger behandelbaren Erkrankungen des Neugeborenen-Screenings sollte eine stationäre Aufnahme mit ausführlicher Schulung der Eltern und weiterer Diagnostik erfolgen. Diese Erkrankungen sind: Phenylketonurie (PKU), Adrenogenitales Syndrom (AGS), Ahornsiruperkrankung, Biotinidasemangel, Galaktosämie, Glutarazidurie Typ 1, Isovalerianazidämie, Medium-Chain-Acyl-CoA-Dehydrogenase-Mangel (MCAD-Mangel), Long-Chain-Hydroxy-Acyl-CoA-Dehydrogenase-Mangel (LCHAD-Mangel), Very Long-Chain-Acyl-CoA-Dehydrogenase-Mangel (VLCAD-Mangel), Carnitinzyklusdefekte.

Merke

Cave: Sekundäre und tertiäre Hypothyreosen werden beim Neugeborenen-Screening nicht erfasst (Bestimmung von TSH)!

3. Weitere Untersuchungen
Nach Rückfrage in der Frauenklinik erfahren Sie, dass im Neugeborenen-Screening ein **TSH**-Wert von 181 µU/ml festgestellt wurde, den Sie im Serum kontrollieren. Die gleichzeitig erhobene Anamnese in Bezug auf mütterliche Schilddrüsenerkrankungen ist leer. Auch verneint die Mutter die Frage nach möglicherweise jodhaltigem **Kontrastmittel** oder eingenommenen Medikamenten vor der Entbindung. Sie lassen beim Kind die freien **Schilddrüsenhormone** fT_3 und fT_4 und trotz negativer Familienanamnese die Thyreoglobulin- und TPO-Antikörper (Thyreoperoxidase-Antikörper) und Thyreoglobulin bestimmen. Aufgrund des Sklerenikterus mit Trinkschwäche kontrollieren Sie zudem den Bilirubinwert und die Leberenzyme beim Kind. Sie lassen einen Urinbeutel kleben, um Urin zur Bestimmung der **Jodausscheidung** zu versenden. Bei der **klinischen Untersuchung** achten Sie zudem auf typische Zeichen einer Hypothyreose, wie marmorierte Haut, Muskelhypotonie, ödematöse Haut, eingesunkene Nasenwurzel, weite offene Fontanellen, trockene Haut, Makroglossie (➤ Abb. 28.1), Hypothermie, Bradykardie und Nabelhernie. Sie veranlassen eine Sonografie der Schilddrüse. In den meisten Fällen wird die Unterfunktion der Schilddrüse durch eine Störung in ihrer Organentwicklung während der Embryonalentwicklung (Agenesie oder Dysgenesie) verursacht. Dabei entsteht gar kein oder zu wenig funktionsfähiges Schilddrüsengewebe.

4. Therapie
Da es sich bei der Vorstellung um die sog. **Konfirmationsdiagnostik** einer konnatalen Hypothyreose mit einem TSH-Wert von > 50 µU/ml handelt, beginnen Sie noch vor Kenntnis der weiteren Laborergebnisse mit einer Therapie mit **Schilddrüsenhormon** (L-Thyroxin) in einer Dosierung von 15 µg/kg KG. Das Schilddrüsenhormon sollte täglich ca. 20–30 Minuten vor einer Mahlzeit mit Wasser gegeben werden.

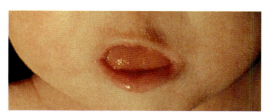

Abb. 28.1 Konnatale Hypothyreose. 8 Wochen alter Säugling mit Icterus prolongatus, Makroglossie und myxödematösen Schwellungen im Wangenbereich.

Merke
Bei Verdacht auf konnatale Hypothyreose sollte der Therapiebeginn so früh wie möglich, d.h. bereits vor der endgültigen Diagnosebestätigung erfolgen.

5. Engmaschige Verlaufskontrolle
Das Kind muss aufgrund der essenziellen Funktion der Schilddrüsenhormone auf die Gehirnentwicklung vor allem in den ersten zwei Lebensjahren engmaschig an einen Kinderarzt mit Erfahrung auf dem Gebiet der konnatalen Hypothreose oder an ein pädiatrisches endokrinologisches Zentrum gebunden sein. In den ersten Wochen bis zur Normalisierung des TSH-Werts (< 10 µU/ml) muss die Anbindung sogar wöchentlich erfolgen. Danach können die Abstände schrittweise vergrößert werden. Die engmaschige Kontrollbedürftigkeit ist vor allem wegen der rasanten Körpergewichtszunahme im ersten Lebensjahr und der damit notwendigen Dosisanpassung erforderlich.

6. Ergänzende Untersuchungen im weiteren Verlauf
Eine **Hörtestung** sollte in halbjährlichen Abständen durchgeführt werden, im Alter von einem Jahr sollte bei jedem Kind mit konnataler Hypothyreose eine entwicklungsneurologische Untersuchung erfolgen, im Alter von 2–3 Jahren sollte erneut auf das Vorhandensein funktionierenden Schilddrüsengewebes untersucht werden. Hierzu wird eine **Schilddrüsensonografie** durchgeführt, ggf. kann daran anschließend ein Schilddrüsenhormon-**Auslassversuch** mit anschließender **Schilddrüsenszintigrafie** erfolgen. Diese Untersuchungen sollten von einem pädiatrischen Endokrinologen geplant und beurteilt werden.

Zusammenfassung
Dank des erweiterten Neugeborenen-Screenings ist das Vollbild der **konnatalen Hypothyreose,** der sog. Kretinismus, eine Rarität geworden. Dennoch ist sorgfältiges Handeln nach Kenntnis eines **erhöhten TSH-Werts** notwendig. Eine Konfirmationsdiagnostik sollte spätestens nach einer Woche erfolgen, die **Therapie** mit 15 µg/kg KG L-Thyroxin sollte bei Bestätigung der Diagnose so rasch wie möglich erfolgen.

Hohes Fieber, petechiale Einblutungen und Bewusstseinstrübung (4 Jahre)

Julia Roeb

Anamnese

Bei Lara, einem 4-jährigen Mädchen, bestehen seit dem Vortag hohes Fieber bis 40,1 °C und Schüttelfrost. Mit Paracetamol lässt sich das Fieber nur vorübergehend senken. Sie klagt über Schmerzen in Hand- und Fußgelenken, jede Bewegung schmerzt. Weiterhin hat Lara zweimal erbrochen. Sie wirkt jetzt zunehmend müde. Die Symptome haben ganz plötzlich begonnen. Lediglich eine Rhinitis ist den Eltern in den letzten Tagen aufgefallen. Lara ist bisher immer gesund gewesen.

Untersuchungsbefund

4 1/12 Jahre alte Patientin in deutlich reduziertem Allgemeinzustand. Größe 125 cm, Gewicht 24 kg, Temperatur 39,5 °C. HF 105/Min., RR 90/60 mmHg. Kleine, stecknadelkopfgroße, nicht wegdrückbare Einblutungen am Stamm und an beiden Unterschenkeln, keine Hämatome. Starke Lichtempfindlichkeit. Bulbo- und Okulomotorik unauffällig. Deutliche Nackensteifigkeit. Sonstige pädiatrische Untersuchung unauffällig.

1. Wie lautet Ihre Verdachtsdiagnose? Können Sie die Erkrankung kurz definieren?

2. Welche Diagnostik veranlassen Sie?

3. Welche Differenzialdiagnosen fallen Ihnen ein?

4. Bitte skizzieren Sie Behandlung und Prophylaxe der Erkrankung.

5. Wie schätzen Sie die Prognose der Erkrankung ein?

Fall 29 Hohes Fieber, petechiale Einblutungen und Bewusstseinstrübung (4 Jahre)

1. Verdachtsdiagnose

Die Leitsymptome sind hohes Fieber, Erbrechen und Gelenkschmerzen. Bei der klinischen Untersuchung fallen ein deutlich reduzierter Allgemeinzustand, stecknadelkopfgroße Einblutungen an der Haut, ein Meningismus sowie eine ausgeprägte Lichtempfindlichkeit auf. Es sollte daher sofort an eine **Meningitis** gedacht werden. Bei Petechien im Rahmen einer Meningitis müssen immer **Meningokokken** in Betracht gezogen werden. Petechien treten als Zeichen einer disseminierten intravasalen Koagulopathie auf. Dieser liegt eine Infektion mit unbeweglichen, intrazellulär gelegenen gramnegativen Diplokokken (Neisseria meningitidis) zugrunde. Sie besiedeln vor allem den Nasenrachenraum. 5–10 % der Europäer sind asymptomatische Träger. Die Übertragung erfolgt durch Tröpfcheninfektion. Die Inkubationszeit beträgt meist weniger als 4, maximal 10 Tage. Am häufigsten erkranken Säuglinge im ersten Lebensjahr. In Deutschland wird die Erkrankung meist durch den Serotyp B (circa 70 %) verursacht. Die schwerste Form der Meningokokkeninfektion ist das **Waterhouse-Friderichsen-Syndrom**. Neben Petechien (➤ Abb. 29.1) kommt es rasch zu flächenhaften Blutungen. Hämorrhagische Infarkte treten auf, die meist die Nebenniere (suprarenale Apoplexie) betreffen. Durch die beim Zellzerfall freigesetzten Endotoxine kommt es zu einer Verbrauchskoagulopathie. Oft zeigt sich ein fulminanter Verlauf, der bis zum Tod führen kann. Eine intensivmedizinische Überwachung der Patienten ist zwingend notwendig.

2. Diagnostik

Entscheidend ist das Legen eines intravenösen Zugangs. Hierbei kann die erforderliche Blutentnahme durchgeführt werden. Umgehend muss dann, nach Aufklärung der Eltern, eine **Liquordiagnostik** erfolgen (➤ Fall 4 und ➤ Fall 10). Bei einer schweren, bakteriellen Infektion kann der Liquor eitrig sein. Es liegt eine massive Pleozytose vor. Das Liquoreiweiß ist meist erhöht, die Liquorglukose erniedrigt. Das Sediment ist granulozytär. Die Mikroskopie des Ausstrichs sollte erfolgen. Häufig ist ein Latex-Agglutinationstest zum

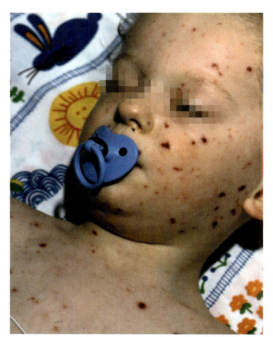

Abb. 29.1 Meningokokkensepsis. Petechiale Hautblutungen und Bewusstseinstrübung.

Antigen-Nachweis hilfreich. Eine Liquor- und Blutkultur sollte stets angelegt werden.

Bei der **Blutuntersuchung** finden sich meist die Zeichen einer bakteriellen Infektion: Leukozytose und Linksverschiebung, ggf. Thrombozytopenie und Anämie, CRP-Erhöhung, pathologische Gerinnungsparameter. Eine Glukose-Messung ist zur Berechnung des Quotienten aus Blut- und Liquorglukose notwendig. Weiterhin sollten eine Blutgasanalyse erfolgen und die Elektrolyte im Serum bestimmt werden (➤ Tab. 29.1).

3. Differenzialdiagnosen

- **Akute allergische Vaskulitis:** Diese geht mit petechialen Einblutungen, aber ohne Meningismus einher.
- **Purpura Schoenlein-Henoch:** Hier zeigen sich petechiale Einblutungen hauptsächlich an den Extremitäten und am Gesäß, typischerweise nicht

Tab. 29.1 Liquorbefunde bei Meningitis

	Bakterielle Meningitis	Virale Meningitis
Aussehen	Trüb	Klar
Leukozyten	> 1.000/µl	< 1.000/µl
Zelltyp	Granulozyten	Lymphozyten
Glukose	< ⅔ der Blutglukose	≥ ⅔ der Blutglukose
Eiweiß	> 100 mg/dl	< 100 mg/dl
Laktat	Erhöht	Normal

stammbetont. Meist ist der Allgemeinzustand wenig beeinträchtigt.
- **Leukämie oder toxisches Schocksyndrom:** Hierfür untypisch ist der Meningismus. Zum Ausschluss einer Leukämie ist die Anfertigung eines Differenzialblutbildes hilfreich.
- **Intrazerebrale Raumforderung:** Sie kann mit Meningismus einhergehen. Meist sind jedoch weitere neurologische Auffälligkeiten zu erwarten. Petechiale Hautauffälligkeiten treten nicht auf.

4. Prophylaxe und Therapie

Entscheidend ist ein **rascher Therapiebeginn** nach erfolgter Diagnostik. Lara muss mindestens 24 Stunden nach Behandlungsbeginn isoliert werden. Bei einer Meningokokken-Sepsis steht die **Therapie des Kreislaufversagens** im Vordergrund. Eine **intravenöse antibiotische Therapie** mit einem Cephalosporin der 3. Generation (Cefotaxim oder Ceftriaxon) wird empfohlen. Häufig erfolgt bis zum Erregernachweis eine Behandlung mit einem Cephalosporin der 3. Generation und Ampicillin (somit wird beispielsweise auch die Listerienlücke geschlossen). Die Antibiotika werden dann meist in Meningitis-Dosis verabreicht: Cefotaxim 200 mg/kg KG/d, Ceftriaxon 100 mg/kg KG/d, dann weiter mit 75 mg/kg KG/d und Ampicillin 150 mg/kg KG/d. Nur bei einer Behandlung mit einem Cephalosporin der 3. Generation erfolgt eine sichere Eradikation der Keime des Nasopharynx. Die Behandlungsdauer der Meningitis beträgt bis zu 7 Tage.

Einige Zentren führen eine initiale Behandlung mit **Dexamethason** durch (2 × 0,4 mg/kg KG für 2 Tage), um postmeningitische Komplikationen zu verhindern. Lara erhält außerdem eine Antipyrese bei Bedarf sowie eine ergänzende Infusionstherapie.
Bei einer disseminierten intravasalen Gerinnungsstörung wird unter Umständen die Gabe von Low-Dose-Heparin und Frischplasma notwendig. Therapiemöglichkeiten wie Gewebe-Plasminogenaktivator, Prostazyklin und AT-III können in Betracht gezogen werden. Enge Kontaktpersonen müssen über Frühsymptome aufgeklärt werden. Sie erhalten eine **Chemoprophylaxe** mit Rifampicin (20 mg/kg KG/d in 2 Gaben) oder eine einmalige Gabe von Ceftriaxon intramuskulär oder intravenös, oder bei > 18 Jahren einmalig Ciprofloxacin 500 mg oral. Wichtig sind gute Hygienemaßnahmen wie Kittelpflege, Mundschutz etc. Eine Prophylaxe ist bis 10 Tage nach dem letzten Kontakt durchzuführen.
Die STIKO empfiehlt zur Prophylaxe der Meningokokkenmeningitis und -sepsis die Durchführung einer **Meningokokken-Impfung** im Alter von 2 Jahren gegen die Serogruppe C mit einem Polysaccharid-Konjugatimpfstoff. Circa jede 5. Erkrankung wird durch den Serotyp C verursacht. Gegen den Serotyp B gibt es bisher keinen zugelassenen Impfstoff.
Der Erkrankungsverdacht, die Erkrankung und der Tod sind innerhalb von 24 Stunden namentlich beim Gesundheitsamt zu melden.

5. Prognose

Die Letalität der isolierten Meningokokken-Meningitis liegt bei 1–4 %, bei einer Meningokokkensepsis bei 5–25 %, teilweise reichen die Angaben sogar bis 50 %.
Ein Waterhouse-Friderichsen-Syndrom tritt bei circa 15 % der Patienten auf und führt in 90–95 % der Fälle zum Tod.
Spätschäden der Meningokokkenmeningitis können Seh- und Hörstörungen, Hirnnervenlähmungen, epileptische Anfälle, Konzentrationsstörungen, eine psychomotorische Entwicklungsverzögerung, ein Hydrozephalus, Hemiplegie, große Hautschäden, Nekrosen im Bereich der Extremitäten und Verhaltensstörungen sein.

Fall 29　Hohes Fieber, petechiale Einblutungen und Bewusstseinstrübung (4 Jahre)

Merke
Bei Kindern mit deutlich reduziertem Allgemeinzustand, Somnolenz, Meningismus und petechialen Einblutungen muss immer an eine Meningokokkeninfektion gedacht werden!

Zusammenfassung
Die Meningokokken-Meningitis ist ein schweres Krankheitsbild. Schnell kann sich ein **foudroyanter Verlauf** bis hin zu einem Waterhouse-Friderichsen-Syndrom entwickeln. Die Leitsymptome sind ein deutlich reduzierter Allgemeinzustand mit Bewusstseinstrübung, Meningismus und petechiale Einblutungen der Haut. Eine **intensivmedizinische Betreuung** ist zwingend notwendig. Umgehend nach der Diagnostik muss noch vor Erhalt der Ergebnisse mit einer antibiotischen Therapie begonnen werden! Die Letalität bei Auftreten eines Waterhouse-Friderichsen-Syndroms liegt bei 90–95 %.

Übergewicht und Stimmungstief (13 Jahre)
Stephanie Putzker

Anamnese
Ein 13-jähriges Mädchen wird wegen einer übermäßigen Gewichtszunahme und eines Wachstumsstillstands in Ihrer Ambulanz vorgestellt. Gleichzeitig berichtet die besorgte Mutter über eine depressive Verstimmung seit ca. 6 Wochen, das sonst fröhliche Kind zöge sich immer mehr zurück, lese viel und habe nur noch wenig soziale Kontakte.

Untersuchungsbefund
13 Jahre altes, zurückhaltendes Mädchen in adipösem Ernährungszustand. Größe 140 cm, Gewicht 64 kg, BMI 32,7 kg/m^2, RR 121/82 mmHg, HF 101/Min. Dezent angedeuteter Stiernacken, keine Striae, leichte Akne im Gesicht, leichter Oberlippenflaum. Cor, Pulmo, Abdomen und neurologischer Status unauffällig.

1. Welche weiteren Informationen benötigen Sie anamnestisch?

2. Wie lauten Ihre Differenzialdiagnosen?

3. Welche Laboruntersuchungen veranlassen Sie?

4. Welche apparativen Untersuchungen lassen Sie durchführen?

5. Welche Therapiemöglichkeiten bestehen?

6. Nennen Sie Langzeitkomplikationen der Erkrankung.

Fall 30 Übergewicht und Stimmungstief (13 Jahre)

1. Anamnese
Zunächst interessieren Sie die **Wachstumskurve** und der **Gewichtsverlauf** über die letzten Jahre. Hierzu legen Sie anhand der Werte aus dem gelben Kindervorsorgeheft eine Perzentilenkurve für Größe und Gewicht des Mädchens an. Die Körpergröße liegt aktuell unterhalb der 3. Perzentile, das Gewicht zwischen der 90. und 97. Perzentile. Nun benötigen Sie zudem die elterlichen Größen und die elterlichen Gewichtsangaben. Kinder adipöser Eltern sind meist ebenfalls adipös. Sie stellen fest, dass das Körpergewicht innerhalb des letzten Jahres von der 10. Perzentile auf den heutigen Wert angestiegen ist und die Körpergröße im selben Zeitraum stillstand. Die Eltern der Patientin sind weder kleinwüchsig noch übergewichtig. Eine 15-jährige Schwester sei schlank und mittlerweile 164 cm groß. Die Ernährungsanamnese ergibt keine hyperkalorische Ernährung. Die psychosoziale Anamnese ist bis auf den beschriebenen Rückzug unauffällig. Auf gezielte Nachfrage berichtet die Patientin zudem über schon länger bestehende Kopfschmerzen. Medikamente würden nicht regelmäßig eingenommen. Verdauungsprobleme bestehen nicht.

2. Differenzialdiagnosen
In Bezug auf die **Adipositas** könnten u. a. folgende Ursachen vorliegen:
- Physiologische Gewichtszunahme bei Pubertätsbeginn.
- Hyperalimentation.
- Hypothyreose.
- Morbus Cushing/Cushing-Syndrom.
- Immobilisation durch Systemerkrankung/Skeletterkrankung.
- Genetisches Syndrom, das mit Adipositas assoziiert ist:
  – Prader-Willi-Syndrom.
  – Cohen-Syndrom.
  – Bardet-Biedl-Syndrom.

In Bezug auf den **Wachstumsstillstand** kommen folgende Differenzialdiagnosen in Betracht:
- Wachstumshormonmangel.
- Hypothyreose.
- Morbus Cushing/Cushing-Syndrom.
- Systemerkrankung (Neoplasie, Magen-Darm-Erkrankung).
- Genetisches Syndrom, das mit Kleinwuchs assoziiert ist:
  – Silver-Russell-Syndrom.
  – Prader-Willi-Syndrom.
  – Ullrich-Turner-Syndrom.
  – Noonan-Syndrom.

Letztlich sollten ein Morbus Cushing bzw. ein Cushing-Syndrom sowie eine Hypothyreose ausgeschlossen werden. Hierunter lassen sich beide Hauptsymptome vereinen, auch können beide Erkrankungen mit Stimmungsschwankungen, Depression oder Verhaltensauffälligkeiten einhergehen.

3. Ergänzende Laboruntersuchungen
Zunächst erfolgt eine **endokrinologische Basislaboruntersuchung** mit Bestimmung von Kortisol (Hyperkortisolismus?), IGF1 (Wachstumshormonmangel?), DHEAS (Dihydroepiandrostendion), Androstendion und Testosteron (androgenproduzierender Tumor?). Blutbild, CRP, BSG, Eisen, Ferritin, Leber- und Nierenwerte ergänzen die Basisdiagnostik. Bei jedem adipösen Kind sollte in jedem Fall eine Hypothyreose ausgeschlossen werden, hierzu eignet sich die Bestimmung von TSH und fT4 im Serum. Bei Verdacht auf eine syndromologische Ursache kann eine **Chromosomenanalyse** weiterführend sein. Eine 24-h-Urin-Sammlung mit Untersuchung des freien **Kortisols** sollte bei Verdacht auf einen Hyperkortisolismus veranlasst werden. Auch kann der Urin anschließend zur Analyse eines Steroidprofils genutzt werden, sollte ein auffälliges Androgenmuster im Serum auffallen. Erhärtet sich der Verdacht auf einen Hyperkortisolismus, kann ein **Dexamethasonhemmtest** angeschlossen werden. Hier wird vom Patienten eine definierte Menge an Dexamethason um 24 Uhr eingenommen und am Folgetag um 8 Uhr morgens der Kortisolwert (zeitgleich ein ACTH-Wert im Plasma) bestimmt. Ist der Morgenkortisolwert supprimiert, bzw. liegt er unterhalb der Norm (< 5 ng/ml), so ist ein Cushing-Syndrom unwahrscheinlich.

Lässt sich weiterhin Kortisol im Serum messen, so sollten weiterführende Untersuchungen veranlasst werden. Zunächst sollte ergänzend ein Dexamethason-Langtest durchgeführt werden. Hier muss der Patient über 4 Tage eine definierte Menge Dexamethason zu sich nehmen, zu verschiedenen Zeitpunkten erfolgen Urinsammlungen und Blutabnahmen. Hierdurch kann schon eine erste Aussage über den möglichen Entstehungort des Cushing-Syndroms getroffen werden. Beim zentralen Morbus Cushing kann im Kurztest Kortisol messbar bleiben, der Langtest ist in der Lage, Kortisol zu supprimieren. Es schließt sich dann die genaue Differenzierung nach dem Entstehungsort des Hyperkortisolismus an:

- ACTH-produzierendes Hypophysenvorderlappen-Adenom (HVL-Adenom; ACTH normal oder erhöht).
- Ektoper ACTH-produzierender Tumor, meist Nebennierentumor oder -metastase (ACTH sehr hoch).
- Kortisol-produzierender Tumor (ACTH supprimiert).

4. Apparative Untersuchungen

Zur Abklärung der Wachstumsstörung kann ein Röntgenbild der linken Hand angefertigt werden, um eine **Knochenalterbestimmung** durchzuführen. Eine **augenärztliche Untersuchung** mit Perimetrie sollte in Bezug auf die Kopfschmerzsymptomatik veranlasst

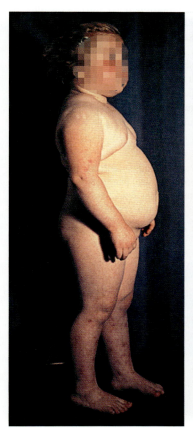
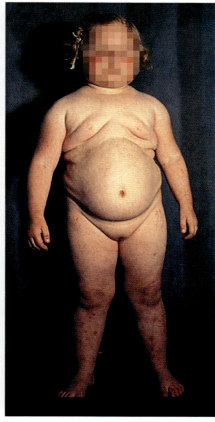

Abb. 30.1 Generalisierte Adipositas bei einem Kleinkind mit Morbus Cushing.

Fall 30 Übergewicht und Stimmungstief (13 Jahre)

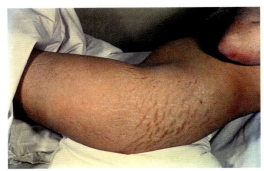

Abb. 30.2 Striae rubrae bei Morbus Cushing.

werden. Eine **Sonografie des Abdomens**, v. a. der Nebennieren, kann versucht werden, ist aber meist nicht ausreichend zum sicheren Ausschluss eines Nebennierentumors. Auch kann eine Sonografie der Schilddrüse in Betracht gezogen werden. Eine **MRT des Schädels** sollte bei Verdacht auf einen Morbus Cushing (zentrales Cushing-Syndrom) veranlasst werden. Auch in Bezug auf den Wachstumsstillstand in diesem Alter ist diese von Bedeutung (Differenzialdiagnose Kraniopharyngeom). Bei Verdacht auf einen Nebennierentumor muss eine MRT des Abdomens angeschlossen werden. Bei grenzwertiger Spontanblutdruckmessung kann eine **24-h-Blutdruckmessung** ergänzend sinnvoll sein.

5. Therapiemöglichkeiten

Bei Vorliegen eines **Hypophysenadenoms** hat sich im Kindesalter die transsphenoidale Resektion des Mikroadenoms mit einer Erfolgsrate von 60–80 % nach 10 Jahren etabliert. Im Erwachsenenalter kommen auch zentrale Serotonin-Antagonisten zur Hemmung der **ACTH-Produktion** zum Einsatz. Hierzu gibt es in der Pädiatrie kaum Erfahrung. Sollte ein Nebennierentumor bzw. eine -metastase der Ort der ACTH-Synthese sein, kann eine Entfernung der Nebenniere in Betracht gezogen werden.

6. Langzeitkomplikationen bei Morbus Cushing

Die Überproduktion an Kortisol, einem prodiabetogenem Hormon, kann zu einer **diabetischen Stoffwechsellage** führen. Deshalb sollte die Bestimmung des Nüchternglukose- und HbA_{1c}-Wertes und ggf. ein oraler Glukosetoleranztest erfolgen. Die zweite wichtige Langzeitkomplikation ist die Entwicklung eines **arteriellen Hypertonus**. Bis zur kausalen Therapie ist daher auf eine gute Blutdruckeinstellung zu achten.

Merke

Typisches Bild eines Morbus Cushing im Kindesalter: Wachstumsverzögerung bei übermäßiger Gewichtszunahme und generalisierter Adipositas (➤ Abb. 30.1). Bei Kindern unter 12 Jahren ist eine Kortikosteroidtherapie die häufigste Ursache für ein Cushing-Syndrom.

Zusammenfassung

Das klinische Bild bei Morbus Cushing ist durch Stammfettsucht, Stiernacken und Vollmondgesicht gekennzeichnet. Bei Kindern besteht häufig eine generalisierte Adipositas. Hinzu können Osteoporose, Muskelschwund, Adynamie und Verhaltensauffälligkeiten kommen. Häufig bestehen Virilisierungserscheinungen wie Hirsutismus und Akne, Hautatrophie und Striae rubrae (➤ Abb. 30.2) sind dagegen selten. Im Perzentilenverlauf zeigt sich bei übermäßiger Gewichtszunahme typischerweise ein Wachstumsstillstand. Langfristige Komplikationen sind eine diabetische Stoffwechsellage und ein arterieller Hypertonus.

Bradykardie, Apnoen, distendiertes Abdomen (Frühgeborenes, 20 Tage)

Alexandra Pohl

Anamnese

Auf der neonatologischen Intensivstation liegt ein 20 Tage altes Frühgeborenes (26+5 SSW, Geburtsgewicht 850 g). Die Ernährung mit Muttermilch über Magensonde wurde bislang komplikationslos vertragen. Am 20. Lebenstag fielen Bradykardien mit Apnoen, eine Temperaturinstabilität sowie eine zunehmende Distension des Abdomens auf.

Untersuchungsbefund

20 Tage altes Frühgeborenes in reduziertem Allgemeinzustand. Graues Hautkolorit, Rekapillarisierungszeit 4 Sekunden. Abdomen deutlich distendiert, lokale Rötung im Bereich des rechten Hemiabdomens, Resistenz im rechten Unterbauch tastbar. Intubiert, Pulmo seitengleich beatmet. Herztöne rein und regelmäßig, 2/6 Systolikum.

Laborbefunde

Leukozyten 1.500/µl, Thrombozyten 78.000/µl, CRP 3,5 mg/dl, Natrium 124 mmol/l.

1. Benennen Sie mögliche Ursachen für die klinische Verschlechterung!

2. Erläutern Sie die Pathophysiologie der Erkrankung.

3. Beschreiben Sie die Stadien der Bell-Klassifikation.

4. Beschreiben Sie die therapeutischen Maßnahmen.

5. Welche Komplikationen können auftreten?

6. Welche Präventivmaßnahmen sind Ihnen bekannt?

Fall 31   Bradykardie, Apnoen, distendiertes Abdomen (Frühgeborenes, 20 Tage)

1. Differenzialdiagnose
Die kardiopulmonale Instabilität und der damit verbundene rasche klinische Verfall des Kindes deuten auf eine generalisierte Infektion (SIRS/Sepsis) hin. Ursächlich hierfür ist in diesem Fall das klinische Bild eines **akuten Abdomens**. Zu den wichtigsten differenzialdiagnostischen Erkrankungen bei Neugeborenen, die zu diesem Bild führen können, zählen der **Mekoniumileus** bei zystischer Fibrose, mechanische Darmerkrankungen wie der **Morbus Hirschsprung**, der **Volvulus** bei Malrotation, **gastrointestinale Blutungen** sowie lokalisierte **intestinale Perforationen** mit Ileus. Die häufigste Ursache eines akuten Abdomens bei Früh- und Neugeborenen ist jedoch die **nekrotisierende Enterokolitis** (NEC). Diese ist charakterisiert durch eine kontinuierlich oder disseminiert auftretende gastrointestinale Entzündung. In etwa 40 % der Fälle betrifft sie das terminale Ileum, die Appendix sowie das Colon ascendens. Betroffen sind hierbei fast immer Frühgeborene, aber auch Reifgeborene mit prädisponierenden Faktoren wie stattgehabter Reanimation, Z. n. Sepsis, perinataler Asphyxie und Herzfehlern können eine NEC entwickeln. Das Risiko, an einer NEC zu erkranken, sinkt mit steigendem Gestationsalter sowie höherem Geburtsgewicht; so haben Frühgeborene < 30. SSW mit extrem niedrigem Geburtsgewicht (< 1500 g, Very low Birth Weight Infants, VLBWI) ein deutlich erhöhtes Risiko, an einer NEC zu erkranken. Die Inzidenz bei allen Neugeborenen beträgt 0,1–0,3 %, bei VLBWI bis zu 15 %. Der Erkrankungsbeginn erfolgt bei enteral ernährten Frühgeborenen durchschnittlich zwischen dem 14. und 21. Lebenstag.

2. Pathophysiologie
Die Entstehung einer NEC ist bislang nur unvollständig geklärt und ist wahrscheinlich multifaktoriell bedingt. Zu den bislang bekannten auslösenden Faktoren zählen u. a. die **Besiedlung des Gastrointestinaltrakts mit pathogenen Keimen**, eine **durch Hypoxie bedingte Mikrozirkulationsstörung der Mukosa** sowie die **enterale Ernährung v. a. mit industriell hergestellter Säuglingsmilch** bei immunologischer Unreife. Diese äußert sich primär in einem Mangel an humoralen Faktoren, aber auch in der Unreife der Goblet-Zellen, die normalerweise eine Schleimschicht sezernieren, die aus Muzin, Immunglobulinen, Phospholipiden, Glykoproteinen und Albumin besteht. Diese bedeckt die Oberfläche der Enterozyten und verhindert dadurch das Eindringen von Keimen. Bei Frühgeborenen fehlt diese Schleimschicht oder ist nur marginal vorhanden. Zusätzlich führt die geringe Darmmotilität zur Darmdilatation und hierdurch zum Aufbrechen der interzellulären Verbindungen der Enterozyten und somit zum Eindringen von Makromolekülen in die Darmwand. Eine Störung der natürlichen Barrierefunktion des Darms mit konsekutiver bakterieller Translokation und Toxin-Freisetzung in die Blutbahn ist die Folge, hierdurch kommt es zu einer Sepsis. Symptome der Erkrankung sind neben den Zeichen des akuten Abdomens (Trinkschwäche, größere [gallige] Restnahrungsmengen vor Fütterung, aufgetriebenes, druckschmerzhaftes Abdomen) unspezifische Zeichen einer Sepsis (Trinkschwäche, Apnoen, Temperaturinstabilität, marmoriertes Hautkolorit, Apathie, Bradykardie). Als Spätzeichen finden sich eine lokalisierte Rötung des Abdomens mit palpabler Resistenz und blutigen Stühlen. Laborchemisch findet sich meist eine Leukopenie (seltener eine Leukozytose) mit erhöhtem CRP. Thrombopenie und pathologische Gerinnungswerte bis hin zur disseminierten intravasalen Gerinnung sowie eine metabolische Azidose sind Anzeichen eines septischen Schocks.

3. Bell-Klassifikation
Sie unterscheidet drei klinische Stadien der NEC (Bell I, II und III) (➤ Tab. 31.1).

4. Therapeutische Maßnahmen
Beim alleinigen Verdacht auf Vorliegen einer NEC wird die enterale Ernährung sofort beendet. Durch eine dicklumige **Magensonde** wird der Gastrointestinaltrakt entlastet, das ablaufende Sekret ist als Zeichen einer Störung der Peristaltik häufig gallig. Ein **zentralvenöser Katheter** erleichtert die parenterale Ernährung sowie engmaschige Laborkontrollen. Bei kardialer In-

Tab. 31.1 Bell-Klassifikation bei nekrotisierender Enterokolitis

Bell Stadium I (Verdacht auf NEC)	Unspezifische systemische Infektionszeichen (Trinkschwäche, Apnoen, Temperaturinstabilität, marmoriertes Hautkolorit, Apathie, Bradykardie), leichte Distension des Abdomens, Magenreste, okkulte rektale Blutungen
Bell Stadium II (Diagnose NEC)	Bell I plus deutliche Distension des Abdomens, palpable Resistenz mit gegebenenfalls umschriebenem Erythem der Bauchwand, fehlende Darmgeräusche, blutiger Stuhl, Veränderungen der Blutgasanalyse im Sinne einer beginnenden metabolischen Azidose, Pneumatosis intestinalis und Gas in der Pfortader. Im Röntgen-Abdomen dilatierte und stehende Darmschlingen
Bell Stadium III (Fortgeschrittene NEC)	Symptome wie Bell II; zusätzlich septischer Schock (metabolische und respiratorische Azidose), zunehmende kardiopulmonale Instabilität, Aszites, freie abdominelle Luft

stabilität sollte eine invasive Blutdruckmessung über einen **arteriellen Katheter** durchgeführt werden. Eine **antibiotische Therapie**, die sowohl Aerobier als auch Anaerobier abdeckt, sollte sofort angesetzt werden (z. B. Vancomycin, Ceftazidim und Metronidazol oder Meropenem und Vancomycin i. v.). Bakterielle Kulturen aus Blut, Stuhl und ggf. Aszites sollten angelegt werden. Bei etwa 30 % der Patienten gelingt der Keimnachweis in der Blutkultur, hierbei werden meistens **E. coli, Klebsiella, Pseudomonas aeruginosa, Proteus** oder **Staphylococcus aureus** nachgewiesen.

Röntgen-Leeraufnahmen in a. p.-Projektion können fixierte und dilatierte Darmschlingen zeigen. Das „Football-Sign" entsteht durch freie Luft im Abdomen in der a. p.-Projektion mit Darstellung des Lig. falciforme und gilt als charakteristisch für eine intestinale Perforation. Freie Luft über der Leberkuppel in der Röntgenaufnahme des Abdomens in Rechtsseitenlage belegt ebenfalls die Perforation. Weitere charakteristische Merkmale einer NEC sind die **Pneumatosis intestinalis**, die durch Lufteinlagerungen in die Darmwand entsteht, sowie **Luft im Pfortadersystem**, die sowohl radiologisch als auch sonografisch nachgewiesen werden kann.

Bei Verdacht auf Darmperforation besteht eine **absolute Operationsindikation**. **Relative Indikationen** zur Laparotomie sind dilatierte Darmschlingen, das Vorliegen von portalvenösem Gas, eine palpable abdominelle Resistenz, ein Erythem der Bauchwand sowie ein Fortschreiten der Erkrankung trotz maximaler konservativer Therapie. Durch eine Laparotomie können die gangränösen und nekrotisierenden Darmabschnitte identifiziert und reseziert werden (➤ Abb. 31.1). Bei Frühgeborenen in sehr schlechtem Allgemeinzustand eignet sich die primäre Peritonealdrainage als temporäre, entlastende Maßnahme, bis eine Laparotomie und Resektion erfolgen kann.

5. Komplikationen

Die **Mortalität** der NEC beträgt etwa 20–30 %. Bei weiteren 20–30 % der Patienten, bei denen eine Darmresektion durchgeführt wurde, tritt ein **Kurzdarmsyndrom** auf, das mit der Notwendigkeit einer parenteralen Ernährung einhergeht. Das Kurzdarmsyndrom ist in hohem Maße mit **Leberversagen** und **Sepsis** assoziiert. Häufig findet man bei Patienten mit abgeheilter NEC eine Gedeihstörung als Folge von Ernährungs-

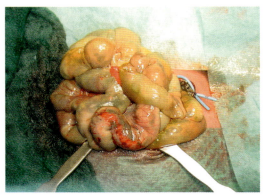

Abb. 31.1 Nekrotisierende Enterokolitis. Intraoperativer Befund eines nekrotischen Darmabschnitts.

Fall 31 Bradykardie, Apnoen, distendiertes Abdomen (Frühgeborenes, 20 Tage)

und Verdauungsstörungen. Psychomotorische Entwicklungsverzögerungen treten oft als Zeichen der schweren stattgehabten Erkrankung auf. Allgemeine chirurgische Komplikationen der Laparotomie sind Briden und der Bridenileus.

6. Präventive Maßnahmen

Studien haben gezeigt, dass eine pränatale Betamethason-Gabe bei der Mutter zur Lungenreifung das Risiko des Auftretens einer NEC signifikant senken kann. Diese Maßnahme ist jedoch umstritten, da die Betamethason-Gabe andererseits mit einem erhöhten Risiko für das Auftreten einer lokalisierten intestinalen Perforation einhergeht. Der frühe, standardisierte Nahrungsaufbau mit Muttermilch wird ebenfalls als präventiv wirksam angesehen. Eine enterale Antibiotika-Prophylaxe senkt zwar das absolute Risiko sowie die mit einer NEC assoziierte Mortalität, wird aber wegen der möglichen Selektion resistenter Bakterien nicht routinemäßig angewendet.

Merke
Die nekrotisierende Enterokolitis ist die häufigste Ursache eines akuten Abdomens beim Neugeborenen!

Zusammenfassung
Die nekrotisierende Enterokolitis des Neugeborenen zählt zu den häufigsten neonatalen Erkrankungen. Risikofaktoren sind **niedriges Gestationsalter** und ein Geburtsgewicht unter 1.500 g. Erste Anzeichen einer NEC sind Apnoen, arterielle Hypotension, Hypoglykämien sowie eine abdominelle Distension mit Erbrechen und Nahrungsintoleranz. Trotz maximaler Therapie beträgt die Mortalität der Erkrankung 20–30 %. Die **operative Versorgung** ist immer bei Anzeichen einer freien Perforation, meist bei einer gedeckten Perforation sowie ausbleibender klinischer Besserung anzustreben.

Trinkschwäche und Apathie (3 Tage)
Alexandra Pohl

Anamnese
Ben kommt als zweites Kind einer 32-jährigen Zweitgravida, Zweitpara am errechneten Geburtstermin zur Welt. Geburtsgewicht 3.540 g, APGAR 9/10/10. Am 3. Lebenstag wirkt Ben schlapp, er hat ein gräuliches Hautkolorit und möchte nicht trinken. Aufgrund einer CRP-Erhöhung wird bei Verdacht auf Early-Onset-Sepsis mit einer Antibiotikatherapie begonnen.

Untersuchungsbefund
3 Tage altes Neugeborenes in reduziertem AZ. Gewicht 3.400 g. Hautkolorit gräulich-marmoriert, verlängerte Rekapillarisierungszeit (4 Sek.). Herztöne rein und regelmäßig, 2/6 Systolikum, Pulse gut gefüllt tastbar. Beschleunigte Atmung (60/Min.), subkostale und juguläre Einziehungen, Pulmo seitengleich belüftet, keine Rasselgeräusche. Der sonstige Untersuchungsbefund ist unauffällig.

Laborbefunde
Leukozyten 25.000/µl, CRP 3,5 mg/dl, IL-6 105 pg/ml, Glukose 35 mg/dl.

1. **Erläutern Sie die Terminologie der Early- und Late-Onset-Sepsis!**

2. **Definieren Sie die Begriffe „SIRS", Sepsis und septischer Schock.**

3. **Erläutern Sie die Pathophysiologie einer Sepsis mit disseminierter intravasaler Gerinnung.**

4. **Nennen Sie mindestens 5 klinische und laborchemische Zeichen einer Infektion beim Neugeborenen.**

5. **Benennen Sie die häufigsten Erreger.**

6. **Beschreiben Sie die Therapie-Prinzipien.**

Fall 32 Trinkschwäche und Apathie (3 Tage)

1. Early- und Late-Onset-Sepsis

Die **neonatale Sepsis** ist definiert als systemische bakterielle Infektion mit Bakteriämie. Bei 25 % der Patienten kommt es hierbei zu einer Beteiligung der Meningen. Eine neonatale Sepsis tritt bei 2 % aller Lebendgeborenen auf. Prinzipiell unterscheidet man zwischen einer Early- und einer Late-Onset-Sepsis. Die **Early-Onset-Sepsis** ist definiert als Sepsis innerhalb der ersten drei Lebenstage. In mehr als 90 % der Fälle zeigt die Early-Onset-Sepsis einen foudroyanten Verlauf, der bei ausbleibender Therapie rasch zum Tode führt. Die **Late-Onset-Sepsis** betrifft Neugeborene nach Ablauf der ersten Lebenswoche (< 10 % der Patienten). Mögliche Infektionswege einer neonatalen Sepsis sind entweder die hämatogene oder transplazentare Streuung (Risikofaktoren maternale Leukozytose, vorzeitiger Blasensprung, Amnioninfektionssyndrom), die Aspiration infizierten Fruchtwassers, die kutane oder intestinale Besiedlung des Neugeborenen sowie die vertikale bakterielle Übertragung während der Geburt (Mutter auf Kind). Hiervon abzugrenzen ist die **nosokomiale Sepsis**, von der man bei einer bakteriellen Infektion von intensivmedizinisch behandelten Früh- oder Neugeborenen spricht, die durch invasive Maßnahmen im Rahmen des Krankenhausaufenthaltes erfolgt ist. Die Letalität einer neonatalen Sepsis ist mit 25 % trotz antibiotischer Therapie hoch.

2. Definition „SIRS", Sepsis, septischer Schock

Der Begriff „SIRS" steht für **systemisches inflammatorisches Response-Syndrom**. Bei Zutreffen von mindestens zwei der folgenden Kriterien liegt ein SIRS vor: Körpertemperatur > 38 °C oder < 36 °C, Tachykardie oder Bradykardie, Tachypnoe und Leukozytose oder Leukopenie. Von einer **Sepsis** spricht man bei SIRS plus positivem bakteriologischen Keimnachweis. Die schwerste Manifestation einer Sepsis ist der **septische Schock**, bei dem es durch Einschwemmen von bakteriellen Toxinen rasch zum Multiorganversagen kommen kann.

3. Pathophysiologie der Sepsis

Durch das Eindringen von Erregern und konsekutiver Endotoxinfreisetzung kommt es zur Aktivierung von immunkompetenten Zellen sowie zur primären Ausschüttung von Inflammationsmediatoren wie Tumornekrosefaktor alpha (TNF-α) und Interleukin-1 (IL-1), die sekundär zur Ausschüttung weiterer Mediatoren führen. Die Aktivierung von Leukozyten durch Endothelzellen führt zur Freisetzung von zytotoxischen Substanzen. Hierdurch werden sowohl Bakterien wie auch Endothelzellen geschädigt. In der Folge treten **Mikrozirkulationsstörungen** und ein **Kapillarleck** auf. Es folgen massive Flüssigkeitsverschiebungen in das Interstitium, wodurch ein ausgeprägter **intravasaler Flüssigkeitsmangel** entsteht. Gleichzeitig wird durch die freigesetzten Immunmediatoren die **endotheliale NO-Synthase** stimuliert, hierdurch kommt es zu einer ausgeprägten Vasodilatation. Dies hat einen verminderten venösen Rückstrom zum Herzen und somit eine erniedrigte kardiale Vorlast zur Folge, wodurch es zu einer ausgeprägten **arteriellen Hypotension** kommt.
Gleichzeitig führt die Stimulation der Endothelzellen sowie immunkompetenter Zellen zur Produktion von Tissue Factor, der primär gerinnungsaktivierend wirkt. Dieser Effekt wird durch die direkte Aktivierung der Plättchen durch bakterielle Endotoxine verstärkt und es kommt zur generalisierten Gerinnungsaktivierung. Eine sekundäre Verbrauchskoagulopathie, die eine Substitution von Gerinnungsfaktoren und Fibrinolytika erforderlich macht, ist die Folge.
Die klinische Symptomatik einer Early- und einer Late-Onset-Sepsis unterscheidet sich nicht. Die **Symptomatik** beginnt unspezifisch mit Trinkschwäche und zunehmender Apathie. Die generalisierte Infektion führt meistens zu einem raschen körperlichen Verfall des Kindes mit Multiorganversagen. Hierbei steht die kardiopulmonale Insuffizienz in der Regel im Vordergrund. Bei meningealer Beteiligung können Liquorzirkulationsstörungen sekundär zu einer Hirndrucksymptomatik führen. Die Urinproduktion nimmt typischerweise ab bis hin zur Anurie. Bei Leberversagen kommt es zu einem deutlichen Anstieg der Transaminasen.

4. Klinische Zeichen einer Infektion beim Neugeborenen

Das Erkennen einer Infektion beim Neugeborenen kann mitunter sehr schwierig sein und bedarf der genauen Beobachtung des Säuglings durch geschultes Fachpersonal. Schon beim alleinigen Verdacht auf eine neonatale Sepsis sollte mit einer antibiotischen Therapie begonnen werden (➤ Tab. 32.1).

Sepsisverdächtige Laborbefunde:
- Leukozytose, Leukozytopenie oder Granulozytopenie.
- Linksverschiebung im Differenzialblutbild.
- Thrombozytopenie, Anämie.
- CRP-Erhöhung.
- IL-6-Erhöhung.
- Hyponatriämie oder -kalzämie.
- Hypo- oder Hyperglykämie.
- Hyperbilirubinämie (überwiegend durch Anstieg des direkten Bilirubins).
- Metabolische Azidose.
- Gerinnungsstörung.

5. Häufigste Erreger

Eine **Early-Onset-Sepsis** wird am häufigsten durch β-hämolysierende Streptokokken der Gruppe B oder E. coli verursacht.

Das Keimspektrum bei der **Late-Onset-Sepsis** ist breiter: β-hämolysierende Streptokokken der Gruppe B, E. coli, Staphylococcus aureus, Listerien und Haemophilus influenzae.

Die Erreger der **nosokomialen Sepsis** sind Staphylococcus epidermidis, Klebsiellen, Pseudomonas aeruginosa, Serratia marrescens und Candida albicans.

6. Therapie-Prinzipien

Beim ersten klinischen Verdacht auf neonatale Sepsis sollte umgehend mit einer intravenösen **antibiotischen Therapie** begonnen werden. Vor Beginn der Therapie sollte jedoch unbedingt die Entnahme von Proben für die bakteriologische Untersuchung (Blutkulturen, Liquorpunktion, Urin) erfolgen, da nach antibiotischer Behandlung in der Regel ein Keimnachweis nicht mehr gelingt. Wichtig ist, die Bewertung der bakteriologischen Befunde im Zusammenhang mit der klinischen Symptomatik zu sehen, da der alleinige Nachweis von z.B. B-Streptokokken (z. B. im Hautabstrich) ohne klinische Zeichen einer Infektion nicht der antibiotischen Therapie bedarf. Bei der Wahl der Antibiotika hat sich eine initiale Dreifachtherapie, z. B. mit einem **Cephalosporin** (150 mg/kg KG/d i. v.), **Ampicillin** (150 mg/kg KG/d i. v.) und einem **Aminoglykosid** (5 mg/kg KG/d i. v.) bewährt. Bei Anzeichen einer meningealen Beteiligung sollte die Therapie in doppelter Dosierung („Meningitis-Dosis") erfolgen. Nach Erhalt der bakteriologischen Ergebnisse kann dann die keimspezifische Umstellung und gegebenenfalls eine Dosisreduktion der Antibiotika erfolgen. Die Dauer der antibiotischen Therapie beträgt 7–10 Tage bei positivem Keimnachweis in der Blutkultur und 2–3 Wochen (abhängig vom klinischen Verlauf) bei meningealer Beteiligung. Sollte sich der Nachweis einer Infektion durch die bakteriologischen Untersuchungsbefunde und die Klinik nicht bestätigen, kann die antibiotische Therapie nach zwei Tagen beendet werden. Zur Unterstützung der Immunantwort können in Einzelfällen Immunglobuline infundiert werden; die klinische Wertigkeit ist jedoch noch nicht abschließend geklärt.

Unabhängig von der antibiotischen Therapie richtet sich die supportive Therapie nach dem klinischen Ver-

Tab. 32.1 Klinische Infektionszeichen bei neonataler Sepsis

Organ	Symptome
Kardial	Tachykardie, Bradykardie, kühle Extremitäten, Arrhythmien
Pulmonal	Apnoe, Tachypnoe, Dyspnoe, Stöhnen
ZNS	Apathie, Temperaturinstabilität, Berührungsempfindlichkeit, Hyperexzibilität, gespannte Fontanelle
Muskeln	Muskuläre Hyper- oder Hypotonie
Haut	Blässe, Marmorierung, verlängerte kapilläre Füllungszeit, Ödeme, Petechien
Gastrointestinaltrakt	Trinkschwäche, verzögerte Magen-Darm-Passage, aufgetriebenes Abdomen

Fall 32 Trinkschwäche und Apathie (3 Tage)

lauf. So ist häufig eine Katecholamintherapie zur Unterstützung des Kreislaufs erforderlich. Flüssigkeitsverschiebungen in das Interstitium müssen mit kristalliner und kolloidaler Flüssigkeit substituiert werden. Zum Ausgleich einer metabolischen Azidose und zur Verbesserung der Nierenfunktion kommen Natriumbikarbonat und Schleifendiuretika zum Einsatz.

Merke

Eine rasche Progredienz der Neugeborenensepsis zum septischen Schock innerhalb von Stunden ist möglich und bei nicht adäquater Therapie häufig!

Zusammenfassung

Die neonatale Sepsis ist definiert als systemische Infektion mit Bakteriämie. Bei 25 % der Patienten kommt es hierbei zu einer Beteiligung der Meningen. Abhängig vom Zeitpunkt des Auftretens spricht man von einer **Early-Onset-Sepsis** oder einer **Late-Onset-Sepsis.** Ein Amnioninfektionssyndrom, der vorzeitige Blasensprung, mütterliches Fieber und eine Leukozytose sowie die perinatale Asphyxie und die Mekoniumaspiration gelten als **Risikofaktoren.** Beim ersten klinischen Verdacht muss sofort mit einer **antibiotischen Therapie** begonnen werden, die bei Hinweis auf meningeale Beteiligung in doppelter Dosierung erfolgt. Die Letalität einer neonatalen Sepsis ist trotz antibiotischer Therapie mit 25 % hoch.

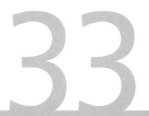

Schwallartiges Erbrechen, Dystrophie und Dehydratation (6 Wochen)
Claudia Kupzyk

Anamnese
Ihnen wird Julian, ein 6 Wochen alter Säugling vorgestellt, der seit zwei Wochen, vorwiegend nach den Mahlzeiten, schwallartig erbricht. Seit einigen Tagen nehme er nun an Gewicht ab und sei zunehmend schlapp. Das Geburtsgewicht betrug 3.480 g.

Untersuchungsbefund
Dystropher Säugling, Gewicht 3.520 g, stehende Hautfalten. Bei der Palpation des Abdomens tasten Sie im rechten Oberbauch eine Resistenz.

Laboruntersuchung
Natrium 130 mmol/l, Chlorid 83 mmol/l, Kalium 3,0 mmol/l, pH 7,55, BE +8 mmol/l, pCO$_2$ 53 mmHg, HCO$_3^-$ 30 mmol/l.

1. Wie lautet Ihre Verdachtsdiagnose? Beschreiben Sie den typischen Verlauf.

2. Welche Differenzialdiagnosen müssen Sie ausschließen?

3. Beschreiben Sie Ätiologie und Pathogenese der Erkrankung!

4. Welche Diagnostik leiten Sie ein?

5. Welche Therapie empfehlen Sie?

6. Wie schätzen Sie die Prognose ein? Welche Komplikationen können auftreten?

Fall 33 Schwallartiges Erbrechen, Dystrophie und Dehydratation

1. Verdachtsdiagnose
Bei Julian ist das Vorliegen einer **hypertrophen Pylorusstenose** sehr wahrscheinlich. Typische Symptome sind **schwallartiges, nicht galliges Erbrechen** nach der Nahrungsaufnahme mit Bauchschmerzen und teilweise sichtbarer Magenperistaltik (➤ Abb. 33.1). Meistens beginnen die Beschwerden zwischen der **2. und 6. Lebenswoche** und sind progredient. Durch die fehlende Nahrungs- und Flüssigkeitsaufnahme kommt es im Verlauf zu **Dehydratation** und **Gewichtsabnahme**. Häufig erfolgt die Erstvorstellung wegen „Gedeihstörung". Dystrophie und stehende Hautfalten sind klinische Zeichen der **Exsikkose**. Manchmal ist rechts epigastrisch eine Resistenz in Form einer Olive zu tasten, das Korrelat zum hypertrophierten Pylorus.

Ein weiteres Leitsymptom ist die **hypochlorämische Alkalose** mit **Hypokaliämie**, die durch den Verlust von Säureäquivalenten in Form von Magensaft bei rezidivierendem Erbrechen bedingt ist. Die entstehende Alkalose führt durch eine Steigerung der Aktivität der Na^+/K^+-Pumpe zu einer Umverteilung von Kalium von intravasal in die Körperzellen und bedingt hierdurch die extrazelluläre Hypokaliämie.

Merke
Leitsymptome der hypertrophen Pylorusstenose sind nicht-galliges schwallartiges Erbrechen, Dystrophie, Exsikkose und hypochlorämische Alkalose mit Hypokaliämie.

2. Differenzialdiagnosen
- **Adrenogenitales Syndrom mit Salzverlust:**
  Eine wichtige Differenzialdiagnose der hypertrophen Pylorusstenose ist der autosomal rezessiv vererbte Defekt des Enzyms 21-Hydroxylase. Durch die verminderte Synthese von Aldosteron und Kortison kommt es ab der zweiten Lebenswoche zu einem Flüssigkeits- und Salzverlust mit Exsikkose. Anders als bei der hypertrophen Pylorusstenose besteht laborchemisch eine **hyperkaliämische Azidose**. Bei Mädchen besteht eine milde bis schwere **Virilisierung** (➤ Fall 02).

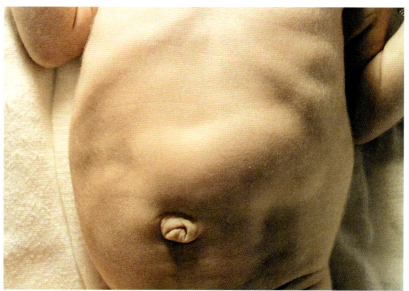

Abb. 33.1 Sichtbare Magenperistaltik bei hypertropher Pylorusstenose.

- **Stenosen und Atresien des oberen Gastrointestinaltrakts:**
  Bei der seltenen Pylorusatresie kommt es unmittelbar nach der Geburt zu Erbrechen klarer Flüssigkeit. Duodenal- und Jejunalstenosen und -atresien manifestieren sich in den ersten Lebensstunden bis -tagen durch meist galliges Erbrechen bei distendiertem Abdomen.
- **Weitere Differenzialdiagnosen** sind Gastroenteritiden mit Erbrechen und Exsikkose, kindliche Hiatushernien mit gastroösophagealem Reflux und Stoffwechselerkrankungen mit organischer Azidurie.

3. Ätiologie und Pathogenese

Die **Inzidenz** der hypertrophen Pylorusstenose beträgt 1–3/1.000 Lebendgeburten. Das Erkrankungsrisiko ist bei **untergewichtigen Kindern** und **frühgeborenen Säuglingen** doppelt so hoch wie bei normalgewichtigen Kindern und Reifgeborenen. Afrika, Asien und Lateinamerika sind weniger betroffen als Europa und USA. Jungen leiden an der Erkrankung 4-mal häufiger als Mädchen. Die Ursachen für die höhere Inzidenz der **weißen Bevölkerung** und des **männlichen Geschlechts** sind bisher ungeklärt. Insgesamt wird von einer multifaktoriellen Genese ausgegangen. Die familiäre Häufung und Ergebnisse von Mehrlingsstudien lassen eine **genetische Prädisposition** vermuten. So erkranken männliche Nachkommen von Müttern mit positiver Anamnese zu fast 100 % ebenfalls an einer Pylorusstenose.

Pathogenetisch kommt es in den ersten zwei Lebensmonaten durch **Hypertrophie** insbesondere der **Ringmuskulatur des Pylorus** zu einer Obstruktion des Magenausgangs. Als Ursache werden neurogene und myogene Ursachen diskutiert. So lassen sich pathohistologisch teilweise Veränderungen im Plexus myentericus (Auerbach-Plexus) nachweisen, häufiger sind jedoch Veränderungen in der Struktur der glatten Muskulatur. Ein Fehlen terminaler nervaler Strukturen kann ursächlich für eine mangelnde Relaxation und damit verbundener lokaler Ausschüttung von Wachstumsfaktoren sein.

4. Diagnostik

Mit einer Sensitivität von 99 % und einer Spezifität von 100 % gilt die **Sonografie** als Methode der Wahl zur Diagnostik bei hypertropher Pylorusstenose. Im linken Oberbauch lässt sich der Magen in der Regel deutlich flüssigkeitsgefüllt und mit **vermehrter Peristaltik** bei fehlendem oder vermindertem Transport von Mageninhalt über den Pylorus darstellen.

Ein **verlängerter Pyloruskanal** (> 17 mm) und eine hypertrophe Muskularis mit einer **Pyloruswanddicke** > 3 mm sind sichere Kriterien für die Diagnosestellung (➤ Abb. 33.2).

Nur in seltenen Fällen kann sonografisch keine sichere Diagnose erfolgen. Hier kann eine radiologische **Kontrastmitteldarstellung** des oberen Gastrointestinaltrakts die verzögerte oder fehlende Passage darstellen. Neben der bildgebenden Diagnostik sind die **laborchemische Untersuchung** von Blut und Urin mit Bestimmung der Elektrolyte im Serum sowie die Durchführung einer **Blutgasanalyse** unumgänglich.

5. Therapie

Die orale Nahrungszufuhr wird umgehend beendet und der **Flüssigkeits- und Elektrolytverlust** durch parenterale Zufuhr einer halbisotonen Lösung aus NaCl 0,9 % und Glukose 5 % im Verhältnis 1 : 1 (150 % des Erhaltungsbedarfs) ausgeglichen. Eine **Kaliumsubstitution** kann erfolgen, sobald eine Normourie nach Rehydratation eintritt. Zusätzlich kann bei persistierendem Erbrechen eine **nasogastrale Sonde** zur Magenentlastung gelegt werden.

Die **Pyloromyotomie** ist die operative Standardtherapie bei hypertropher Pylorusstenose. Grundsätzlich gibt es minimalinvasive und offene Verfahren. Die **offene Pyloromyotomie** kann über verschiedene Zugänge erfolgen. Der **supraumbilikale Zugang** ist bei gleichem Erfolg und besserem kosmetischen Ergebnis der schrägen und queren Oberbauchlaparotomie vorzuziehen. Die **Laparoskopie** geht mit geringeren postoperativen Schmerzen und einem schnelleren Kostaufbau einher. Allerdings wurde eine höhere Rate inkompletter Myotomien beobachtet.

Fall 33 Schwallartiges Erbrechen, Dystrophie und Dehydratation

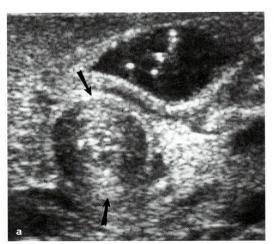 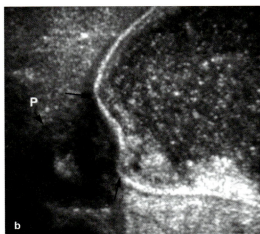

Abb. 33.2 Sonografie bei hypertropher Pylorusstenose. **a** Querschnitt durch den Pylorusmuskel. Verdickung auf 6 und 12 Uhr (Pfeile). **b** Nach hinten gerichteter Kanal mit Einbuchtung des Magenzentrums (Pfeile). In dieser Darstellung ist der verdickte Pylorus nur teilweise sichtbar (P).

Ein gewisser Erfolg der **konservativen Behandlung** mit topisch und systemisch verabreichten **Atropinen** wurde zwar nachgewiesen, führte jedoch zu weitaus längeren Krankenhausaufenthalten und in vielen Fällen letztlich doch zur Notwendigkeit einer operativen Versorgung.

6. Prognose und Nachsorge

Die Prognose nach erfolgter Pyloromyotomie ist ausgezeichnet. Zu Komplikationen kommt es nur sehr selten. Die häufigste intraoperative Komplikation ist die versehentliche **Eröffnung der Schleimhaut** am Übergang zum Duodenum. Um eine Verletzung nicht zu übersehen, kann intraoperativ über die Magensonde Luft in den Magen insuffliert werden. Postoperativ sind **Wundinfektionen** und **inkomplette Pyloromyotomien** die am häufigsten beobachteten Komplikationen. **Spätrezidive**, die nicht durch eine unzureichende Spaltung der Pylorusmuskulatur bedingt sind, sind beschrieben. Meist liegt jedoch erneuten Symptomen mehrere Wochen nach Operation eine andere Genese zugrunde (➤ Frage 02).

Die **Mortalität** ist mit 0,4 % sehr niedrig und weitgehend durch einen unzureichenden präoperativen Flüssigkeits- und Elektrolytausgleich zu erklären.

Bereits 2–4 Stunden postoperativ kann der **orale Kostaufbau** begonnen und bei ausbleibendem Erbrechen innerhalb von 48 Stunden abgeschlossen werden.

Merke

Die operative Pyloromyotomie ist das Standardverfahren bei hypertropher Pylorusstenose. Vor dem elektiven Eingriff ist auf einen vollständigen Flüssigkeits- und Elektrolytausgleich zu achten.

Zusammenfassung

Die hypertrophe Pylorusstenose ist eine in den ersten Lebenswochen entstehende Hypertrophie der zirkulären Pylorusmuskulatur. Sie geht mit schwallartigem **Erbrechen** unmittelbar nach den Mahlzeiten, **Gedeihstörung** und einer hypochlorämischen **Alkalose** einher. Wichtige Differenzialdiagnosen sind das adrenogenitale Syndrom mit Salzverlust und obstruktive kongenitale Fehlbildungen des oberen Gastrointestinaltrakts. Prädisponierende Faktoren sind das männliche Geschlecht, Untergewicht, Frühgeburtlichkeit und weiße Hautfarbe. Die Diagnose wird sonografisch gesichert. Die Standardtherapie nach erfolgtem Ausgleich des Flüssigkeits- und Elektrolytdefizits ist die **Pyloromyotomie**. Die Prognose ist ausgezeichnet.

Geschwollene Augen (8 Jahre)
Manuela Steinsdörfer

Anamnese
Der 8-jährige Georg wird wegen geschwollener Lider vorgestellt. Die Mutter berichtet, dass dies nun zum zweiten Mal mit maximaler Ausprägung morgens aufgetreten sei und zuletzt als allergische Reaktion gewertet wurde. Bis auf einen Infekt der oberen Luftwege in der letzten Woche sei Georg gesund. Heute sei er jedoch müde, müsse nur selten zur Toilette, obwohl er viel trinke und habe auch am Bauch zugenommen.

Untersuchungsbefunde
8 Jahre alter Junge in reduziertem AZ. Deutliche Lid- und Unterschenkelödeme beidseits. Pulmo seitengleich belüftet, keine Rasselgeräusche. Abdomen ausladend, kein Druckschmerz, Darmgeräusche regelrecht, Verdacht auf Aszites. Skrotalödem bds.

Laborbefunde
Gesamteiweiß 5,0 g/dl, Albumin 2 g/dl, Gesamtcholesterin 450 mg/dl, AT-III 70 %, Kalzium 1,98 mmol/l, IgG 332 mg/dl. Blutbild, Natrium, Kalium, freies Kalzium, CRP, Nierenretentionsparameter, Quick, PTT, Triglyzeride, C3 im Normbereich.
Urin: Leukozyten, Nitrit, Blut negativ, Eiweiß 3.974 mg/g Kreatinin.

1. Wie lautet Ihre Verdachtsdiagnose?

2. Welche Pathophysiologie liegt der Erkrankung zugrunde?

3. Machen Sie Angaben zur Ätiologie.

4. Welche Untersuchungen ordnen Sie an?

5. Welche Therapie leiten Sie ein?

6. Wie schätzen Sie die Prognose ein?

Fall 34 Geschwollene Augen (8 Jahre)

1. Verdachtsdiagnose
Anamnestisch ergaben sich Hinweise auf eine **Oligurie** sowie eine Gewichtszunahme mit Aszitesbildung. Zudem fiel bei der körperlichen Untersuchung eine periphere und zentrale **Ödembildung** auf. Die Untersuchung des Urins zeigte eine ausgeprägte **Proteinurie**. In der laborchemischen Untersuchung wurden eine Hypoproteinämie, **Hypalbuminämie**, **Hyperlipidämie**, eine Hypogammaglobulinämie sowie eine Verminderung von proteingebundenem Kalzium und AT-III festgestellt. In der Zusammenschau der Befunde ist damit von einem **nephrotischen Syndrom** auszugehen.

> **Merke**
> Das nephrotische Syndrom ist gekennzeichnet durch die vier Symptome Proteinurie, Hypalbuminämie, Ödeme und Hyperlipidämie.

2. Pathophysiologie
Das nephrotische Syndrom wird durch eine Nierenerkrankung mit **Erhöhung der glomerulären Permeabilität** verursacht. Bedingt durch einen Verlust der Anionendichte der Basalmembran kommt es zu einer **gesteigerten Filtration negativer Makromoleküle** wie Albumin. Durch die resultierende **intravasale Hypalbuminämie** mit konsekutiv erniedrigtem onkotischen Druck erfolgt ein Flüssigkeitsübertritt in das Interstitium. Es entstehen **Ödeme,** Aszites und Pleuraergüsse. Darüber hinaus kommt es zu einem Verlust weiterer Proteine wie z. B. von Immunglobulinen. Dies äußert sich in einer **vermehrten Infektanfälligkeit** des Patienten. Eine erhöhte Empfindlichkeit vor allem gegenüber bekapselten bakteriellen Erregern, insbesondere gegenüber Pneumokokken, kann zu einer Pneumokokkenperitonitis führen. Der Verlust von AT-III führt in Verbindung mit einem verminderten intravasalen Flüssigkeitsvolumen, der damit einhergehenden Hypozirkulation und einer begleitenden Thrombozytose zu einer **Thromboseneigung**. Die **Hyperlipoproteinämie** ist entweder Folge einer Stimulation der Lipoproteinsynthese in der Leber durch die Hypoproteinämie oder einer verminderten Aktivität der Lipoproteinlipase im Plasma, z. B. durch Verlust über den Urin.

> **Merke**
> Im Rahmen eines nephrotischen Syndroms kann es zu einer Reihe von Komplikationen wie dem nephrogenen Schock, Thrombosen sowie einer erhöhten Infektanfälligkeit (Pneumokokkenperitonitis) kommen.

3. Ätiologische Einteilung
Über 90 % der Fälle sind idiopathisch. Hierbei stellt die „Minimal Change"-Glomerulonephritis mit 85 % der Fälle die häufigste Form dar. Eine fokal-segmentale Glomerulosklerose (10 %) und die mesangial-proliferative Glomerulonephritis (5 %) kommen im Vergleich dazu deutlich seltener vor.
Nur ca. 10 % der nephrotischen Syndrome sind symptomatisch und treten im Rahmen anderer Grunderkrankungen wie immunologischen Systemerkrankungen, metabolischen Erkrankungen, Infektionen oder Allergien auf. Darüber hinaus können auch Impfungen und bestimmte Medikamente ein nephrotisches Syndrom auslösen. Der Altersgipfel liegt zwischen dem 1. und 5. Lebensjahr.

4. Diagnostik
Bei Verdacht auf Vorliegen eines nephrotischen Syndroms sollten folgende Untersuchungen durchgeführt werden:
- **Körperliche Untersuchung:** Ödeme (➤ Abb. 34.1), Aszites oder Skrotalödem (➤ Abb. 34.2), Pleuraergüsse; Blutdruck im Regelfall im Normbereich.
- **Urinuntersuchung:** Proteinurie mit Proteinausscheidung > 1 g/m² KOF/d, selten Hämaturie als Mikro- oder Makrohämaturie.
- **Blutuntersuchung:** Hypalbuminämie (< 2,5 g/dl), Hypokalzämie (Erniedrigung des proteingebundenen Anteils), Hyperlipidämie (Cholesterin und Triglyzeride im Serum erhöht). Nierenretentionsparameter, C3 und Elektrolyte sind in der Regel im Normbereich.

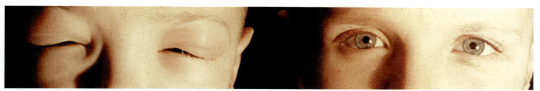

Abb. 34.1 Nephrotisches Syndrom. Lidödeme vor Therapie (links). Normalisierung nach Therapie (rechts).

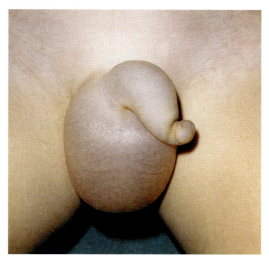

Abb. 34.2 Nephrotisches Syndrom. Skrotalödem.

- **Proteinelektrophorese:** Albumin erniedrigt, Gammaglobuline erniedrigt, relative Erhöhung der α_2-Globuline.
- **Nierenbiopsie:** Eine Biopsie ist nicht bei Erstmanifestation, sondern erst bei einem steroidresistenten nephrotischen Syndrom zur Klärung der Ätiologie notwendig.

5. Therapie

Die **symptomatische Therapie** beinhaltet eine Flüssigkeitsrestriktion, natriumarme Kost, Diuretika in niedriger Dosierung bei ausgeprägten peripheren Ödemen und Aszites (Gefahr von Thromboembolien oder akuter Niereninsuffizienz) und ggf. die Albuminsubstitution.
Die **kausale Therapie** ist die standardisierte Prednisontherapie:

Initialtherapie (Erstmanifestation): 60 mg/m² KOF/d in drei Einzeldosen über 6 Wochen, anschließend Reduktion der Dosis auf 40 mg/m² KOF jeden 2. Tag morgens als Einzeldosis („alternierende Therapie") für weitere 6 Wochen.
Rezidivtherapie (bei erneuter Proteinurie nach Initialtherapie): 60 mg/m² KOF/d in drei Einzeldosen, bis der Urin 4 Tage lang eiweißfrei ist. Im Anschluss Reduktion der Dosis auf 40 mg/m² KOF/d jeden 2. Tag morgens als Einzeldosis für 4 Wochen.

Merke

Aufgrund der Gefahr von Thromboembolien sollte bei nephrotischem Syndrom der Diuretikaeinsatz sehr restriktiv erfolgen und der Patient nach Möglichkeit mobilisiert werden. Bei Vorliegen zusätzlicher Risikofaktoren ist eine Heparinisierung erforderlich.

6. Prognose

Über **90 %** der Patienten weisen ein **steroidsensibles nephrotisches Syndrom** auf. Hierbei führt die Initialtherapie zu einem Sistieren der Proteinurie. Bleibt diese jedoch bestehen, handelt es sich um ein **steroidresistentes nephrotisches Syndrom**, bei dem zur Klärung der Ätiologie eine Nierenbiopsie durchgeführt werden muss. Bei Ansprechen auf Steroide ist ein Drittel der Patienten nach einer Episode dauerhaft symptomfrei, wobei zwei Drittel der Patienten Rezidive erleiden. Gegen Ende der 2. Lebensdekade kommt es meist zur Spontanremission. Persistierende Nierenfunktionsstörungen treten in der Regel nicht auf.

Fall 34 Geschwollene Augen (8 Jahre)

Zusammenfassung

Beim nephrotischen Syndrom handelt es sich um eine Erkrankung, die mit einer glomerulären Barrierestörung der Niere einhergeht und zu einer vermehrten Proteinausscheidung führt, wodurch es neben einer vermehrten Ausscheidung von Albumin auch zum Verlust von Immunglobulinen und AT-III kommt. **Ätiologisch** ist in 90 % der Fälle von einem idiopathischen Geschehen auszugehen. Lediglich 10 % der Erkrankungen treten im Rahmen einer Grunderkrankung auf. Der Altersgipfel liegt zwischen dem 1. und 5. Lebensjahr. Die **Leitsymptome** des nephrotischen Syndroms sind Proteinurie, Hypalbuminämie, Ödeme und Hyperlipidämie. Aufgrund des Proteinverlusts können jedoch auch Aszites und Pleuraergüsse auftreten und es ist zudem von einer gesteigerten Infektanfälligkeit des Patienten sowie einer erhöhten Thromboseneigung auszugehen. Zu den wichtigsten **diagnostischen Maßnahmen** zählen die ausführliche körperliche Untersuchung, die Bestimmung der Proteinausscheidung im Urin sowie die Messung der Albuminkonzentration im Blut. Therapeutisch wird neben der kausalen Therapie eine symptomatische Therapie mit Flüssigkeitsrestriktion, natriumarmer Kost und Diuretikaeinsatz bei ausgeprägten peripheren Ödemen und Aszites durchgeführt. Da ca. 90 % der Patienten ein steroidsensibles nephrotisches Syndrom aufweisen, kommt eine kausale und standardisierte Therapie mit Prednison zum Einsatz. Bei Ansprechen auf Steroide ist ein Drittel der Patienten nach einer Episode dauerhaft symptomfrei, während zwei Drittel Rezidive erleiden. Gegen Ende der 2. Lebensdekade kommt es meist zur Spontanremission. Persistierende Nierenfunktionsstörungen treten in der Regel nicht auf. Zur Therapieüberwachung und Früherkennung von Rezidiven wird eine tägliche Albustix-Kontrolle des Morgenurins bis mindestens 2 Jahre nach dem letzten Rezidiv empfohlen.

Ikterus und Trinkschwäche (4 Tage)
Christine Prell

Anamnese
Zur U2 wird Ihnen ein 4 Tage altes Neugeborenes vorgestellt, das an zunehmender Gelbsucht und Trinkschwäche leidet. Das Mädchen ist das zweite Kind nicht konsanguiner Eltern. Schwangerschaftsverlauf und Geburt in der 39. SSW waren komplikationslos: Geburtsgewicht 3.170 g, Körperlänge 48 cm, Kopfumfang 35 cm, APGAR 9/10/10, Nabelschnur-pH 7,26, unauffällige respiratorische Adaptation. Blutgruppe der Mutter: 0, Rhesusfaktor positiv.

Untersuchung
Bei der Untersuchung fallen ein Sklerenikterus und ein gelbliches Hautkolorit auf. Das Mädchen wirkt schläfrig und muskulär hypoton. Die Leber tasten Sie 2 cm unterhalb des rechten Rippenbogens. Die Fontanelle erscheint leicht eingesunken. Der sonstige pädiatrische und neurologische Untersuchungsbefund ist unauffällig. Gewicht 2.980 g, Temperatur 37,3 °C.

1. Welche Verdachtsdiagnose stellen Sie?

2. Erläutern Sie die Pathogenese des Krankheitsbildes!

3. Welche prädisponierenden Risikofaktoren kennen Sie?

4. Welche Therapie leiten Sie ein?

5. Welche Komplikationen können auftreten?

6. Nennen Sie mögliche Differenzialdiagnosen!

Fall 35 Ikterus und Trinkschwäche (4 Tage)

1. Icterus neonatorum
Hierbei handelt es sich um einen Anstieg der Bilirubinkonzentration im Serum, der 60 % aller Neugeborenen betrifft. Bis zu einer Bilirubinkonzentration von 15 mg/dl (260 µmol/l) handelt es sich beim reifen Neugeborenen um einen **physiologischen Ikterus**. Bei Überschreiten eines Grenzwerts von 25 mg/dl (430 µmol/l) besteht das Risiko einer Bilirubinenzephalopathie mit Zerstörung von Nervenzellen in Kerngebieten der Basalganglien und von Hirnstammkernen.

2. Pathogenese
Bilirubin ist das Abbauprodukt von Hämoglobin. Es wird an Albumin gebunden zur Leber transportiert, dort aufgenommen und durch die UDP-Glukuronyltransferase zu direktem Bilirubin konjugiert, das über die Galle ausgeschieden wird. Ursache des Icterus neonatorum ist eine **verminderte UDP-Glukuronyltransferase-Aktivität** und eine **erhöhte intestinale Bilirubinwiederaufnahme**. Vermehrt anfallendes unkonjugiertes, lipidlösliches Bilirubin kann in lipidhaltige Nervenzellen eindringen und diese durch Hemmung der oxidativen Phosphorylierung zerstören.

3. Risikofaktoren
Folgende Faktoren können das Auftreten eines Neugeborenenikterus begünstigen:
Frühgeburtlichkeit, Hämolyse, ausgedehnte Hämatome, positiver Coombs-Test, zu geringe Nahrungszufuhr bei nicht ausreichender Laktationsleistung. Die Abwesenheit dieser Risikofaktoren schließt aber den Anstieg des Bilirubins auf extrem hohe Werte nicht aus. Bei kranken Neugeborenen und Frühgeborenen können bestimmte Faktoren das Risiko einer Hirnschädigung durch eine Hyperbilirubinämie noch erhöhen: Hypalbuminämie, Medikamente mit hoher Proteinbindung, Asphyxie, Azidose, Schock, Hypo- oder Hyperthermie, Hypoglykämie und Sepsis.

4. Therapie
Phototherapie: Unter der Einwirkung von Blaulicht einer Wellenlänge von 430–490 nm wird das Bilirubin in ein strukturelles Isomer (Lumirubin) überführt, das ohne Glukuronidierung mit der Galle und renal ausgeschieden werden kann.

Die **Schwellenwerte für die Empfehlung zu einer Phototherapie** basieren auf retrospektiven Datenanalysen und ihrer Bewertung durch verschiedene Experten. Sie können sich daher von Land zu Land um 1–2 mg/dl unterscheiden.
Aus Gründen der einfacheren Anwendung wird folgender **Algorithmus** empfohlen:
- Bei unkomplizierten Fällen (Gestationsalter ≥ 38+0 Wochen, kein Hämolysehinweis) beträgt ab einem Lebensalter von 72 h die Phototherapiegrenze 20 mg/dl.
- Bei Neugeborenen mit einem Gestationsalter < 38 Wochen gilt: Phototherapiegrenze (mg/dl) = aktuelles Gestationsalter (in Wochen) – 20.
- Bei einem positiven Coombs-Test wird die Grenze zusätzlich um 2 mg/dl abgesenkt.
- Um der Dynamik des Anstiegs Rechnung zu tragen, wird vor einem Alter von 72 h eine weitere Absenkung der Phototherapiegrenze um 2 mg/dl pro Tag empfohlen.
- Für den Beginn einer Phototherapie mit geringer Effektivität (z. B. mit fiberoptischen Geräten auf Wochenbettstationen oder im ambulanten Bereich) werden Grenzwerte empfohlen, die 2 mg/dl unter denen einer regulären Ganzkörperphototherapie liegen.
- Die untere Therapiegrenze beträgt 5 mg/dl (85 µmol/l).

Mit diesem Algorithmus wird der **höheren Bilirubinempfindlichkeit von Frühgeborenen** Rechnung getragen, auch wenn es bisher keine verlässlichen Daten zur Toxizität von Bilirubin bei Frühgeborenen gibt.

Praktische Durchführung der Phototherapie (➤ Abb. 35.1):
- Möglichst große Oberfläche bestrahlen: entkleidetes Kind, kleine oder keine Windel.
- Abstand Lampe–Kind 15–20 cm.

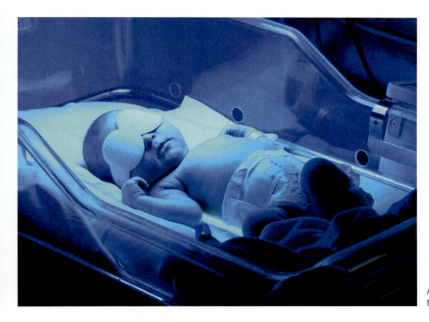

Abb. 35.1 Phototherapie bei Neugeborenenikterus.

- Augen abdecken.
- Zunächst intermittierende Behandlung in 4- bis 6-stündigen Intervallen.
- Bei steigenden Werten oder drohender Blutaustauschtransfusion kontinuierliche Bestrahlung.
- Intensivierung der Therapie durch Verwendung fiberoptischer Leuchtmatten.

Bei einer Hyperbilirubinämie, die 5 mg/dl über der oben genannten Phototherapiegrenze liegt (beim reifen Neugeborenen ohne Risikofaktoren also > 25 mg/dl), sollte das Kind umgehend eine **intensivierte Phototherapie** erhalten und in eine Kinderklinik mit der Möglichkeit zur Austauschtransfusion durch erfahrenes Personal eingewiesen bzw. verlegt werden. Bei konsequenter Therapie ist bei Bilirubinwerten zwischen 25 und 30 mg/dl nicht mit einem Kernikterus zu rechnen. In den meisten Fällen kommt es unter der eingeleiteten Phototherapie zu einem prompten Abfall des Bilirubins.

Blutaustauschtransfusion (BAT): Bei unzureichendem Ansprechen auf die Phototherapie (kein Abfall des Bilirubins innerhalb von 4–6 h) empfiehlt es sich, eine Austauschtransfusion in die Wege zu leiten. Eine Austauschtransfusion ist in der Regel auch indiziert bei Neugeborenen mit Zeichen einer fortschreitenden akuten Bilirubinenzephalopathie oder Bilirubinwerten, die mehr als 10 mg/dl über den oben genannten Phototherapiegrenzwerten liegen, bei reifen Neugeborenen ohne Risikofaktoren also > 30 mg/dl. Bei der BAT wird kindliches Blut gegen Erwachsenenblut über einen Nabelvenenkatheter in Schritten von 2–3 ml/kg KG ausgetauscht (Austausch des doppelten Blutvolumens des Kindes ≙ 2 × 80 ml/kg KG). Die Austauschtransfusion ist mit einer erhöhten Mortalität und Morbidität verbunden, insbesondere bei kranken Neugeborenen und Frühgeborenen. Sie wird deshalb bei Frühgeborenen unter 1.500 g kaum angewandt.

5. Komplikationen

Akute Bilirubinenzephalopathie: Frühe Zeichen sind Lethargie, Schläfrigkeit, muskuläre Hypotonie, Bewegungsarmut und Trinkschwäche. Später kommt es zu

Fall 35 Ikterus und Trinkschwäche (4 Tage)

Tab. 35.2 Differenzialdiagnose des Neugeborenenikterus

Indirekte Hyperbilirubinämie (unkonjugiertes Bilirubin erhöht)	Direkte Hyperbilirubinämie (konjugiertes Bilirubin erhöht)
Verminderte Bilirubinkonjugation	**Intrahepatische Cholestase**
▪ Physiologischer Ikterus ▪ Hypothyreose ▪ Medikamente, Hormone (Enzymhemmung) ▪ Crigler-Najjar-Syndrom ▪ Gilbert-Meulengracht-Syndrom	▪ Neonatale Cholestase ▪ Infektionen: Toxoplasmose, Röteln, CMV, Hepatitis (TORCH) ▪ α_1-Antitrypsin-Mangel ▪ Intrahepatische Gallengangshypoplasie ▪ Galaktosämie, Tyrosinämie Typ 1 ▪ Neonatale Hämochromatose ▪ Parenterale Ernährung
Gesteigerte Hämolyse	**Extrahepatische Gallesekretionsstörung**
▪ Blutgruppeninkompatibilität (Rh, AB0) ▪ Genetisch bedingte hämolytische Anämien ▪ Infektionen	▪ Extrahepatische Gallengangsatresie ▪ Choledochuszyste ▪ Zystische Fibrose
Vermehrter Anfall abzubauender Erythrozyten	
▪ Polyglobulie ▪ Hämatome	
Vermehrte enterale Bilirubinrückresorption	
▪ Intestinale Obstruktionen ▪ Gallengangsatresie ▪ Niedrige Kalorienzufuhr ▪ Muttermilchikterus	

Irritabilität, schrillem Schreien und Opisthotonus. In der Endphase treten epileptische Anfälle auf, es kommt zu Koma und Tod. Eine akute Bilirubinenzephalopathie wird heute fast nicht mehr beobachtet.
Chronische Bilirubinenzephalopathie, Kernikterus: Charakteristische Symptome sind eine extrapyramidale Bewegungsstörung mit Choreoathetose, Blickwendung nach oben, Hörverlust, Intelligenzminderung und verzögerte psychomotorische Entwicklung.

6. **Differenzialdiagnose Neugeborenenikterus**
➤ Tabelle 35.2.

Merke
Jeder sichtbare Ikterus nach dem 14. Lebenstag bedarf einer ausführlichen Abklärung!

Zusammenfassung
Neugeborene mit einem Risiko für eine **schwere Hyperbilirubinämie** müssen zuverlässig identifiziert und rasch adäquat behandelt werden. Geschieht dies nicht, drohen eine **akute Bilirubinenzephalopathie** und ein **Kernikterus**. Die wichtigste präventive Maßnahme ist die engmaschige Überwachung des Neugeborenen. Bei früher Entlassung aus der Geburtsklinik muss daher zweifelsfrei mit den Eltern geklärt werden, durch wen und zu welchem Zeitpunkt erforderliche Kontrolluntersuchungen durchgeführt werden.

Lymphknotenschwellung, Abgeschlagenheit und Gewichtsverlust (16 Jahre)

Alexandra Pohl

Anamnese
Kevin, 16 Jahre alt, stellt sich wegen einer seit 3 Wochen bestehenden zunehmenden Schwellung supraklavikulär links beim Kinderarzt vor. Er berichtet über allgemeine Müdigkeit in der letzten Zeit. Auf Nachfrage gibt er einen Gewichtsverlust von 3 kg an, allerdings habe er auch viel Sport getrieben. Der Kollege überweist Kevin zur weiteren Diagnostik in Ihre Klinik.

Untersuchungsbefund
16 Jahre alter Patient in gutem AZ und EZ. Schmerzlose, nicht verschiebliche supraklavikuläre Schwellung links, zervikale Lymphknotenpakete beidseits. Ruhige Spontanatmung, Pulmo seitengleich belüftet. Herztöne rein, rhythmisch, keine pathologischen Herzgeräusche. Abdomen weich, Milz 1 cm unter dem linken Rippenbogen tastbar.

Laborbefunde
Blutbild unauffällig, LDH 955 IE/l, Entzündungsparameter normwertig.

1. Wie lautet Ihre Verdachtsdiagnose und wie ist das weitere diagnostische Vorgehen?

2. Beschreiben Sie das Krankheitsbild.

3. Benennen Sie die häufigsten 3 Typen der im Kindesalter vorkommenden NHL.

4. Beschreiben Sie die möglichen lebensbedrohlichen Symptome, die durch diese Erkrankung entstehen können!

5. Erläutern Sie die Stadieneinteilung.

6. Beschreiben Sie die Therapie.

Fall 36 Lymphknotenschwellung, Abgeschlagenheit und Gewichtsverlust

1. Verdachtsdiagnose und diagnostisches Vorgehen

Bei einer neu aufgetretenen Lymphknotenvergrößerung ohne Anzeichen für eine akute Entzündung in Zusammenhang mit der geschilderten B-Symptomatik besteht der Verdacht auf eine maligne Neoplasie des lymphatischen Systems im Sinne eines **Non-Hodgkin-Lymphoms** (NHL) oder **Hodgkin-Lymphoms** (HL). Das primäre Ziel besteht nun in der Diagnosesicherung, die durch eine **Lymphknotenbiopsie** erfolgt. Durch die histologische Untersuchung des Lymphknotens mit Zytomorphologie und Immunphänotypisierung kann die präzise Entität festgelegt werden. Im hier vorliegenden Fall handelt es sich um ein Non-Hodgkin-Lymphom. Im Falle von Ergüssen (Aszites, Pleuraerguss) oder beim Vorliegen eines signifikanten Knochenmarkbefalls (> 20 % Lymphomzellen) kann die Diagnose in Einzelfällen auch durch die zytologische Untersuchung des Punktats gestellt werden. Nach Diagnose des NHL erfolgt das prätherapeutische **Staging**, welches die körperliche Untersuchung, Labordiagnostik sowie bildgebende Verfahren beinhaltet. Bei der körperlichen Untersuchung wird besonders auf die Lymphknotenstationen, eine Leber- und Milzvergrößerung, den neurologischen Status inkl. der Hirnnervenuntersuchung sowie auf das Pubertätsstadium nach Tanner (Erfassung der Hodengröße) geachtet. In Rahmen der Labordiagnostik können eine erhöhte LDH sowie eine hohe Harnsäurekonzentration im Serum als Zeichen für Zellzerfall auffallen. Zusätzlich müssen eine **Knochenmarks- und Liquorpunktion** erfolgen, um einen Knochenmarks- oder ZNS-Befall auszuschließen oder zu bestätigen. Eine **Sonografie** von Hals, Abdomen, Axilla, Thorax (Pleuraerguss) sowie der Hoden ist die Basis für weitere Diagnostik. Der **Röntgen-Thorax** in zwei Ebenen gibt Aufschluss über mediastinale und/oder pleurale Raumforderungen. Eine **MRT des Schädels** zeigt einen möglichen intrazerebralen Befall. Abhängig von der Lokalisation der auffälligen Befunde (Thorax, Abdomen) folgen dann gezielte weitere Untersuchungen mittels **CT** oder **MRT**.

2. Non-Hodgkin-Lymphome

Bei 7 % der malignen Erkrankungen des Kindes- und Jugendalters handelt es sich um NHL, Jungen sind etwa doppelt so oft betroffen wie Mädchen. Die Klasse der Non-Hodgkin-Lymphome besteht aus einer Gruppe unterschiedlicher bösartiger, solider Neoplasien, die sich von B- und T-Zell-Vorläufern sowie reifen B- oder T-Zellen ableiten. Die klinische Symptomatik kann hierbei deutlich variieren und hängt stark vom Typ des NHL ab. Bei den meisten Kindern und Jugendlichen ist die **schmerzlose zervikale Lymphknotenschwellung** das häufigste Symptom. Weitere häufige Lokalisationen sind Darm, Retroperitonealraum und Mediastinum. Prinzipiell ist der Befall ubiquitär möglich, d. h. ZNS, abdominelle Organe, Lunge, Hoden, Ovarien und Knochenmark können betroffen sein. Bis zu 40 % der Patienten zeigen sogenannte **B-Symptome** als Zeichen einer systemischen Erkrankung (Fieber unklaren Ursprungs, Gewichtsverlust > 10 % innerhalb 6 Monate, Nachtschweiß, Abgeschlagenheit). Ohne Therapie verläuft die Erkrankung tödlich. Ein gehäuftes Auftreten wurde bei spezifischen Immundefekten (z. B. Wiskott-Aldrich-Syndrom, Ataxia teleangiectatica) sowie nach Organtransplantation beobachtet. In einem Großteil der Fälle sind die Genloci der Immunglobulinketten in typspezifische chromosomale Translokationen involviert. Außerdem können sie bei X-gekoppeltem lymphoproliferativem Syndrom (EBV-assoziiert), bei HIV-, Hepatitis-C- und Helicobacter-pylori-Infektionen entstehen.

3. Häufigste Typen der im Kindes- und Jugendalter vorkommenden NHL

Bei den NHL unterscheidet man Vorläufer-Zell-Lymphome (lymphoblastische Lymphome), reife B-Zell-NHL (Burkitt-Lymphom, B-Zell-Leukämie), diffuse großzellige B-Zell-Lymphome sowie reife T-Zell-NHL. Jede dieser Subgruppen hat weitere Untergruppen.
Das sogenannte **kleinzellige Lymphom** (auch „**Burkitt**"-**Lymphom**) ist mit etwa 50 % der Fälle am häufigsten. Charakteristisch ist bei dieser Untergruppe der Lymphome eine Dysregulation des myc-Gens, das

eine Steuerungsfunktion bei der Zellteilung wahrnimmt und eine Vielzahl anderer Gene beeinflusst. Es werden zwei verschiedene Formen unterschieden; die **endemische Form** tritt sehr häufig bei Kindern in Afrika auf, während in Europa fast nur die **sporadische Form** vorkommt. Eine assoziierte EBV-Infektion kommt bei der endemischen Form in > 90 % der Fälle, bei der sporadischen Form nur in 20 % der Fälle vor. Bei > 25 % Blasten im Knochenmark spricht man von B-ALL. Eine zugrunde liegende Ursache auf genetischer Ebene ist die Translokation und Juxtaposition des c-myc-Onkogens zu einem Immunglobulingen. Mit 20–25 % der Fälle zählen die **lymphoblastischen T-Zell-Lymphome zur zweithäufigsten Subentität.** Die Zellen ähneln überwiegend T-Zellen aus dem Thymus und zu einem geringeren Anteil B-Vorläufer-Zellen. Verschiedene Translokationen führen zu Dysregulation der Expression eines Protoonkogens infolge Juxtaposition zu einem T-Zell-Rezeptor-Gen. Bei weniger als 10 % der NHL im Kindesalter handelt es sich um **großzellig-anaplastische Lymphome** (Synonym Ki-1-Lymphom). Morphologisch finden sich pleomorphe anaplastische Zellen, die CD30 (Ki-1-Antigen) exprimieren. Immunologisch werden T- und Null-Typ unterschieden. Ätiologisch wurden unterschiedliche Translokationen identifiziert, die zu Fusionsgenen führen.

4. Lebensbedrohliche Symptome bei NHL
Abhängig von Lokalisation und Größe der lymphatischen Raumforderung können eine Vielzahl von Komplikationen auftreten, die als onkologische Notfälle gelten und einer sofortigen Behandlung bedürfen (➤ Tab. 36.1).

5. Stadieneinteilung
Die derzeit am weitesten verbreitete Einteilung für NHL ist die Klassifikation nach St. Jude (➤ Tab. 36.2).

6. Therapie
Die etablierte Therapieform der NHL ist die Chemotherapie. Das Chemotherapie-Regime wird hierbei durch die Einteilung in **lymphoblastische** und **nichtlymphoblastische** Krankheitsgruppen bestimmt. Bei lymphoblastischen Lymphomen werden längere Zyklen mit kontinuierlicher Zytostatikaexposition in Anlehnung an die ALL-Therapiestrategien angewendet. Die verbleibenden Subentitäten werden mit kurzen, intensiven Chemotherapiekursen in hoher Dosierung behandelt. Abhängig von der Subentität des NHL werden derzeit damit Überlebensraten bis zu 80 % erzielt. Patienten, die unter der primären Therapie ein Fortschreiten der Erkrankung zeigen, haben jedoch nahezu keine Überlebenschancen.

Tab. 36.1 Komplikationen in Abhängigkeit von der Lokalisation des NHL

Lokalisation	Komplikation
ZNS	Rückenmarkskompression mit Querschnittssymptomatik, lymphatische Meningitis, Hirndrucksymptomatik, Amaurose bei Lymphomen der Keilbeinhöhle
Herz	Perikardtamponade, obere Einflussstauung
Respirationstrakt	Akute Dyspnoe bei mediastinaler Kompression, Lungenödem
Gastrointestinaltrakt	Ileus, gastrointestinale Blutung, Leberversagen bei Kompression im Leberhilus, Invagination
Urogenitaltrakt	Akutes Nierenversagen durch Tumorlyse-Syndrom, Hydronephrose bei urethraler Kompression
Gefäßsystem/Blut	Thrombosen und Embolien, autoimmun bedingt hämolytische Anämie, Thrombozytopenie, Hyperleukozytose, Hyperurikämie und Tumorlyse-Syndrom

Fall 36 Lymphknotenschwellung, Abgeschlagenheit und Gewichtsverlust

Tab. 36.2 Modifizierte NHL-Klassifikation nach St. Jude

Stadium	Ausdehnung
I	Einzelner extranodaler Tumor oder nodales Gebiet, nicht Mediastinum oder Abdomen
II	Einzelner extranodaler Tumor mit regionalem LK-Befall
	Zwei oder mehr nodale Regionen auf der gleichen Zwerchfellseite
	Zwei einzelne extranodale Tumoren mit oder ohne regionalem LK-Befall auf der gleichen Zwerchfellseite
	Primärer gastrointestinaler, i. d. R. ileozökaler Tumor mit oder ohne ausschließlich mesenterialem Befall
III	Zwei einzelne extranodale Tumoren mit oder ohne regionalem LK-Befall auf kontralateralen Zwerchfellseiten
	Zwei oder mehr nodale Regionen auf kontralateralen Zwerchfellseiten
	Primär intrathorakale Tumoren (Mediastinum, Pleura, Thymus)
	Ausgedehnte intraabdominelle Tumoren
	Alle paraspinalen oder epiduralen Tumoren
IV	Jeder initiale Befall von Knochenmark und/oder ZNS
	Zusätzlich: multifokaler Knochenbefall (auch ohne Knochenmarkbefall)

Zusammenfassung

Das NHL ist eine maligne Erkrankung des lymphatischen Systems, die sich entweder aus Vorläufer-Zellen von B- und T-Zellen oder reifen B- oder T-Zellen ableitet. Bei 7 % der malignen Erkrankungen des Kindes- und Jugendalters handelt es sich um NHL, Jungen sind etwa doppelt so oft betroffen wie Mädchen. Bei den meisten Kindern und Jugendlichen ist die **schmerzlose zervikale Lymphknotenschwellung** das häufigste Symptom, bis zu 40 % der Patienten zeigen eine B-Symptomatik. Nach Diagnosesicherung mittels **Biopsie** erfolgt die **chemotherapeutische Behandlung**, die abhängig von der Subentität des NHL gewählt wird. Die Prognose ist mit etwa **80 %** rezidivfreiem Überleben gut.

Schmerzen, Rötung und Überwärmung des Unterschenkels (10 Jahre)

Alexandra Pohl

Anamnese

Markus, ein 10-jähriger Junge, klagt in der letzten Zeit häufiger über Schmerzen im linken Unterschenkel. Beim Fußballspielen fiel ihm auf, dass er bei bestimmten Bewegungen aufgrund der Schmerzen eine kurze Pause machen müsse. Die Mutter hat eine Überwärmung und Rötung unterhalb des Kniegelenks festgestellt, weswegen sie mit Markus zum Orthopäden geht. Dieser fertigt eine Röntgen-Aufnahme des Unterschenkels in zwei Ebenen an, sieht einen auffälligen Befund (➤ Abb. 37.1) und überweist den Patienten in die Kinderklinik.

Untersuchungsbefund

10 Jahre alter Junge in gutem Allgemein- und Ernährungszustand. Am linken Unterschenkel tastbare Schwellung und Überwärmung, hier Schmerzen bei Innen- und Außenrotation. Sonstiger Skelettstatus ohne pathologischen Befund. Weitere pädiatrische und neurologische Untersuchung unauffällig.

Laborbefunde

Leukozyten 8.200/µl, CRP 0,4 mg/dl, BSG 12/20, Alkalische Phosphatase 588 IE/l, LDH 420 IE/l.

1. Beschreiben Sie die in Frage kommenden Diagnosen.

2. Äußern Sie sich zu Epidemiologie und Ätiologie des Osteosarkoms.

3. Wie sehen die weiteren diagnostischen Schritte aus?

4. Erläutern Sie die TNM-Klassifikation sowie die Stadieneinteilung bei Knochentumoren.

5. Beschreiben Sie die weitere Therapie.

6. Wie ist die Prognose des Jungen?

Fall 37 Schmerzen, Rötung und Überwärmung des Unterschenkels (10 Jahre)

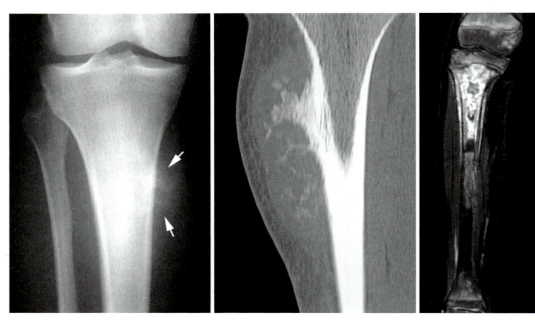

Abb. 37.1 Osteosarkom. Knochenneubildung und Spikula im Bereich der proximalen Tibia.

1. Differenzialdiagnose

Aufgrund der Röntgenaufnahme der Tibia (➤ Abb. 37.1) ist ein **Osteosarkom** die wahrscheinliche Diagnose. Charakteristischerweise sind hierbei **Osteolysen** neben **Knochenneubildungen** und **Periostabhebungen** zu sehen. Krankheitstypisch sind auch die **Spiculae**, senkrecht zum Knochen wachsendes Tumorosteoid. Das Osteosarkom ist ein seltener, häufig hoch maligner Tumor, der durch eine Knochenneu- oder Osteoidbildung gekennzeichnet ist. In den meisten Fällen ist der Primärtumor in der Metaphyse eines Röhrenknochens lokalisiert, in etwa 50 % der Fälle im distalen Femur oder in der proximalen Tibia. 20 % der Patienten zeigen zum Zeitpunkt der Diagnosestellung bereits eine Metastasierung. Aufgrund der Überwärmung und tastbaren Schwellung ist differenzialdiagnostisch eine **Osteomyelitis** in Betracht zu ziehen. Hierbei würde man jedoch laborchemisch erhöhte Entzündungszeichen sowie eine erhöhte Blutsenkungsgeschwindigkeit erwarten. Einer **pathologischen Fraktur** können eine Vielzahl ossärer Läsionen zugrunde liegen. Maligne Knochentumoren (**Chondrosarkom, malignes fibröses Histiozytom, Ewing-Sarkom**) sowie gutartige Knochenläsionen wie die **aneurysmatische Knochenzyste** oder das **nicht-ossifizierende Knochenfibrom** sind hierbei mögliche Differenzialdiagnosen.

2. Epidemiologie und Ätiologie

Das Osteosarkom ist der häufigste maligne Knochentumor bei Kindern und jungen Erwachsenen, der Häufigkeitsgipfel liegt zwischen dem 10. und 25. Lebensjahr. Jungen sind häufiger als Mädchen betroffen. Durch die langsam zunehmende Schmerzsymptomatik beträgt die mediane Dauer bis zur Diagnosestellung 10–15 Wochen. Bei einem Teil der Patienten wird die Diagnose durch das Auftreten einer **pathologischen Fraktur** gestellt. Eine genetische Prädisposition sowie dosisabhängig ionisierende Strahlen und alkylierende Substanzen erhöhen das Risiko, an einem Osteosarkom zu erkranken. Auf chromosomaler Ebene weisen hoch maligne Osteosarkome sehr variable Karyotypen mit ausgeprägten numerischen und strukturellen Veränderungen auf, fast immer sind sie aneuploid. Eine **Inaktivierung des Tumorsuppressorgens RB$_1$**, hervorgerufen durch eine Störung des Zellzyklus, wird derzeit als mögliche Ursache diskutiert. 80–90 % der Osteosarkome werden zu den konventionellen Osteosarkomen (hoch maligne) gezählt, welche sich in chondroblastische, fibroblastische und oestoblastische Osteosarkome gliedern. Bei den verbleibenden 10–20 % handelt es sich u. a. um teleangiektatische, kleinzellige und niedrig maligne zentrale Osteosarkome unterschiedlicher Malignität.

3. Diagnostik

Die **Röntgenuntersuchung** im Rahmen der Primärdiagnostik zeigt üblicherweise einen metaphysär lokalisierten Prozess und weist damit auf die Diagnose hin. Eine **MRT** der Primärtumorregion hilft, die Größenausdehnung, grenzüberschreitendes Wachstum sowie die anatomische Beziehung zu Gefäßen und Nerven zu beurteilen. Ein Röntgen Thorax sowie eine CT des Thorax dienen im Rahmen der **Staging**-Maßnahmen der Metastasensuche. Zur Suche nach Skelettmetastasen wird eine **Skelettszintigrafie** bzw. eine **Positronenemissionstomografie (PET)** durchgeführt. Bei der **Laboruntersuchung** können eine erhöhte Aktivität der alkalischen Phosphatase sowie der Laktatdehydrogenase LDH auffallen. Eine **Biopsie** des Tumors ist obligat und sollte in interdisziplinärer Absprache in einem spezialisierten Zentrum durchgeführt werden.

4. TNM-Klassifikation und Stadieneinteilung

Die aktuelle TNM-Klassifikation (➤ Tab. 37.1) sowie Stadieneinteilung (➤ Tab. 37.2) bei Knochentumoren beruht auf der Einteilung der Union for International Cancer Control (UICC) sowie des American Joint Comittee on Cancer (AJCC). Das T-Stadium ist hierbei abhängig vom Tumordurchmesser, das N-Stadium beschreibt den Befall der Lymphknoten und M das Vorhandensein von Metastasen sowie deren Lokalisation.

Tab. 37.1 TNM-Klassifikation bei Knochentumoren

T – Primärtumor	
TX	Primärtumor kann nicht beurteilt werden
T0	Kein Anhalt für Primärtumor
T1	Tumor ≤ 8 cm in größter Ausdehnung
T2	Tumor > 8 cm in größter Ausdehnung
T3	Diskontinuierliche Ausbreitung im primär befallenen Knochen
N – Regionäre Lymphknoten	
NX	Regionäre Lymphknoten können nicht beurteilt werden
N0	Keine regionären Lymphknotenmetastasen
N1	Regionäre Lymphknotenmetastasen
M – Fernmetastasen	
M0	Keine Fernmetastasen
M1	Fernmetastasen
M1a	Pulmonale Fernmetastasen
M1b	Andere Fernmetastasen

Tab. 37.2 Stadieneinteilung bei Knochentumoren

Stadium	T	N	M	Malignität
IA	T1	N0, NX	M0	Niedriggradig
IB	T2	N0, NX	M0	Niedriggradig
IIA	T1	N0, NX	M0	Hochgradig
IIB	T2	N0, NX	M0	Hochgradig
III	T3	N0, NX	M0	Jedes G
IVA	Jedes T	N0, NX	M1a	Jedes G
IVB	Jedes T	N1	Jedes M	Jedes G
IVB	Jedes T	Jedes N	M1b	Jedes G

5. Therapie

Alle hochmalignen Osteosarkome müssen mit einer Kombination aus **Chemotherapie** und **Operation** behandelt werden. Aufgrund der hohen Metastasierungsrate (20 %, davon 70–80 % okkult) ist die präoperative Chemotherapie stets indiziert. Zusätzlich wird beim Ansprechen

Fall 37 Schmerzen, Rötung und Überwärmung des Unterschenkels (10 Jahre)

des Tumors auf Chemotherapie die Prognose des Patienten deutlich verbessert und man erreicht gegebenenfalls die Möglichkeit, eine extremitätenerhaltende Operation durchzuführen. Grundsätzlich ist die **Strahlentherapie** nur sehr begrenzt wirksam und sollte nur bei nicht resektablen Primärtumoren eingesetzt werden. Einen Sonderfall stellen die niedrig malignen Osteosarkome dar, die im Einzelfall mit alleiniger Operation therapiert werden können. Die derzeit übliche neoadjuvante Chemotherapie beinhaltet **Ifosfamid, Adriamycin, Methothrexat** und **Cisplatin** und wird über 10 Wochen durchgeführt. Anschließend erfolgt die Operation, welche abhängig vom Ausmaß des Primärtumors aus einer Amputation, Gelenkentfernung, dem Einsetzen einer Endoprothese oder in sehr seltenen Fällen nur der Entnahme des Tumors besteht. Bei der Operation ist die Einhaltung sogenannter „weiter Resektionsgrenzen" wichtig, die eine R0-Resektion mit Entfernen des Biopsie-Kanals sowie der Biopsienarbe beinhaltet. Bei bekannten Lungenmetastasen ist eine Thorakotomie zur operativen Entfernung der Metastasen notwendig. Diese sollte selbst bei nur unilateralem Befall in der Bildgebung bilateral erfolgen.

6. Prognose

Insgesamt ist die Prognose eines Patienten mit Osteosarkom gut. Die **5-Jahres-Überlebensrate** bei Anwendung etablierter Protokolle beträgt **70%**. Günstige Faktoren sind hierbei ein kleines Tumorvolumen sowie die möglichst periphere Lage des Primärtumors. Im Falle eines Rezidivs sinkt die 5-Jahres-Überlebensrate auf weniger als 25%.

Merke

Eine initiale Metastasierung bei Osteosarkom ist nicht mit einer infausten Prognose gleichzusetzen!

Zusammenfassung

Das **Osteosarkom** ist der häufigste maligne Knochentumor im Kindes- und jungen Erwachsenenalter mit einem Häufigkeitsgipfel zwischen dem 10. und 25. Lebensjahr. Die Behandlung sollte nur in erfahrenen Zentren erfolgen und besteht aus einer **multimodalen Behandlung** (Chemotherapie und Operation). Die Prognose bei Osteosarkomen ist mit einer 5-Jahres-Überlebensrate von **70%** recht gut. Günstige prognostische Faktoren sind eine distale Lage des Tumors sowie ein kleines Tumorvolumen. Die Nachsorge sollte in regelmäßigen Abständen nach standardisiertem Protokoll erfolgen.

Bauchschmerzen, Nasenflügeln und Einziehungen (4 Jahre)
Alexandra Pohl

Anamnese
Mia, ein 4-jähriges Mädchen, wird in der kinderchirurgischen Ambulanz wegen seit dem frühen Morgen bestehender Bauchschmerzen vorgestellt. Das Mädchen ist blass und sehr still. Während Sie mit der Mutter der Patientin das Anamnesegespräch führen, fallen Ihnen bei Mia ausgeprägtes Nasenflügeln sowie juguläre Einziehungen auf.

Untersuchungsbefund
4 2/12 Jahre altes Mädchen in reduziertem AZ und schlankem EZ. Temperatur 39,3 °C. Deutliche Tachydyspnoe, AF 52/Min., Nasenflügeln, juguläre, sub- und interkostale Einziehungen. Periphere Sauerstoffsättigung unter Raumluft 85 %. Pulmo seitengleich belüftet, feuchte Rasselgeräusche im Bereich des rechten Mittelfeldes. Herztöne rein und rhythmisch, keine pathologischen Herzgeräusche auskultierbar. Sonstiger pädiatrischer und neurologischer Untersuchungsbefund unauffällig.

Laborbefunde
Leukozyten 16.400/μl. Differenzialblutbild: Granulozyten 80 %, Stabkernige 7 %, Lymphozyten 9 %, Monozyten 4 %, CRP 15,3 mg/dl.

1. Beschreiben Sie die klinischen Symptome einer Pneumonie.

2. Nennen Sie die häufigsten Erreger kindlicher Pneumonien.

3. Welche klinischen Befunde erwarten Sie?

4. Wie behandeln Sie die Pneumonie?

5. Nennen Sie die häufigsten Komplikationen einer Pneumonie.

6. Beschreiben Sie die Therapie bei Lungenabszessen und Pleuraempyemen.

Fall 38 Bauchschmerzen, Nasenflügeln und Einziehungen (4 Jahre)

1. Klinik
Prinzipiell gilt, je jünger der Patient, desto unspezifischer sind die klinischen Symptome einer Pneumonie. Während bei Säuglingen **Temperaturinstabilität, Husten** und **Trinkschwäche** meist die einzigen Symptome sind, bestehen bei älteren Kindern oft **Fieber, Husten, Tachykardie** und ein deutlich reduzierter Allgemeinzustand. Bei ausgeprägten Formen kommt es zu **Tachydyspnoe, Nasenflügeln, Einziehungen** und **Zyanose**.
Auskultatorisch bestehen bei einer Lobärpneumonie typischerweise feuchte fein- und mittelblasige Rasselgeräusche. Bei Vorliegen einer atypischen oder zentralen Pneumonie kann der Auskultationsbefund jedoch völlig unauffällig sein. Eine weitere Besonderheit stellen basale Pneumonien dar, bei denen das einzige Symptom häufig Bauchschmerzen sind. Als „typische Pneumonien" werden alveoläre Pneumonien, als „atypische Pneumonien" interstitielle, d. h. die schmale Bindegewebsschicht zwischen den Alveolen und den Blutgefäßen betreffende Pneumonien bezeichnet. Die Inzidenz von Pneumonien nimmt mit steigendem Lebensalter ab; so treten Pneumonien im ersten Lebensjahr besonders häufig auf.
Bei bakteriellen Pneumonien unterscheidet man fünf verschiedene klinische Untergruppen (➤ Tab. 38.1).

2. Erreger kindlicher Pneumonien
Die meisten Pneumonien im Kindesalter sind infektiös bedingt. Die häufigsten Erreger sind in ➤ Tabelle 38.2 zusammengefasst. Eher seltene Ursachen von Pneumonien sind allergische Prozesse, chemische und physikalische Noxen sowie Autoimmunprozesse.

3. Untersuchungsbefunde
Bei der Laboruntersuchung finden sich bei einer bakteriellen Pneumonie typischerweise eine Leukozytose mit Linksverschiebung sowie ein erhöhtes C-reaktives Protein. Die Pulsoxymetrie zeigt oftmals **erniedrigte periphere Sauerstoffsättigungswerte** (< 92 %). Die Anfertigung eines **Röntgen-Thorax** ist obligat (➤ Abb. 38.1). Die verschiedenen Verschattungsmuster geben häufig Hinweise auf den möglichen Erreger (z. B. Streptococcus pneumoniae bei Lobärpneumonie). Bei jedem pädiatrischen Patienten mit Pneumonie sollten **Blutkulturen** abgenommen werden, da diese bei bakteriellen Pneumonien bei jungen Patienten häufig positiv sind. Radiologisch zeigen Mykoplasmenpneumonien typischerweise ein retikuläres perihiläres Verschattungsmuster. Der kulturelle Erregernachweis gelingt oftmals nicht, die Diagnosesicherung sollte jedoch bei Verdacht auf Mykoplasmen- oder virale Pneumonie serologisch angestrebt werden.

4. Therapie
Allgemein gilt, dass die Entscheidung zwischen ambulanter oder stationärer Behandlung in Abhängigkeit des klinischen Schweregrades der Erkrankung getroffen wird. Die stationäre Therapie ist insbesondere dann erforderlich, wenn eine intravenöse Antibiotikagabe indiziert ist und/oder zusätzlicher Sauerstoffbedarf besteht.

Tab. 38.1 Bakterielle Pneumonien

Untergruppe	Lokalisation/Ursprung	Erreger
Lobärpneumonie	Betrifft einen einzelnen Lappen oder ein Segment des Lappens	Streptococcus pneumoniae
Bronchopneumonie	Betrifft primär Bronchien und umgebendes Gewebe	Streptococcus pyogenes Staphylococcus aureus
Nekrotisierende Pneumonie	Assoziiert mit Aspirationspneumonie, meist rechts	Streptococcus pneumoniae Streptococcus pyogenes Staphylococcus aureus
Verkäsende Pneumonie	Tuberkulose	Mycobacterium tuberculosis
Interstitielle oder peribronchioläre Pneumonie	Meist initial schwere virale Pneumonie, dann bakterielle Superinfektion	Respiratory-Syncytial-Viren (RSV) Adeno-Viren

Tab. 38.2 Häufige Pneumonieerreger abhängig vom Alter des Patienten

Alter	Bakterien	Viren	Andere Erreger
1. und 2. Woche	B-Streptokokken	RSV	Chlamydien
	Escherichia coli		Ureaplasmen
1.–3. Monat		RSV	Chlamydien
		Adenoviren	
3 Monate bis 1 Jahr	Haemophilus influenzae	RSV	Mykobakterien
1–5 Jahre	Haemophilus influenzae	RSV	Mykobakterien
	Moraxella catarrhalis	Adenoviren	Chlamydien
	Streptococcus pneumoniae	Influenza A + B	
	Staphylococcus aureus	Parainfluenza	
	Streptococcus pneumoniae		
5–14 Jahre	Streptococcus pneumoniae		Mykoplasmen
	Staphylococcus aureus		

RSV: Respiratory Syncytial Virus

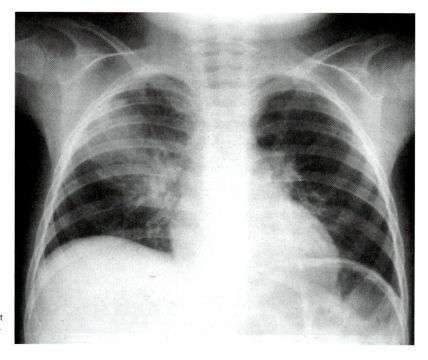

Abb. 38.1 Röntgen-Thorax: Lobärpneumonie. Flächiges Infiltrat im Bereich des rechten Mittelfeldes.

Fall 38 Bauchschmerzen, Nasenflügeln und Einziehungen (4 Jahre)

Bei bakterieller Pneumonie sind das Alter des Kindes sowie der Befund des Röntgen-Thorax für die Wahl des Antibiotikums ausschlaggebend. So sind bei Säuglingen und Kleinkindern **Cephalosporine** i. v. das Mittel der Wahl, während bei 3- bis 6-Jährigen entweder Cephalosporine oder Amoxicillin (p. o. oder i. v.) wirksam sind. Bei Schulkindern und Jugendlichen treten am häufigsten atypische Pneumonien auf, in dieser Altersklasse werden daher primär **Makrolide** p. o. verabreicht.

5. Komplikationen

Zu den häufigsten Komplikationen einer Pneumonie gehören der **Lungenabszess** und das **Pleuraempyem**. Zur Entstehung eines Lungenabszesses kommt es durch Zelluntergang und zunehmende Einschmelzung im Bereich eines lokalisierten Entzündungsprozesses. Häufige Erreger sind Anaerobier, Staphylococcus aureus, Pseudomonas aeruginosa, Streptococcus pneumoniae, Haemophilus influenzae und E. coli. Die klinischen Symptome sind Fieber, reduzierter Allgemeinzustand, Tachy- und/oder Dyspnoe sowie Husten mit oder ohne purulenten Auswurf. Im Röntgenbild des Thorax stellt sich ein Abszess typischerweise als rundliche Struktur mit Spiegelbildung dar.

Bei Kindern, bei denen es trotz antibiotischer Therapie zu einer Verschlechterung des klinischen Zustands kommt und das Fieber persistiert, muss man an das mögliche Vorliegen eines Pleuraempyems denken. Es bildet sich als Folge einer initial bestehenden Pleuritis, welche sowohl durch bakterielle, virale und durch Pilze verursachte Infektionen entstehen kann. Die häufigsten Erreger sind Staphylococcus aureus, Streptococcus pneumoniae und Haemophilus influenzae. Die Erkrankung verläuft in Stadien, d. h. zunächst findet die exsudative Phase (**Pleuritis**) statt, auf welche die fibropurulente Phase (**Empyemausbildung**) folgt. Zuletzt erfolgt die **Organisation** des Ergusses durch die Invasion von Fibroblasten in den Pleuraspalt. Klinische Zeichen für eine Pleuritis oder ein Pleuraempyem sind atemabhängige Thoraxschmerzen mit Ausstrahlung der Schmerzen in den Rücken und in die Schulterregion. Bei der Auskultation fällt ein sogenanntes „Lederknarren" der beiden gegeneinander reibenden Pleurablätter auf. Bei ausgedehntem Erguss oder Empyem besteht eine ausgeprägte Dyspnoe, auskultatorisch ist das Atemgeräusch über der betroffenen Region abgeschwächt.

6. Therapie bei Lungenabszess oder Pleuraempyem

Die Therapie bei **Lungenabszess** besteht aus einer 2- bis 4-wöchigen intravenösen antibiotischen Therapie mit Breitbandantibiotika (z. B. Clindamycin und Cefotaxim). Vor Beginn der antibiotischen Therapie sollte versucht werden, Material zur bakteriologischen Untersuchung zu gewinnen. Nach Abschluss der intravenösen Therapie sollte für 6–8 Wochen bis zum Nachweis der Restitutio eine orale Antibiotikatherapie angeschlossen werden. Bei ausbleibender Besserung muss die chirurgische Lobektomie oder Segmentresektion erfolgen.

Bei radiologisch nachgewiesenem **Pleuraempyem** muss die Punktion und Drainage des Empyems erfolgen. Die bakteriologische Untersuchung des Punktats ist hierbei obligat, obwohl ein Keim häufig bei bereits begonnener antibiotischer Therapie nicht mehr nachgewiesen werden kann. Bei septiertem oder zähflüssigem, purulentem Erguss kann die Applikation von Fibrinolytika über die Thoraxdrainage helfen, das Sekret zu mobilisieren (z. B. Urokinase 2-mal täglich über 3 Tage). Bei fehlender klinischer Besserung trotz Punktion und Drainage sollte frühzeitig die Indikation zur thorakoskopischen Empyemausräumung gestellt werden. Nur in den seltensten Fällen ist eine Dekortikation der Pleura durch eine Thorakotomie erforderlich.

Zusammenfassung

Unter einer Pneumonie versteht man eine akute oder chronische Entzündung des Lungengewebes, die durch infektiöse, allergische, physikalische oder chemische Reize hervorgerufen wird. Die Inzidenz nimmt mit steigendem Alter bei Kindern und Jugendlichen ab; so sind **Säuglinge** (< 1 Jahr) am häufigsten betroffen. Prinzipiell gilt, je jünger der Patient, desto unspezifischer sind die klinischen Symptome. Abhängig vom Alter und der Klinik erfolgt die **antibiotische Therapie** bei bakterieller Pneumonie entweder oral oder intravenös. Die häufigsten **Komplikationen** im Kindesalter sind ein Lungenabszess oder ein Pleuraempyem, die bei ausbleibender Besserung unter intravenöser antibiotischer Therapie chirurgisch saniert werden müssen.

Nächtliche Atemnot, bellender Husten und inspiratorischer Stridor (2 Jahre)

Julia Roeb

Anamnese

Maria, ein 2-jähriges Mädchen, wird um 2 Uhr morgens wegen akut aufgetretener Atemnot vom Kindernotarzt in Ihre Klinik eingeliefert. Sie ist mit einer pfeifenden, keuchenden Atmung aus dem Schlaf erwacht. Aufgrund der stark angestrengten Atmung und eines plötzlich einsetzenden Hustens hat Marias Mutter den Rettungsdienst alarmiert. Sie berichtet, ihre Tochter sei abgesehen von einer leichten Rhinitis in den letzten Tagen fit gewesen. Fieber bestand nicht. Überhaupt sei Maria ein sehr gesundes Kind.

Untersuchungsbefund

Unruhiges 2 $^{5}/_{12}$ Jahre altes Mädchen in reduziertem Allgemein- und gutem Ernährungszustand. Hautkolorit blass-rosig, keine Zyanose. Bellender Husten und angestrengte Atmung, Atemfrequenz 45/Min. Deutlicher inspiratorischer Stridor. Juguläre und interkostale Einziehungen. Lunge seitengleich belüftet, keine Rasselgeräusche. Kapilläre Füllungszeit prompt. Sonstige pädiatrische und neurologische Untersuchung unauffällig.

1. Welche Verdachtsdiagnose stellen Sie? Beschreiben Sie die Ätiologie der Erkrankung.

2. Welche klinischen Stadien der Erkrankung kennen Sie? Welches Stadium liegt bei Maria vor?

3. Welche weitere Diagnostik sollte erfolgen? Welche Maßnahmen sollten unterlassen werden?

4. Welche Differenzialdiagnosen kommen in Betracht?

5. Welche Therapie veranlassen Sie?

Fall 39 Nächtliche Atemnot, bellender Husten und inspiratorischer Stridor

1. Verdachtsdiagnose
Die klinischen Leitsymptome sind eine plötzlich nachts aufgetretene Dyspnoe, einhergehend mit bellendem Husten und inspiratorischem Stridor. Dies sind die charakteristischen klinischen Zeichen eines **Pseudokrupp**-Anfalls. Ursächlich kommt es zu einer subglottischen Schwellung, die sowohl die Larynx- als auch die Tracheaschleimhaut betreffen kann. Meist wird diese durch **Parainfluenzaviren** verursacht. Auch Influenza-, RS- und Adenoviren können zu einer subglottischen Laryngitis führen. Die Ansteckung erfolgt über Tröpfcheninfektion. Die Inkubationszeit beträgt 2–4 Tage. Betroffen sind meist Kleinkinder im Alter von 6 Monaten bis 3 Jahren. Die Erkrankung tritt gehäuft im Herbst und Winter auf. Ältere Kinder und Jugendliche erkranken bei gleichem Erreger meist an unspezifischen Infekten der oberen Atemwege.

2. Klinische Stadieneinteilung der subglottischen Laryngitis
- **Stadium I:** Bellender Husten.
- **Stadium II:** Stridor, juguläre und epigastrische Einziehungen.
- **Stadium III:** Atemnot, Einziehungen am seitlichen Thorax, Tachykardie, Unruhe, Angst, Blässe.
- **Stadium IV:** Stridor, schwerste Atemnot, massive Einziehungen, Zyanose, Puls klein und schnell, Sopor.

Bei Maria liegt somit ein Stadium III vor.

3. Weiterführende Diagnostik
Die Messung der peripheren **Sauerstoffsättigung** sollte sofort bei Aufnahme der Patientin durchgeführt werden. Liegt eine erniedrigte SaO_2 vor, muss eine Sauerstoffgabe über Nasenbrille oder Maske erfolgen. Aufgrund der meist eindeutigen Klinik kann auf eine Blutentnahme verzichtet werden.
Wichtig ist es, Unruhe zu vermeiden und die klinische Untersuchung auf das Nötigste zu reduzieren (daher auch keine Gewichts- und Längenangabe). Auf eine Racheninspektion sollte unbedingt verzichtet werden, da Aufregung die respiratorische Situation verschlechtern kann und mit der Gefahr eines reflektorischen Herzstillstandes einhergeht. Muss eine Beurteilung des Rachens dennoch erfolgen, ist eine intensivmedizinische Überwachung dringend notwendig.

4. Differenzialdiagnosen
Die **akute Epiglottitis** ist eine wichtige Differenzialdiagnose (➤ Tab. 39.1). Im Gegensatz zum Pseudokrupp-Anfall sind die Kinder meist in einem stark reduzierten Allgemeinzustand. Die akute Epiglottitis kann lebensbedrohlich sein und ist deshalb ein pädiatrischer Notfall. Sie geht mit hohem Fieber, kloßiger Sprache, inspiratorischem Stridor, Atemnot, Schluckbeschwerden und Speichelfluss einher. Es kommt zu einem ausgeprägten supraglottischen Ödem mit leukozytärer Infiltration. Hervorgerufen wird sie meist durch eine Infektion mit Haemophilus influenzae Typ b (Hib). Seit der Einführung der Hib-Impfung ist die Erkrankung im klinischen Alltag selten geworden. In vereinzelten Fällen kann eine akute Epiglottitis durch eine Infektion mit Staphylokokken oder Streptokokken ausgelöst werden. Auch eine bakterielle **Tracheitis**, eine **Uvulitis**, eine **Fremdkörper-Aspiration**, ein **angioneurotisches Ödem**, ein **paravertebraler Abszess** oder ein **paratonsillärer Abszess** können sich mit einem inspiratorischen Stridor und Atemnot manifestieren und

Tab. 39.1 Differenzialdiagnose Pseudokrupp – Epiglottitis

	Pseudokrupp	Epiglottitis
Alter	1–3 Jahre	2–6 Jahre
Ätiologie	Virus	Haemophilus influenzae Typ b
Häufigkeit	Häufig	Selten
Fieber	Mäßig	Sehr hoch
Stimme	Heiser	Kloßig
Husten	Bellend	Selten
Dysphagie	Fehlt	Häufig
Verlauf	Subakut	Hochakut
Leukozyten	Normal	Stark erhöht

sollten deshalb als Differenzialdiagnose in Betracht gezogen werden.

5. Therapie

Wichtig ist, den Patienten und die Eltern zu beruhigen. Eine Überwachung am Pulsoxymeter oder Monitor sollte sofort nach Aufnahme erfolgen.
- Bei **milder Symptomatik** reichen eine Luftbefeuchtung (Kaltluftvernebler, Frischluft) und Sekretverflüssigung aus.
- Bei **mittelschwerem klinischen Verlauf** mit inspiratorischem Stridor in Ruhe ohne Zeichen einer Zyanose sollte neben der Luftbefeuchtung eine Steroidgabe rektal mit 100 mg Prednison erfolgen. Bei ausbleibender Besserung kann eine Inhalation mit Epinephrin notwendig sein.
- Bei **schwerer Symptomatik** mit Dyspnoe in Ruhe und Zyanose ist eine engmaschige Überwachung nötig. Eine erniedrigte Sauerstoffsättigung macht eine vorübergehende O_2-Gabe notwendig. Neben einer rektalen oder intravenösen Applikation von Steroiden ist eine Inhalation mit Epinephrin erforderlich. Bei weiterhin bestehender Symptomatik sollte eine intensivmedizinische Überwachung erfolgen.

Eine Intubation und Beatmung ist nur in seltenen Einzelfällen nötig.

Die Symptomatik bei Maria spricht für einen mittelschweren Verlauf. Die Überwachung mit dem Pulsoxymeter zeigt, ob eine Sauerstoffgabe erforderlich ist. Bei einer Sauerstoffsättigung > 96 % ist sie nicht notwendig. Anschließend sorgen Sie für eine Luftbefeuchtung mittels Kaltluftvernebler und veranlassen eine rektale Steroidgabe (100 mg). Nach 10–15 Minuten zeigt sich meist bereits eine Besserung der Symptomatik. Bei persistierender Atemnot erfolgt die Inhalation mit Epinephrin. Aufgrund der Gefahr einer erneuten Verschlechterung im Verlauf sollte dann eine stationäre Überwachung für eine Nacht veranlasst werden.

Merke

Der Pseudokrupp-Anfall beruht auf einer viral bedingten subglottischen Entzündung der Schleimhaut. Die Diagnose kann aufgrund der Klinik gestellt werden. Die **typischen Symptome** sind:
- Bellender Husten.
- Inspiratorischer Stridor.
- Dyspnoe.
- Heiserkeit.
- Unruhe.

Zusammenfassung

Der Pseudokrupp-Anfall ist ein häufiges Krankheitsbild im Kleinkindesalter. Meist erkranken Kinder im Alter von **6 Monaten bis 3 Jahren**. Eine klinische Abgrenzung zur Epiglottitis ist – auch in Anbetracht der zunehmenden Impfmüdigkeit – unbedingt erforderlich. Beim Pseudokrupp kommt es zu einer **subglottischen** Entzündung der Schleimhaut. Aufgrund der akuten Schleimhautschwellung zeigen sich typische Symptome wie bellender Husten, Atemnot, inspiratorischer Stridor und Heiserkeit. Der Pseudokrupp-Anfall wird deshalb auch als stenosierende Laryngotracheitis bezeichnet. Die Erkrankung ist viral bedingt und wird häufig durch Parainfluenzaviren verursacht. Die jeweilige **Therapie** richtet sich nach dem **Schweregrad** der Symptome.

Bei milder Klinik (Stadium I) reicht eine Luftbefeuchtung aus. Bei ausgeprägter Dyspnoe ist eine rektale Steroidgabe notwendig. Bei persistierender Symptomatik sollte eine Inhalation mit Epinephrin erfolgen. Nur sehr selten ist eine intensivmedizinische Betreuung mit Intubation und Beatmung erforderlich.

Fieber und Erbrechen (9 Monate)
Manuela Steinsdörfer

Anamnese
Die 9 Monate alte Laura wird Ihnen wegen seit 4 Tagen bestehenden Fiebers bis maximal 40,4 °C vorgestellt. Die Eltern berichten, dass sie bereits am Vortag den Kinderarzt aufgesucht hatten, da das Mädchen erbrochen habe. Dieser leitete unter der Annahme einer Gastroenteritis eine orale Rehydratationstherapie ein. Bei Fieberpersistenz trotz antipyretischer Therapie mit Paracetamol sehen Sie das Mädchen nun in Ihrer Notfallsprechstunde.

Untersuchungsbefunde
9 Monate altes Mädchen in deutlich reduziertem AZ, Temperatur 39,4 °C. Haut marmoriert, kein Exanthem, keine Petechien, peripher warm. Rekapillarisierungszeit 2 Sekunden. Rachen gerötet, keine Beläge, Trommelfelle beidseits spiegelnd. Fontanelle weich und im Niveau, kein Meningismus. Cor und Pulmo auskultatorisch unauffällig. Abdomen weich, Darmgeräusche regelrecht. Neurologischer Status altersentsprechend.

Laborbefunde
Leukozyten 18.200/µl. Differenzialblutbild: Granulozyten 78 %, Stabkernige 5 %; Lymphozyten 14 %, Monozyten 3 %. CRP 9,9 mg/dl. Urin: Leukozyten +++, Nitrit +, Blut +.

1. Wie lautet Ihre Verdachtsdiagnose? An welche Differenzialdiagnosen denken Sie bei Fieber im Säuglingsalter?

2. Welche Untersuchungen ordnen Sie an?

3. Welche klinischen und laborchemischen Befunde unterstützen Ihre Verdachtsdiagnose?

4. Beschreiben Sie die Pathogenese sowie das Erregerspektrum.

5. Kennen Sie prädisponierende Faktoren?

6. Welche Therapie leiten Sie ein?

Fall 40 Fieber und Erbrechen (9 Monate)

1. Verdachtsdiagnose und Differenzialdiagnosen

Der Urinbefund spricht für eine **Harnwegsinfektion**. Aufgrund des **Fiebers** sowie der deutlich **erhöhten Entzündungszeichen** im Labor ist von einer renalen Beteiligung im Sinne einer **Pyelonephritis** auszugehen. Fieber ist ein häufiges und sehr unspezifisches Symptom im Säuglingsalter, daher ist an eine Vielzahl von Erkrankungen zu denken. Häufige Auslöser für Fieber stellen **virale und bakterielle Infektionen** dar. Hierzu zählen besonders Infektionen der oberen Luftwege, Pneumonien, Otitiden und Gastroenteritiden sowie die Meningitis. Bei Fieber ohne klar erkennbaren Fokus sollten auch onkologische (Leukämie, Neuroblastom) sowie rheumatologische Erkrankungen in die Differenzialdiagnose einbezogen werden.

2. Diagnostik

Bei Verdacht auf eine **Pyelonephritis** werden folgende Untersuchungen durchgeführt:
- **Urinuntersuchung:** Leukozyturie, Erythrozyturie, Bakteriurie, positiver Nitrittest, Erregernachweis mit Antibiogramm über eine bakteriologische Kultur.
- **Blutuntersuchung:** Leukozytose mit Linksverschiebung, CRP-Erhöhung.
- **Blutkultur:** ggf. Nachweis einer hämatogenen Erregerstreuung (Urosepsis).
- **Bildgebung:** Sonografie der Nieren und ableitenden Harnwege (➤ Abb. 40.1).

Merke

Bei einer nachgewiesenen Bakteriurie im Beutelurin ist eine erneute Harngewinnung in Form eines Mittelstrahl-, Katheter- oder Blasenpunktionsurins anzustreben. Lässt sich in einem derart gewonnenen Urin eine **Keimzahl von > 10^5 Keimen/ml** nachweisen, spricht man von einer **signifikanten Bakteriurie**, die beweisend für eine bakterielle Harnwegsinfektion ist.

3. Kriterien, die eine Pyelonephritis wahrscheinlich machen:
- CRP-Erhöhung > 2 mg/dl.
- Leukozytose mit Linksverschiebung.
- Fieber > 38,5 °C.
- Leukozytenzylinder im Urin.
- Sonografische Nierenparenchymschwellung, Nachweis echoreicher Flüssigkeit im Nierenbecken und Perfusionsminderung.

Merke

Bei ca. 4–7 % der Säuglinge mit unklarem Fieber lässt sich eine Harnwegsinfektion diagnostizieren. Durchfall, Erbrechen und auch meningitische Zeichen sind dabei keine Seltenheit und können zu einer Fehldiagnose führen. Deshalb muss bei jedem Säugling mit Fieber neben einer gründlichen körperlichen Untersuchung auch eine Urinuntersuchung durchgeführt werden.

4. Pathogenese und Erregerspektrum

Pathogenetisch ist in 95 % der Fälle von einer **aszendierenden Infektion** mit gramnegativen Keimen der Darmflora auszugehen. Hier stehen im ersten Lebensjahr vor allem Infektionen mit E. coli im Vordergrund. In seltenen Fällen können Klebsiellen, Proteus,

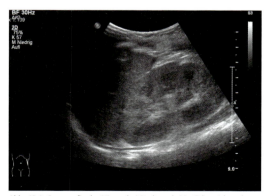

Abb. 40.1 Sonografie der Nieren bei Pyelonephritis. Echoreicher oberer linker Nierenpol (Miktionszystourethrografie, vesikoureteraler Reflux III, links).

Enterokokken sowie Staphylokokken nachgewiesen werden.

5. Prädisponierende Faktoren
Die Entstehung einer Pyelonephritis kann durch eine **Abflussbehinderung des Urins** infolge **anatomischer oder funktioneller Störungen** der ableitenden Harnwege begünstigt sein:
- Vesikoureteraler Reflux (VUR).
- Harnwegsobstruktionen: Ureterabgangsstenose, Urethralklappen.

Zum Ausschluss einer solchen anatomischen Veränderung muss daher nach jeder gesicherten, ersten Harnwegsinfektion im jungen Kindesalter eine Miktionszysturethrografie (MCU) durchgeführt werden (➤ Abb. 40.2). Diese erfolgt nach Abschluss der antibiotischen Therapie, z. B. etwa drei Wochen nach Entlassung aus der stationären Behandlung.

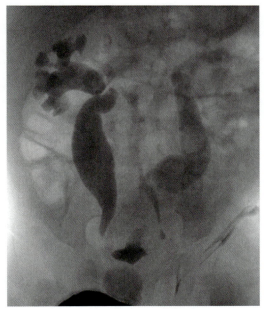

Abb. 40.2 Miktionszysturethrografie. Beidseitiger hochgradiger vesikoureteraler Reflux als prädisponierender Faktor für die Pyelonephritis.

Merke
Bei ca. 30 % der Kinder mit symptomatischen Harnwegsinfektionen kann ein vesikoureteraler Reflux nachgewiesen werden, bei ca. 2 % der Mädchen und bei 5–10 % der Jungen besteht eine Harnwegsobstruktion.

6. Therapie
Neugeborene und Säuglinge bis zu 6 Lebensmonaten bedürfen bei fieberhaften Harnwegsinfektionen grundsätzlich einer sofortigen, parenteralen, **antibakteriellen Therapie** unter stationären Bedingungen.

Hierzu bietet sich initial eine **kalkulierte Kombinationstherapie** mit einem **Cephalosporin der 3. Generation** und **Ampicillin** an. Durch die Kombination mit Ampicillin kann die sogenannte „Enterokokkenlücke" des Cephalosporins geschlossen werden. Als Alternativtherapie kann Ampicillin auch in Kombination mit einem Aminoglykosid verabreicht werden. Nach Erhalt des Antibiogramms sollte eine Monotherapie angestrebt werden.

Im Anschluss an die Therapie einer ersten fieberhaften Harnwegsinfektion ist bis zum Abschluss der bildgebenden Diagnostik die Durchführung einer **Chemoprophylaxe** (nach Antibiogramm) zur Prävention einer erneuten Harnwegsinfektion und nachfolgender Nierenparenchymschäden zu empfehlen. Medikamente der 1. Wahl stellen **Nitrofurantoin** und **Trimethoprim** in einer Dosierung von 1 mg/kg KG/d dar, da diese sich aufgrund ihrer Wirksamkeit gegenüber den meisten Erregern von Harnwegsinfektionen mit einem nur geringen Effekt auf die Darmflora hierzu besonders eignen. Alternativ können auch **Oralcephalosporine** eingesetzt werden. Bei der Verwendung eines Oralcephalosporins ist eine Dosierung von etwa ⅕ der therapeutischen Dosis als Einmalgabe anzustreben (➤ Tab. 40.1).

Bei Auftreten von Durchbruchsinfektionen unter antibiotischer Prophylaxe ist die kalkulierte antibiotische Therapie aufgrund des zur Prophylaxe verwendeten Medikaments und des dadurch am wahrscheinlichsten selektierten Erregerspektrums zu wählen (➤ Tab. 40.2).

Fall 40 Fieber und Erbrechen (9 Monate)

Tab. 40.1 Vor- und Nachteile der verschiedenen Medikamente zur Chemoprophylaxe einer Harnwegsinfektion

	Vorteile	Nachteile
Nitrofurantoin	Gute Wirksamkeit bei minimalem Effekt auf die Darmflora	Schlechter Geschmack, gastrointestinale Nebenwirkungen
Trimethoprim	Gute Wirksamkeit bei minimalem Effekt auf die Darmflora	Häufig Resistenzentwicklung
Oralcephalosporine	Guter Geschmack	Stärkerer Einfluss auf die Darmflora, Resistenzentwicklung

Tab. 40.2 Erregerspektrum bei Durchbruchsinfektionen unter Chemoprophylaxe und mögliche Therapieoptionen

Chemoprophylaxe	Erregerspektrum	Kalkulierte antibiotische Therapie
Nitrofurantoin	Pseudomonas, Proteus, Klebsiellen	Ceftazidim, Ciprofloxacin, Gentamicin
Trimethoprim	Resistenter E. coli	Cephalosporin
Cephalosporin	Enterokokken, Pseudomonas	Amoxicillin, Ceftazidim, Ciprofloxacin, Gentamicin

Zusammenfassung

Unter einer **akuten Pyelonephritis** versteht man eine bakterielle Harnwegsinfektion mit Beteiligung des Nierenparenchyms. **Ätiologisch** ist in 95 % der Fälle von einer aszendierenden Infektion mit Darmkeimen auszugehen. Der häufigste Erreger der akuten Harnwegsinfektion im Säuglingsalter ist E. coli. Jedes unklare Fieber im Säuglingsalter muss eine Urinuntersuchung nach sich ziehen. Zeigen sich die typischen **Laborbefunde** mit Leukozytose, CRP-Erhöhung, Leukozyturie und signifikanter Bakteriurie, ist von einer akuten Pyelonephritis auszugehen. Zu den wichtigsten **diagnostischen Maßnahmen** zählen die Urinkultur inklusive Antibiogramm, die Blutuntersuchung sowie die sonografische Darstellung der Nieren und ableitenden Harnwege. Neugeborene und Säuglinge bis zu 6 Lebensmonaten bedürfen bei fieberhaften Harnwegsinfektionen grundsätzlich einer sofortigen, parenteralen, **antibiotischen Therapie** unter stationären Bedingungen. Im Anschluss an die Therapie einer ersten fieberhaften Harnwegsinfektion ist bis zum Abschluss der bildgebenden Diagnostik eine Chemoprophylaxe durchzuführen.

Fieber, Gewichtsabnahme und Gelenkschwellungen (11 Jahre)

Manuela Steinsdörfer

Anamnese
Der 11-jährige Avram wird Ihnen mit seit 4 Tagen bestehendem Fieber bis 39 °C vorgestellt. Die Mutter berichtet, dass der Junge besonders müde sei, an Gewicht abgenommen habe und immer wieder über wechselnde Gelenkschmerzen mit Schwellung vor allem der Sprung- und Kniegelenke klage. Auch habe er seit dem Vortag rötliche Hauterscheinungen an den Armen. Eigentlich war er stets ein gesunder Junge gewesen. Lediglich vor 3 Wochen hatte er eine Halsentzündung mit Fieber, die jedoch von selbst wieder abgeklungen war.

Untersuchungsbefunde
11 Jahre alter Junge in deutlich reduziertem AZ, Temperatur 39,4 °C. Haut: diskrete, blassrötliche Erythemstreifen an der oberen Extremität und am Stamm. Schwellung und Rötung des rechten Sprung- und linken Kniegelenks mit tastbarem Erguss. Rachen stark gerötet, Tonsillen hypertroph, keine Beläge. Herztöne rein und rhythmisch, keine pathologischen Geräusche, Pulse gut tastbar. Pulmo seitengleich belüftet. Abdomen weich, keine Hepatosplenomegalie.

Laborbefunde
Leukozyten 16.000/μl, CRP 4,5 mg/dl, BSG 25 mm (1. Stunde), ASL-Titer 624 IE/ml (< 200). Rachenabstrich: Streptokokken der Gruppe A.

1. Welche pathologischen Befunde fallen Ihnen auf?

2. Um welche Erkrankung handelt es sich vermutlich?

3. Wie lauten die Diagnosekriterien?

4. Welche Untersuchungen ordnen Sie an?

5. Welche Therapie leiten Sie ein?

6. Wie beurteilen Sie die Prognose?

Fall 41 Fieber, Gewichtsabnahme und Gelenkschwellungen (11 Jahre)

1. Pathologische Befunde

Der Junge weist Allgemeinsymptome wie Fieber, Abgeschlagenheit und Gewichtsreduktion auf. Darüber hinaus finden sich bei der körperlichen Untersuchung eine asymmetrische Rötung und Schwellung von Sprung- und Kniegelenk sowie unspezifische Hautveränderungen. Die laborchemische Untersuchung des Blutes zeigt Zeichen einer Inflammation sowie einen erhöhten Antistreptolysintiter (Antikörpertiter gegen Oberflächenstrukturen von β-hämolysierenden Streptokokken der Gruppe A). Zudem gelang im Rachenabstrich der Nachweis von Streptokokken der Gruppe A.

2. Diagnose

In der Zusammenschau sprechen die erhobenen Befunde am ehesten für das Vorliegen eines **rheumatischen Fiebers.** Hierbei handelt es sich um eine Folgeerkrankung nach einer Infektion mit β-hämolysierenden Streptokokken der Gruppe A. Ursächlich wird eine abnorme Immunantwort gegen eine noch ungeklärte Komponente der Streptokokken angenommen, die zur Antikörperbildung führt. Diese Antikörper wiederum führen über eine durch Antigenstrukturähnlichkeit hervorgerufene Kreuzreaktion zu einer Entzündung im Bindegewebe der **Gelenke**, des **Myokards** sowie des **Gehirns**. Die Erkrankung ist eher selten und tritt bei weniger als 3 % der Kinder auf, die an einer Infektion mit Streptokokken der Gruppe A erkranken. Das rheumatische Fieber betrifft vor allem Kinder zwischen dem 5. und 15. Lebensjahr. Bei Erwachsenen ist es sehr selten und zeigt atypische Verläufe, die eine Diagnose häufig erschweren.

3. Diagnosekriterien

2–5 Wochen nach einer Streptokokkeninfektion treten typische Symptome auf, die nach **Jones** in Haupt- und Nebenkriterien eingeteilt werden können (➤ Tab. 41.1).
Ein rheumatisches Fieber liegt sehr wahrscheinlich vor, wenn zwei Hauptkriterien oder ein Haupt- und zwei Nebenkriterien erfüllt sind und der Nachweis einer Infektion mit β-hämolysierenden Streptokokken der Gruppe A durch einen positiven Rachenabstrich oder Antikörpernachweis geführt werden konnte.

Häufigkeit und Ausprägung der Hauptkriterien:

- **Karditis** (40–80 % der Fälle): Pankarditis mit Beteiligung von Peri-, Myo- und Endokard.
- **Polyarthritis** (75 % der Fälle): Asymmetrische Rötung, Schwellung und Überwärmung der großen Gelenke in Form einer nichterosiven Arthritis.
- **Chorea minor** (< 10 % der Fälle): Müdigkeit, Muskelhypotonie, ataktische Bewegungen, Sprach- und Schluckstörungen, Bewegungsunruhe.
- **Erythema anulare** (10 % der Fälle): Diskrete, blassrötliche, sehr variable, flüchtige, oft ringförmige, schmale Erythemstreifen vor allem am Körperstamm (➤ Abb. 41.1).
- **Rheumaknötchen**: Schmerzlose, gut verschiebliche, subkutane Knötchen über den Knochenvorsprüngen.

Tab. 41.1 Jones-Kriterien bei rheumatischem Fieber.

Hauptkriterien	Nebenkriterien
Karditis	Fieber
Polyarthritis	Arthralgien
Chorea minor	Vorausgegangenes rheumatisches Fieber
Erythema anulare (➤ Abb. 41.1)	Erhöhung von BSG und CRP, Leukozytose
Rheumaknötchen	Verlängerte PQ-Zeit im EKG
Plus Nachweis einer Streptokokkeninfektion durch positiven Rachenabstrich oder Antikörpernachweis	

Merke

Das rheumatische Fieber tritt mit einer Latenz von etwa 2–5 Wochen nach einer Infektion mit β-hämolysierenden Streptokokken der Gruppe A auf. Es ist charakterisiert durch die Leitsymptome Pankarditis, Arthritis, Erythema anulare und Chorea minor.

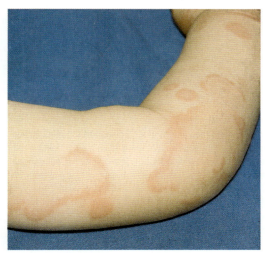
Abb. 41.1 Erythema anulare.

4. Diagnostik
Besteht der Verdacht auf Vorliegen eines rheumatischen Fiebers, empfiehlt es sich im Hinblick auf die Vielschichtigkeit der Erkrankung, folgende Untersuchungen durchzuführen:
- **Körperliche Untersuchung:** Polyarthritis (Rötung, Schwellung und Überwärmung vornehmlich großer Gelenke verschiedenster Lokalisation), neu aufgetretenes Herzgeräusch.
- **Blutentnahme:** Unspezifische Entzündungszeichen im Blut (Leukozytose, BKS- und CRP-Erhöhung), Antikörpertiter für Antistreptolysin, Anti-DNAse und Antihyaluronidase.
- **Rachenabstrich:** Nachweis β-hämolysierender Streptokokken der Gruppe A.
- **EKG:** Rhythmusstörungen (AV-Block), unspezifische Veränderungen im Sinne einer Myokarditis (PQ-Verlängerung, ST-Senkung).
- **Echokardiografie:** Klappenveränderungen oder pathologische Flussmuster an veränderten Klappen, Perikarderguss.
- **Röntgenaufnahme des Thorax:** Meist unauffälliger Befund, ggf. Kardiomegalie.

5. Therapie
Zur **kausalen Therapie** einer Streptokokkeninfektion wird **Penicillin V** in einer Dosierung von 100.000 IE/kg KG/d in 3 Einzeldosen p. o. für eine Gesamtdauer von 10 Tagen verabreicht. Hierdurch kann ein rheumatisches Fieber in der Regel verhindert werden. Bei Penicillinunverträglichkeit ist der Einsatz eines Makrolidantibiotikums anzustreben. Kommt es zum manifesten rheumatischen Fieber, erfolgt die Eradikation einer möglicherweise persistierenden Streptokokkenbesiedelung analog zur Therapie der Erstinfektion. Supportiv werden die Arthralgien und die Inflammation mit **Azetylsalizylsäure** in einer Dosierung von 100 mg/kg KG/d über 6 Wochen behandelt. Zudem sollte der Patient bei Affektion des Herzens eine Therapie mit **Prednison** 2 mg/kg KG/d über mindestens 2 Wochen erhalten. Die Behandlung der Chorea minor kann in leichten Fällen mit Benzodiazepinen erfolgen. In schweren Fällen wird Haloperidol eingesetzt.

6. Prognose
Entsprechend des klassischen Verlaufs des rheumatischen Fiebers kommt es circa 2–3 Wochen nach einer Pharyngitis zu Gelenksymptomen, fakultativ begleitet von einer Karditis oder einem Erythema anulare. Später treten sehr selten Rheumaknötchen oder nach Monaten eine Chorea minor auf. Die Erkrankungsgesamtdauer beträgt 3–6 Wochen. Nicht selten kommt es zu einem Rezidiv infolge einer erneuten Streptokokkeninfektion. Daher sollte in jedem Fall eine **Rezidivprophylaxe** mit Penicillin V in einer Dosierung von 400.000 IE/d in 2 Einzeldosen über **mindestens 5 Jahre** durchgeführt werden. Bei nicht sichergestellter Compliance stehen auch Depotpräparate zur monatlichen intramuskulären Injektion zur Verfügung (Benzathin-Penicillin 1,2 Mio. IE/Monat). Die Dauer der Prophylaxe muss bei Vorliegen einer Karditis mit eventuell fortbestehenden Klappenfehlern entsprechend angepasst und unter Umständen auch lebenslang verabreicht werden. Insgesamt hat das rheumatische Fieber ohne Herzbeteiligung eine günstige Prognose, da es zu einer

Fall 41 Fieber, Gewichtsabnahme und Gelenkschwellungen (11 Jahre)

Restitutio ad integrum kommt. Die kardiale Manifestation führt dagegen regelmäßig zu bleibenden Schäden. Das Risiko hierfür steigt mit jedem Rezidiv.

Merke

Die rheumatische Endokarditis sowie die akute Herzinsuffizienz sind die einzigen ernsten Komplikationen des rheumatischen Fiebers. Am häufigsten ist die Mitralklappe betroffen, wesentlich seltener die Aortenklappe.

Zusammenfassung

Das **rheumatische Fieber** ist eine Erkrankung des mesenchymalen Gewebes aufgrund einer hyperergisch-allergischen Reaktion der Gelenke, des Herzens und des Gehirns, die mit einer Latenz von 2–5 Wochen nach einer Infektion mit β-hämolysierenden Streptokokken der Gruppe A auftritt. **Ätiologisch** wird eine abnorme Immunantwort gegen eine noch ungeklärte Komponente der Streptokokken angenommen, die mit Antikörperbildung einhergeht, die wiederum über eine durch Antigenstrukturähnlichkeit hervorgerufene Kreuzreaktion zu Entzündungen im Bindegewebe führt. Die Symptome werden nach Jones in Haupt- und Nebenkriterien eingeteilt, die je nach Vorliegen ein rheumatisches Fieber wahrscheinlich machen. Die **Hauptsymptome** sind Pankarditis, Arthritis, Erythema anulare und Chorea minor. Zu den wichtigsten **diagnostischen Maßnahmen** zählen neben dem Nachweis einer Infektion mit β-hämolysierenden Streptokokken der Gruppe A durch einen positiven Rachenabstrich oder Antikörpernachweis die Untersuchung des Herzens mittels EKG und Echokardiografie zum Ausschluss einer Herzbeteiligung. **Therapeutisch** steht zunächst die Eradikation der Streptokokken mit Penicillin V in einer Dosierung von 100.000 IE/kg KG/d über eine Gesamtdauer von 10 Tagen im Vordergrund. Zudem wird eine analgetisch-antiphlogistische Therapie mit Azetylsalizylsäure und bei kardialer Mitbeteiligung eine Behandlung mit Prednison durchgeführt. Insgesamt hat das rheumatische Fieber ohne Beteiligung des Herzens eine günstige **Prognose**, da es in Bezug auf die extrakardialen Symptome regelhaft zu einer Restitutio ad integrum kommt. Die kardiale Manifestation in Form einer rheumatischen Endokarditis oder akuten Herzinsuffizienz führt dagegen regelmäßig zu bleibenden Schäden. Das Risiko hierfür steigt mit jedem Rezidiv, weshalb eine Rezidivprophylaxe mit Penicillin V mindestens über einen Zeitraum von 5 Jahren und gegebenenfalls auch lebenslang durchgeführt werden muss.

Hemifaziale Parästhesien und Kloni, Sprechstörung, Speichelfluss (9 Jahre)

Sebastian Schröder und Ingo Borggräfe

Anamnese
In der Notaufnahme wird Ihnen um 23 Uhr der 9-jährige Max vorgestellt. Die Eltern berichten, dass sie aus seinem Schlafzimmer komische Geräusche gehört hätten. Max hätte im Bett gesessen und grunzende Geräusche von sich gegeben. Auch sei es zu ausgeprägtem Speichelfluss gekommen. Der Kopf sei nach rechts gedreht gewesen und der rechte Arm habe rhythmisch gezuckt. Er habe zwar auf seine Eltern reagiert, aber nicht sprechen können. Nach drei Minuten sei alles vorbei gewesen. Max habe derzeit weder Fieber noch einen Infekt. Er leide an Asthma bronchiale. Ein Trauma ist nicht bekannt.

Untersuchungsbefund
9 $^{2}/_{12}$ Jahre alter Junge in gutem AZ und EZ. Gewicht 37 kg (75. Perzentile), Länge 140 cm (75. Perzentile), Kopfumfang 55 cm. RR 104/65 mmHg. Pädiatrisch-internistische Untersuchung unauffällig. Hirnnerven: Mimik ohne Asymmetrie, Geschmack, Gehör und Visus unauffällig, Okulomotorik und Pupillenreaktion seitengleich. Augenhintergrund unauffällig. Kopf frei beweglich, Neuroorthopädie unauffällig. Lasègue-, Kernig- und Brudzinski-Zeichen negativ. Kraft, Tonus und Sensibilität regelrecht. Körpermotorische und feinmotorische Koordination altersentsprechend. Muskeleigenreflexe und Fremdreflexe seitengleich gut auslösbar.

1. Welche Differenzialdiagnosen stehen im Raum?
2. Wie sieht die akute und postakute Diagnostik aus?
3. Welche fünf Dimensionen charakterisieren die patientenorientierte Epilepsieklassifikation?
4. Was ist eine Rolando-Epilepsie?
5. Welche Notfallmedikamente finden hier Anwendung?
6. Beschreiben Sie Therapie und Prognose der Rolando-Epilepsie.

Fall 42 Hemifaziale Parästhesien und Kloni, Sprechstörung (9 Jahre)

1. Differenzialdiagnose

Beschrieben wird das klassische Bild eines ersten fokalen zerebralen Anfalls. Differenzialdiagnostisch sind verschiedene Begriffe zu unterscheiden:

Hinsichtlich der **Ätiologie**:
- **Erster unprovozierter Anfall** bei Epilepsiesyndrom (von Epilepsie spricht man erst nach dem Auftreten von mindestens zwei unprovozierten epileptischen Anfällen).
- **Akut symptomatischer Anfall** (auch Gelegenheitsanfall): Ein epileptischer Anfall, der ausgelöst wird durch eine akute Funktionsstörung des ZNS, z. B. metabolisch, toxisch, traumatisch.
- **Getriggerter Anfall:** Epileptische Anfälle bei Menschen mit meist bestehender Epilepsie, z. T. getriggert z. B. durch Alkohol, Alkoholentzug, Schlafentzug.
- **Fieberkrampf:** Epileptischer Anfall zwischen dem 1. Lebensmonat und dem 6. Lebensjahr, der in Verbindung mit einer fieberhaften Erkrankung auftritt und nicht durch eine Infektion des ZNS verursacht ist (➤ Fall 7). Anfälle symptomatischer Genese, vorausgehende Neugeborenenanfälle und afebrile Anfälle sind auszuschließen; im weiteren Sinne handelt es sich um einen Gelegenheitsanfall.

Hinsichtlich der **Verteilung**:
- **Generalisierter Anfall:** Absencen, myoklonische Anfälle, tonische Anfälle, tonisch-klonische Anfälle und atone Anfälle.
- **Fokaler Anfall:** Anfälle mit fokalem Beginn (Aura, fokal motorisch, etc.). Einfach fokale Anfälle gehen ohne, komplex fokale Anfälle mit Bewusstseinseinschränkung einher, die Symptomatik ist abhängig vom anatomischen Ursprung.

War es wirklich ein zerebraler Anfall? Als **nichtepileptische Differenzialdiagnosen** zu einem zerebralen Anfall müssen **in dieser Altersgruppe** in Betracht gezogen werden:
- Ticstörung.
- Medikamenten-induzierte Dystonie.
- Hereditäre myoklonische Dystonie.
- Psychogene Zustände: Somnambulismus, Narkolepsie, Kataplexie, Tetanie (mit/ohne Hyperventilation), dissoziative Anfälle.
- Paroxysmale Bewegungsstörungen (z. B. benigner paroxysmaler Vertigo, Chorea, episodische Ataxien, alternierende Hemiplegie, Sandifer-Syndrom, Spasmus nutans).
- Komplizierte Migräne mit Aura und verwandte Krankheitsbilder.
- Neurokardiogene Synkope (kardiogene oder vasovagale Synkope).
- Intoxikationen und metabolische Krisen.

2. Diagnostik

Mit Hilfe von (Familien-)**Anamnese** und internistisch-pädiatrischer neurologischer **Untersuchung** lässt sich ein erster Eindruck über das Vorliegen eines echten zerebralen Anfalls gewinnen. Laborspezifisch können **Prolaktin** und die **Kreatinkinase** im Serum Hinweise auf einen stattgehabten epileptischen Anfall geben. In der Bildgebung ist die **MRT** des Schädels dem kranialen **CT** deutlich überlegen (allerdings ist es für die akute Notfalldiagnostik nur in wenigen Häusern auch nachts verfügbar). Wichtige Differenzialdiagnosen für einen symptomatischen zerebralen Anfall (z. B. Trauma, Tumor, Blutung, Verkalkungen, Infarkt, Hydrozephalus) lassen sich jedoch bei geschlossener Fontanelle (sonst **Schädelsonografie**) mittels CT des Schädels i. d. R. ebenso gut darstellen wie mit dem MRT. Eine Notfallbildgebung ist immer dann indiziert, wenn der Patient im Anschluss an den zerebralen Anfall ein über zwei Stunden persistierendes fokales neurologisches Defizit oder eine Vigilanzminderung aufweist. Die **Liquorpunktion** gehört nicht zwingend zur Abklärung eines ersten **afebrilen** epileptischen Anfalls jenseits des 6. Lebensmonats und darf **erst nach Ausschluss eines erhöhten Hirndrucks** durchgeführt werden. Die **Stoffwechseldiagnostik** spielt insbesondere in der Neugeborenenperiode und im ersten Lebensjahr eine große Rolle (Pyridoxin-, Pyridoxalphosphat-, Folsäureabhängige Anfälle, Biotinidasemangel (Stoffwechselscreening), oder Glukose-Transporter-Defekte). Ein Notfall-**EEG** ist in den seltensten Fällen nötig und nur bei ausgeprägten Vigilanzstörungen differenzialdiagnostisch richtungsweisend (z. B. bei unauffälliger Bildgebung und non-konvulsivem Status epilepticus). Die Durchführung eines EEG ist jedoch essenzieller Bestandteil bei der Abklärung und Klassifikation eines jeden anfallsverdächtigen Ereignisses und zeigt in den ersten 48 Stunden nach dem Anfall die höchste Sensitivität. Eine **Videodokumentation** durch die Eltern im häuslichen Umfeld ist oftmals sehr hilfreich.

3. Epilepsieklassifikation

Epilepsien lassen sich auf verschiedene Weise klassifizieren und stellen insgesamt eine sehr heterogene Krankheitsentität dar. Die aktualisierte und patientenzentrierte Epilepsieklassifikation unterscheidet fünf Dimensionen, mit deren Hilfe man jede Epilepsie klassifizieren kann.

- Dimension 1: **Epileptogene Zone** (Wo ist die Schädigung? Fokal, multilobar, hemisphärisch multifokal, generalisiert, unklassifizierbar …).
- Dimension 2: **Anfallssemiologie** (Wie beginnt, verläuft und endet das Ereignis? Kopfwendung, dystone, asymmetrische Haltung der Extremitäten, Sprache, Blinzeln, Erbrechen, Aphasie, Nasenreiben …).
- Dimension 3: **Ätiologie** (Was ist die Ursache? Hippocampussklerose, kortikale Dysplasie, vaskuläre Malformation, ZNS-Infektion, hypoxisch-ischämische Enzephalopathie, Schädel-Hirn-Trauma, andere strukturelle Hirnläsion, erblich, idiopathisch …).
- Dimension 4: **Anfallshäufigkeit** (Wie schwer und akut ist die Erkrankung? Täglich, anhaltend, selten, undefiniert …).
- Dimension 5: **Sonstige relevante medizinische und soziale Faktoren** (Wie verlief die Entwicklung, bekannte Diagnosen …).

4. Rolando-Epilepsie

Die Rolando-Epilepsie (**BECTS**, benigne Epilepsie des Kindesalters mit zentrotemporalen Spikes) ist die häufigste Epilepsieform im Alter von 4–15 Jahren (Gipfel 8 ± 2,5 Jahre). Die altersspezifische Inzidenz beträgt 5,6–21/100.000 Neuerkrankungen/Jahr. Eine positive Fieberkrampfanamnese besteht bei 10–20 % der Patienten, eine positive Familienanamnese bei 5 % der Geschwisterkinder. Das EEG zeigt bei normaler Grundaktivität und Gliederung einen charakteristischen **zentrotemporalen Spike/Sharp-Wave-Fokus**, uni- oder bilateral, mit Aktivierung des Fokus bei Müdigkeit oder Schlaf (➤ Abb. 42.1).

Bei 30 % der Kinder tritt nur ein Anfall auf, bei 60 % 2–10 Anfälle, bei 10 % > 10 Anfälle. Charakteristisch ist eine **spontane Remission** bis zur Pubertät, sicher aber bis zum 18. Lebensjahr inklusive EEG-Normalisierung. Anfallssemiologie: **seltene, meist nächtliche Anfälle mit unilateralen Parästhesien** (Wange, Lippe, Zunge), hemifaziale, z. T. pharyngeale Kloni bei erhaltenem Bewusstsein, **Sprechstörung, einseitiger Speichelfluss, Dauer < 2 Minuten.** Hemiklonische oder sekundär generalisierte tonisch-klonische Anfälle sind möglich. In testpsychologischen Untersuchungen zeigen 30–50 % der Patienten ein selektives kognitives Defizit, z. T. in Korrelation zum EEG-Befund.

5. Notfallmedikation

Die Notfallmedikation bei Kindern mit Epilepsie beinhaltet typischerweise die Verabreichung eines **Benzodiazepins**. Diazepam als rektales Klysma stellt eine weit verbreitete Therapieform dar. Praktikabler ist jedoch der bukkale oder nasale Zugangsweg, der bei Kleinkindern und Jugendlichen die Applikation des Medikaments erleichtert (z. B. Tavor expedit buccal 0,05 mg/kg KG, oder Midazolam nasal 0,1–0,3 mg/kg KG). Gelegentlich kann bei schweren, therapieresistenten Epilepsien eine stationäre Erprobung der Bedarfsmedikation notwendig sein, um eine ausreichende antikonvulsive Wirkung ohne Atemdepression zu erreichen.

6. Therapie und Prognose

Eine Langzeittherapie der Rolando-Epilepsie ist nur notwendig bei wiederholten Anfällen, generalisierten Anfällen, bei Z. n. Status epilepticus, eingeschränkter Lebensqualität und großer Angst vor weiteren Anfällen oder bei subkontinuierlicher fokaler Sharp-Wave-Aktivität im EEG, die topografisch zu neuropsychologischen Defiziten passt. Medikamente der 1. Wahl sind **Sultiam** (STM) oder Levetiracetam (LEV). Medikament der 2. Wahl ist Oxcarbazepin (OXC). Die **Prognose ist günstig**. Die Behandlung sollte bis maximal 2 Jahre nach dem letzten Anfall durchgeführt werden.

Fall 42   Hemifaziale Parästhesien und Kloni, Sprechstörung (9 Jahre)

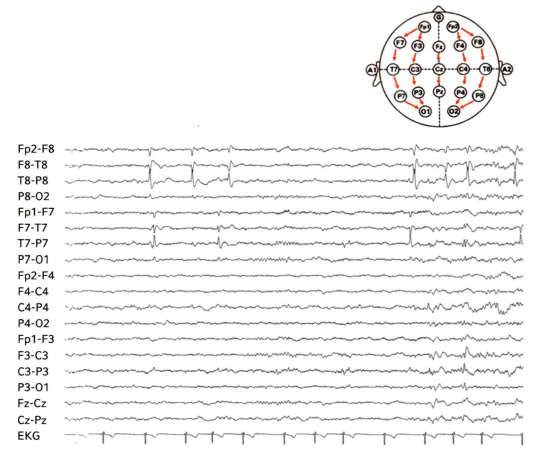

Abb. 42.1 Rolando-Epilepsie: Schlaf-EEG mit Spikes links und rechts temporal.

Merke

Bei einem ersten zerebralen Anfall muss ein breites Spektrum an Differenzialdiagnosen in Betracht gezogen werden. Diagnostische Maßnahmen zielen auf die **Differenzierung** zwischen **symptomatischen Anfällen** mit akutem Handlungsbedarf und **primären zerebralen Anfällen** bei Epilepsie mit der Notwendigkeit einer antikonvulsiven Dauertherapie.

Zusammenfassung

Die **Rolando-Epilepsie** stellt die häufigste Epilepsie bei Kindern zwischen 4 und 15 Jahren dar und ist mit einer **guten Prognose** assoziiert. Typisch ist eine **(komplex)-fokale** Anfallssemiologie der mimischen und oropharyngealen Muskulatur. Nicht jede Rolando-Epilepsie muss antikonvulsiv behandelt werden. Spätestens zum Abschluss der Pubertät/des 18. Lebensjahrs bilden sich Anfälle und EEG-Auffälligkeiten zurück.

Fieber, trockener Husten, Tachydyspnoe und Einziehungen (3 Monate)

Manuela Steinsdörfer

Anamnese

Der 3 Monate alte Paul wird Ihnen wegen seit 3 Tagen bestehenden Fiebers bis maximal 39 °C sowie Husten und Schnupfen vorgestellt. Die Eltern berichten, dass er heute besonders schwer atme und sie das Gefühl hätten, dass er nicht genug Luft bekäme. Auch trinke der voll gestillte Säugling wesentlich weniger und melde sich seltener als sonst. Dies sei der erste Infekt dieser Art. Schwangerschaft, Geburt und die bisherige Entwicklung seien unauffällig gewesen.

Untersuchungsbefunde

3 Monate alter männlicher Säugling in reduziertem AZ. Temperatur 39,0 °C. Deutliche Tachydyspnoe, Atemfrequenz 70/Min., inter- und subkostale sowie juguläre Einziehungen, Sauerstoffsättigung bei Raumluft 87 %. Pulmo bei abgeschwächtem Atemgeräusch seitengleich belüftet, feuchte Rasselgeräusche, dezentes Giemen über allen Lungenfeldern. Rachen leicht gerötet, seröse Rhinitis.

Laborbefunde

Leukozyten 12.000/µl. Hb 13 g/dl, Thrombozyten 583.000/µl. Differenzialblutbild: Granulozyten 16 %, Lymphozyten 81 %, Monozyten 3 %. CRP < 0,5 mg/dl. RSV-Schnelltest positiv.

1. Wie lautet Ihre Diagnose?

2. Welche Untersuchungen ordnen Sie an?

3. Wie schätzen Sie die Infektiosität der Erkrankung ein?

4. Welche Therapie leiten Sie ein?

5. Beschreiben Sie den typischen Verlauf der Erkrankung und schätzen Sie das Reinfektionsrisiko ein.

6. Stehen prophylaktische Maßnahmen zur Verfügung?

Fall 43 Fieber, trockener Husten, Tachydyspnoe und Einziehungen (3 Monate)

1. Diagnose
Die klinische Symptomatik und das Alter des Patienten sprechen für das Vorliegen einer Infektion mit dem **Respiratory-Syncytial-Virus (RSV)**, einem RNA-Virus aus der Familie der Paramyxoviren, die besonders im Säuglingsalter zu schweren Affektionen des unteren Respirationstrakts in Form einer Bronchiolitis oder Pneumonie führt und in circa 10–20 % der Fälle mit zentralen Apnoen assoziiert ist.

2. Diagnostik
Bei Verdacht auf eine **RSV-Infektion** sollten folgende Untersuchungen durchgeführt werden:
- **Klinische Beurteilung:** Tachydyspnoe, Einziehungen, abgeschwächtes Atemgeräusch.
- Messung der transkutanen **Sauerstoffsättigung.**
- **Blutentnahme:** meist uncharakteristische Veränderungen.
- **Röntgen-Thorax:** deutliche Überblähung mit tiefstehenden Zwerchfellen und vermehrter Transparenz in beiden Lungenfeldern sowie perihiläre Zeichnungsvermehrung (➤ Abb. 43.1).
- **Virusnachweis:** RSV-Nachweis im Rachenspülwasser.

> **Merke**
> Bei der RSV-Infektion im Säuglingsalter sind neben dem Virusnachweis vor allem die klinische Beurteilung und die Messung der transkutanen Sauerstoffsättigung von entscheidender Bedeutung.

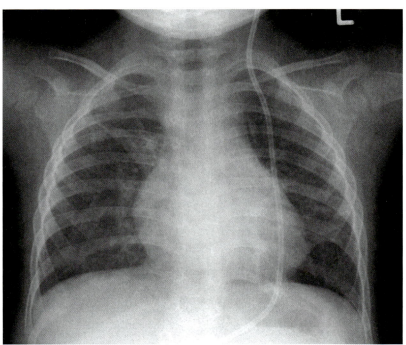

Abb. 43.1 Röntgen-Thorax bei RSV-Infektion (Kind, 2 Jahre, Trisomie 21, VP-Shunt). Inhomogene Überblähung der Lunge mit tiefstehenden Zwerchfellen, streifige Verdichtungen mit Dystelektasen.

3. Infektiosität

Durch das RS-Virus können in jedem Alter Atemwegsinfektionen hervorgerufen werden, die jedoch vor allem im Säuglingsalter zu ausgeprägter respiratorischer Beeinträchtigung führen. Besonders schwere Verläufe treten bei Frühgeborenen mit bronchopulmonaler Dysplasie, Herzfehlern und Immundefekten auf. Die höchste Morbidität der RSV-Infektion besteht in den ersten beiden Lebensjahren, sodass am Ende des 2. Lebensjahres die Durchseuchungsrate bei nahezu 100 % liegt. Die Übertragung erfolgt durch **Tröpfchen- oder Schmierinfektion,** die Kontagiosität ist extrem hoch.

4. Therapie

Die Therapie beinhaltet vor allem eine **symptomatische** Unterstützung des Patienten mittels zusätzlicher Sauerstoffgabe bei Bedarf, Inhalationen mit physiologischer Kochsalzlösung, Verabreichung abschwellender Nasentropfen und Physiotherapie. Bei obstruktiver Symptomatik ist ein Therapieversuch mit β_2-Sympathikomimetika indiziert. Diese Therapie sollte jedoch bei ausbleibendem Erfolg nicht fortgesetzt werden. Eine **kausale** inhalative antivirale Therapie wird wegen fehlender Wirksamkeit nicht mehr empfohlen.

5. Verlauf und Reinfektionsrisiko

Nach einer Inkubationszeit von 3–6 Tagen kommt es durch die Infektion mit dem RS-Virus im **1. Lebenshalbjahr** vor allem zu einer **Bronchiolitis** mit Tachydyspnoe, Einziehungen, feuchten Rasselgeräuschen oder zu einer **Pneumonie**. Ab dem **2. Lebenshalbjahr** überwiegt das Vorliegen einer **obstruktiven Bronchitis** mit Fieber, Husten, Tachydyspnoe, verlängertem Exspirium, Giemen und Pfeifen. Abhängig von der Schwere der Beeinträchtigung halten die Symptome 7–14 Tage an. Nach erfolgter Infektion besteht eine Reinfektionsrate von 10–20 %, wobei sich diese Infektion dann meist als leichterer Infekt der oberen Luftwege manifestiert. Zudem kann es im Anschluss an eine RSV-Infektion zu anhaltender bronchialer Hyperreagibilität kommen.

> **Merke**
>
> Nach einer RSV-Infektion kann es zu lang anhaltender bronchialer Hyperreagibilität mit rezidivierenden obstruktiven Atemwegsbeschwerden kommen. Eine Reinfektion tritt in 10–20 % der Fälle auf.

6. Prophylaxe

Für die Prophylaxe der RSV-Infektion steht ein monoklonaler **RSV-spezifischer Antikörper** (Pavilizumab, Synagis®) zur Verfügung, der für Patienten mit hohem Erkrankungsrisiko empfohlen wird. Hierzu zählen vor allem Kinder im Alter von bis zu 24 Monaten, die wegen einer **bronchopulmonalen Dysplasie** oder einer sonstigen schweren Beeinträchtigung der respiratorischen Kapazität bis wenigstens sechs Monate vor Beginn der RSV-Saison mit Sauerstoff behandelt wurden oder an einem **hämodynamisch relevanten Herzvitium** leiden (Shuntvitien, pulmonale Hypertonie). Zudem kann die Indikation bei Frühgeborenen < 28 SSW innerhalb des ersten Lebensjahres unabhängig vom Vorliegen einer bronchopulmonalen Dysplasie gestellt werden.

Die passive Immunisierung wird während der Saison im Abstand von etwa 4 Wochen intramuskulär verabreicht und führt durch die **neutralisierende und fusionshemmende Aktivität** des Antikörpers zu einer Verhinderung der Infektion.

Unabhängig von der medikamentösen Prophylaxe sind intensivierte Hygienemaßnahmen von entscheidender Bedeutung.

Fall 43 Fieber, trockener Husten, Tachydyspnoe und Einziehungen (3 Monate)

Zusammenfassung

RS-Viren sind die häufigsten Erreger schwerer Infektionen der unteren Atemwege im 1. Lebensjahr, die eine Bronchiolitis, Pneumonie oder obstruktive Bronchitis verursachen können. Nach einer Inkubationszeit von circa 3–6 Tagen kommt es zu Erkältungssymptomen (Husten, Schnupfen, Fieber) sowie zu einer Beeinträchtigung der Atmung mit Tachydyspnoe, Einziehungen und gegebenenfalls verlängertem Exspirium. Die Übertragung erfolgt als Schmier- oder Tröpfcheninfektion bei hoher Kontagiösität. Besondere Bedeutung hat die Infektion für Säuglinge und Kinder bis zu 24 Monaten mit einer Vorschädigung der Lunge (bronchopulmonale Dysplasie) oder hämodynamisch wirksamen Herzvitien, da es bei diesem Patientenkollektiv zu sehr schweren Verläufen kommen kann. **Laborchemisch** zeigen sich eher unspezifische Veränderungen, sodass zu den wichtigsten **diagnostischen Maßnahmen** vor allem die ausführliche körperliche Untersuchung mit Beurteilung des Atemmusters und der Frequenz sowie die Messung der transkutanen Sauerstoffsättigung und der Nachweis des Virusantigens aus Nasopharyngealsekret zählen. **Therapeutisch** wird eine symptomatische Therapie mit Sauerstoffgabe bei Bedarf, Inhalationen mit physiologischer Kochsalzlösung, abschwellenden Nasentropfen und Physiotherapie eingeleitet. Zur **Prophylaxe** einer RSV-Infektion bei Hochrisikopatienten steht ein monoklonaler RSV-spezifischer Antikörper zur Verfügung.

Fieber, Abgeschlagenheit und Arthralgien (13 Jahre)

Stephanie Putzker

Anamnese
In der allgemeinpädiatrischen Ambulanz wird Ihnen eine 13-jährige Patientin vorgestellt, die seit etwa 6 Wochen über zunehmenden Leistungsabfall, Kurzatmigkeit und rezidivierende Fieberschübe klagt. Zudem seien wiederholt Gelenkschmerzen an den Ellenbogen und Handgelenken, aber auch im Bereich der Knie- und Hüftgelenke beidseits aufgetreten. Schwellungen seien nie beobachtet worden. Das Mädchen sei bisher immer gesund gewesen. In der Familie sind keine chronischen, erblichen oder schweren Erkrankungen bekannt.

Untersuchungsbefund
Klinisch sehen Sie eine blasse, krank wirkende Patientin, bei der Untersuchung fallen lediglich ein dezent geschwollenes und überwärmtes Kniegelenk rechts ohne Bewegungseinschränkung sowie eine leichte Rötung der Wangen auf.

Laborbefunde
Leukozyten 2.500/µl, Erythrozyten 3,5 Mio/µl, Hämoglobin 10,9 g/dl, Thrombozyten 110.000/µl. CRP 1,2 mg/dl. Urinstix pH 5, Eiweiß +, sonst unauffällig.

1. Welche weiteren anamnestischen Angaben interessieren Sie?
2. Welche weiterführenden Laboruntersuchungen empfehlen Sie?
3. Welche apparativen Untersuchungen sind sinnvoll?
4. Wie lautet Ihre Verdachtsdiagnose?
5. Welche Therapiemöglichkeiten stehen zur Verfügung? Wie schätzen Sie die Prognose der Erkrankung ein?
6. Nennen Sie weitere Formen der Erkrankung.

Fall 44 Fieber, Abgeschlagenheit und Arthralgien (13 Jahre)

1. Anamnese
Die Symptomatik ist noch nicht klar zuzuordnen, deshalb erfragen Sie zusätzlich Angaben zu Gewichtsverlauf und Appetit. Die Patientin berichtet, sich über eine Gewichtsabnahme von ca. 4 kg in den letzten 6 Wochen gefreut zu haben. Zur Kurzatmigkeit erfahren Sie, dass diese v. a. belastungsabhängig auftrete, und dass größere körperliche Anstrengungen und Sport nicht mehr möglich seien. Es besteht kein Husten oder Hustenreiz. In Bezug auf die Arthralgien sei ein **Zeckenbiss** nicht erinnerlich. Einzig auffällig sei eine Art Sonnenallergie am Dekolleté, die die Patientin erst kürzlich entwickelte. Ödeme habe sie nie bemerkt.

2. Ergänzende Laboruntersuchungen
In Anbetracht der Kombination aus **Panzytopenie** (Anämie, Leukopenie und Thrombozytopenie), Gelenkbeschwerden und Hautsymptomen sollte eine venöse Blutentnahme mit Bestimmung von BSG, Serum-Elektrophorese, C3- und C4-Komplement, Kreatinin, Cystatin C, **ANA, anti-dsDNA**, und Phospholipid-AK durchgeführt werden. Der 2. Morgenurin sollte quantitativ auf Eiweiß, Mikroalbumin, Erythrozyten und Leukozyten untersucht werden. **Ergebnisse:** Die BSG ist mit 46/98 mm beschleunigt, die Serum-Elektrophorese zeigt eine Erhöhung der α_2-Globulin-Fraktion, C3- und C4-Komplement sind erniedrigt. Es finden sich hochtitrige ANA von 1 : 10.240, in der Differenzierung SSA/SSB + sowie erhöhte anti-dsDNA. Die Eiweißausscheidung im Urin ist unauffällig.

3. Apparative Untersuchungen
Wegen der Kurzatmigkeit sollten sowohl pulmonale als auch kardiale Ursachen abgeklärt werden. Hier bietet sich die Durchführung eines **EKG**, ggf. einer **Echokardiografie** und einer **Röntgenaufnahme der Lunge** an. Eine **Sonografie des Abdomens** kann ergänzend zur Bestimmung der Milzgröße und zur Suche nach intraabdominellen Lymphknotenvergrößerungen sinnvoll sein.

Ergebnisse: Im EKG zeigt sich ein Sinusrhythmus, HF 98/Min., Indifferenztyp. Auffällige Niedervoltage. Echokardiografisch findet sich ein Perikarderguss, die ventrikuläre Pumpfunktion ist in Ruhe leicht eingeschränkt. Im Röntgenbild der Lunge werden einzelne vergrößerte Hiluslymphknoten festgestellt, sonst keine Auffälligkeiten. Die Abdomensonografie ergibt einen Normalbefund. Aufgrund der vermuteten Diagnose melden Sie ein **EEG** zum Ausschluss einer ZNS-Beteiligung an.

4. Diagnose
Die vorliegenden Befunde sprechen für das Vorliegen eines **systemischen Lupus erythematodes (SLE)**. Die Erkrankung gehört zur Gruppe der Kollagenosen. Sie kommt weltweit vor, bei Asiaten und Afroamerikanern etwas häufiger als bei der kaukasischen Bevölkerung (1 : 1.000). Meist erkranken Mädchen im Alter zwischen 9 und 15 Jahren. Die Erkrankung beginnt schleichend oder akut mit Krankheitsgefühl, Fieber und Gewichtsverlust. Nahezu jedes Organ kann beim SLE betroffen sein. Charakteristisch ist ein schmetterlingsförmiges Erythem über Wangen und Nasenrücken mit erhöhter Lichtempfindlichkeit der Haut (➤ Abb. 44.1). Die **Lupusnephritis** tritt in über 80 % der Fälle auf, kann mit Hämaturie, Proteinurie, nephritischem oder nephrotischem Syndrom und akutem oder chronischem Nierenversagen einhergehen und bestimmt entscheidend die Langzeitprognose. Ein weiteres sehr häufiges Symptom (> 70 %) ist die symmetrische **Arthritis** ohne Gelenkdestruktion. Häufig (40 %) besteht eine **Perikarditis**. Eine **Panzytopenie** ist ein weiteres wichtiges Merkmal, wobei die Leukozytopenie in der Regel im Vordergrund steht. Eine **pulmonale Beteiligung** kommt in 20–50 % der Fälle vor. Eine der am meisten gefürchteten Komplikationen ist der **ZNS-Befall,** der in 30 % der Fälle vorkommt (Kopfschmerzen, epileptische Anfälle, Wesensveränderung, Psychosen, Störung der Denk- und Merkfähigkeit).

Die Diagnose systemischer Lupus erythematodes kann anhand der seit 1982 geltenden und zuletzt 1997 modifizierten 11 Kriterien des American College of Rheumatology (ACR) gestellt werden (➤ Tab. 44.1).

Tab. 44.1 11 Diagnosekriterien der ACR für systemischen Lupus erythematodes

Diagnosekriterium	Beschreibung
Schmetterlingserythem	Leicht erhabenes Erythem über Wangen und Nasenrücken mit Aussparung der Nasolabialfalten
Diskoider Lupus	Erhabene Rötung und Schuppung
Photosensibilität	UV-Exposition kann zu Hautveränderungen führen
Oronasale Ulzerationen	Aphthen oder Ulzerationen im Mund oder nasopharyngeal
Arthritis	Nichterosive Arthritis, die zwei oder mehr periphere Gelenke betrifft
Serositis, Pleuritis, Perikarditis	Schmerzen und/oder Ergussbildung
Nierenbeteiligung	Persistierende Proteinurie oder Zylindrurie (Erythrozyten, Hämoglobin)
ZNS-Beteiligung	Epileptische Anfälle, Psychosen
Hämatologische Veränderungen	Hämolytische Anämie, Leukopenie (< 4.000/µl), Lymphopenie (< 1.500/µl) oder Thrombozytopenie (< 100.000/µl)
Immunologische Veränderungen	Anti-dsDNA-, Anti-Sm- oder Anti-Phospholipid-Antikörper
Antinukleäre Antikörper	Erhöhte Titer in indirekter Immunfluoreszenz

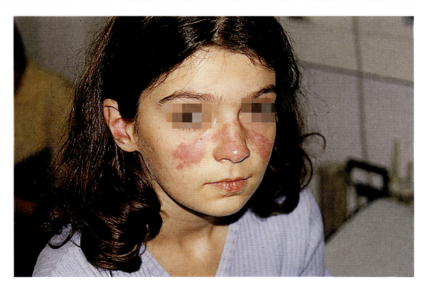

Abb. 44.1 Schmetterlingserythem bei SLE.

5. Therapie und Prognose

Die Behandlung eines SLE erfordert einen umfassenden interdisziplinären Betreuungsansatz. Das Haupttherapieprinzip besteht in der Durchführung einer **immunsuppressiven Therapie** mit Glukokortikoiden, Hydroxychloroquin, Cyclophosphamid oder Azathioprin, Methotrexat und NSAR. Diese Therapie geht mit einer Vielzahl von Nebenwirkungen einher, charakteristische unerwünschte Effekte einer Langzeit-Steroid-

Fall 44 Fieber, Abgeschlagenheit und Arthralgien (13 Jahre)

therapie sind z. B. Cushing-Syndrom, arterielle Hypertonie, Diabetes mellitus und Wachstumsretardierung. Azathioprin und Methotrexat führen zu unerwünschten Effekten auf den Gastrointestinaltrakt, die Leber und die Hämatopoese. Die Lupusnephritis (LN) wird in Abhängigkeit der Schwere mit unterschiedlichen immunsuppressiven Therapieprotokollen behandelt. Wie bereits erwähnt, ist die Nierenerkrankung der entscheidende Faktor für die Langzeitprognose der Erkrankung. Schwere, opportunistische Infektionen sind die häufigste Todesursache.

6. Andere Formen des Lupus erythematodes
Weitere Formen des Lupus erythematodes sind:

- **Medikamenteninduzierter SLE**, z. B. durch Antihypertensiva, Antiarrhythmika, Antikonvulsiva und Antibiotika, Besserung meist nach Absetzen des Medikaments. Typischerweise finden sich ANA und Histon-AK.
- **Chronisch-diskoider Lupus erythematodes (CDLE):** Der kutane Lupus erythematodes manifestiert sich in Form von charakteristischen dreiphasigen Hauterscheinungen ohne weiteren Organbefall.
- **Subakut kutaner Lupus erythematodes (SCLE):** Sonder- und Intermediärform zwischen SLE und CDLE.
- **Neonatales LE-Syndrom:** Bei Neugeborenen von Müttern mit SLE kommt es v. a. zu Symptomen an der Haut und am Herzen.

Zusammenfassung
Der SLE ist eine **chronisch-entzündliche Autoimmunerkrankung**, die durch eine B-Zell-Hyperaktivität, die Produktion von Autoantikörpern gegen Zellkernbestandteile und Ablagerungen von Immunkomplexen gekennzeichnet ist und zu den Symptomen Gewichtsverlust, Fieber, Panzytopenie und Arthritis mit Beteiligung von Herz, Lunge, ZNS, Haut und Nieren führen kann.

Wachstumsstillstand (13 Jahre)
Julia Roeb

Anamnese
Lena wird Ihnen vorgestellt, da sie in den letzten 2 Jahren nur 2 cm gewachsen sei. Sie erinnert sich, immer langsamer gewachsen zu sein als ihre Freundinnen. Zuvor zeigte sich eine stetige Größenzunahme. Mit 5 Jahren lag ihre Größe auf der 25. Perzentile. Lenas Entwicklung verlief komplikationslos. Chronische Erkrankungen werden verneint. Ihre Mutter ist 170 cm, ihr Vater 183 cm groß. Der Pubertätsbeginn der Eltern erfolgte altersentsprechend.

Untersuchungsbefund
13 $^3/_{12}$ Jahre altes Mädchen, Größe 142 cm (3. Perzentile), Gewicht 44 kg (25.–50. Perzentile), Kopfumfang 53,2 cm (50. Perzentile). Hoher Gaumen, tiefer Haaransatz, enger Augenabstand, dezente Cubita valga. Reifestatus PH1, B1, C1. Sonstige internistische und neurologische Untersuchung unauffällig.

Laborbefunde
IGF1 niedrig normal. IGF-BP3, TSH, fT3, fT4, Kortisol im Normbereich. LH < 0,1 mU/ml, FSH 2,2 mU/ml, Östradiol < 5 pg/ml.

1. Wie beurteilen Sie die auxiologischen Daten?

2. Wie bewerten Sie die Laborbefunde?

3. Welche ergänzenden Untersuchungen sollten erfolgen?

4. Wie lautet Ihre Verdachtsdiagnose? Beschreiben Sie die Klinik.

5. Welches Ergebnis erwarten Sie bei einer Chromosomenanalyse?

6. Welche Therapie veranlassen Sie?

Fall 45 Wachstumsstillstand (13 Jahre)

1. Auxiologie

Der **Größenverlauf** von Lena zeigt ein perzentilenflüchtiges Längenwachstum. Im 5. Lebensjahr lag sie mit ihrer Größe auf der 25. Perzentile, aktuell liegt ihre Körperlänge auf der 3. Perzentile (➤ Abb. 45.1). Somit liegt definitionsgemäß noch kein Kleinwuchs (< 3. Perzentile) vor. Bezogen auf die **Elterngrößen** zeigt sich jedoch ein Wachstum unterhalb des **genetischen Zielbereichs**. Zur Berechnung des genetischen Zielbereichs wird zunächst der Mittelwert aus beiden Elterngrößen bestimmt. Bei Mädchen werden von diesem 6,5 cm abgezogen, bei Jungen 6,5 cm addiert. Bei Lena ergibt sich eine Zielgröße von 170 cm. Der Zielbereich liegt bei ± 8,5 cm und somit bei 161,5 cm bis 178,5 cm.

Da es zu einem verminderten Längenwachstum mit Kreuzen der Perzentilen gekommen ist, muss zumindest vorübergehend eine erniedrigte **Wachstumsgeschwindigkeit** vorgelegen haben (pathologisch < 25. Wachstumsgeschwindigkeitsperzentile). Wichtig ist außerdem, den **Pubertätsverlauf** zu betrachten. Bei Lena liegt eine Pubertas tarda vor. Wenn am 13. Geburtstag bei Mädchen bzw. mit 14,5 Jahren bei Jungen noch keine Pubertätszeichen aufgetreten sind, spricht man definitionsgemäß von einer „späten Pubertät".

2. Laborbefunde

Eine Untersuchung der Schilddrüsenparameter **TSH, fT3 und fT4** zum Ausschluss einer Hypothyreose zeigte bei Lena eine euthyreote Stoffwechsellage. Das **normwertige IGF1 und IGF-BP3** sprechen gegen das Vorliegen eines klassischen Wachstumshormonmangels. Auch ein **Hyperkortisolismus** kann mit einem Kleinwuchs einhergehen und wurde ausgeschlossen. Ein Hypokortisolismus hingegen könnte hinweisend auf eine hypophysäre Störung sein. Bei Pubertas tarda erfolgte die Untersuchung der Gonadotropine und des Östradiols, die bei Lena im präpubertären Bereich lagen. Erhöhte Gonadotropine können auf eine Gonadendysgenesie oder auf eine primäre Ovarialinsuffizienz hinweisen.

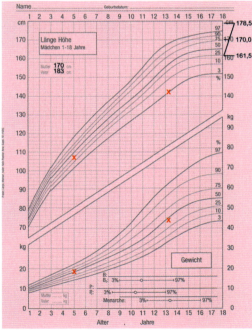

Abb. 45.1 Perzentilenkurve der Patientin.

3. Ergänzende Untersuchungen

- Eine **Chromosomenanalyse** sollte bei jedem Mädchen mit Kleinwuchs erfolgen, da das Ullrich-Turner-Syndrom die häufigste chromosomal bedingte Ursache für einen Kleinwuchs ist.
- Eine der wichtigsten Differenzialdiagnosen bei der Kleinwuchsabklärung ist die **Zöliakie**. Eine Untersuchung der **Transglutaminase- bzw. Endomysium-Antikörper** sollte daher bei jedem Patienten mit Kleinwuchs erfolgen.
- Zu jeder Abklärung einer Wachstumsstörung gehört der **Ausschluss schwerer Grunderkrankungen** (gastrointestinale Krankheiten, Störungen des Knochenstoffwechsels, chronische Nierenerkrankungen, Lebererkrankungen und Anämien). Deshalb sollten ein Blutbild mit Differenzialblutbild angefertigt sowie Elektrolyte, Leber- und Nierenwerte bestimmt werden.

- Mit einer **Röntgenaufnahme der linken Hand** lässt sich das Knochenalter bestimmen. Die Skelettreifung erfolgt parallel zum Längenwachstum. Die verspätete Pubertät könnte mit einer **Reifungsverzögerung** des Skeletts in Bezug auf das chronologische Alter einhergehen. In diesem Fall wäre von einer verlängerten Wachstumszeit auszugehen. Darüber hinaus kann aus der Bestimmung des Knochenalters eine **Endlängenprognose** für die Patientin erfolgen. Bei retardiertem Knochenalter besteht wegen der prolongierten Wachstumsphase die Chance auf eine normale Endlänge.
- Sollte diese Diagnostik keine weiteren Hinweise auf die Diagnose ergeben, kann bei erniedrigten Gonadotropinen ein **GnRH-Agonist-Test** (GnRH: Gonadotropin-releasing Hormone) durchgeführt werden. Dieser ist zur differenzialdiagnostischen Abgrenzung eines hypogonadotropen Hypogonadismus von einer konstitutionellen Entwicklungsverzögerung hilfreich. Bei einer konstitutionellen Entwicklungsverzögerung kommt es zu einem Anstieg der Gonadotropine nach Stimulation, bei einem hypogonadotropen Hypogonadismus bleibt dieser aus. Bei einer negativen Stimulation sollte eine **MRT des Schädels** zum Ausschluss von intrakraniellen Raumforderungen oder Fehlbildungen angeschlossen werden.

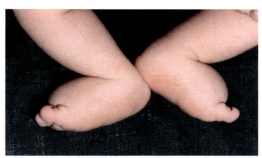

Abb. 45.2 Ullrich-Turner-Syndrom. Lymphödeme der Fußrücken.

4. Verdachtsdiagnose

Lena zeigt neben einem perzentilenflüchtigen Längenwachstum unterhalb des genetischen Zielbereichs eine Pubertas tarda. Darüber hinaus fielen weitere klinische Befunde wie ein hoher Gaumen, ein tiefer Haaransatz, ein enger Augenabstand und dezente Cubita valga auf. Damit besteht der Verdacht auf ein **Ullrich-Turner-Syndrom**. Die Inzidenz beträgt etwa 1 : 2.000 weiblicher Neugeborener. Das Ullrich-Turner-Syndrom führt jedoch pränatal häufig zum Abort, sodass die Häufigkeit beim Ungeborenen wahrscheinlich viel höher ist. Bereits in der Neugeborenenphase kann sich das Ullrich-Turner-Syndrom mit Lymphödemen an Hand- und Fußrücken manifestieren (➤ Abb. 45.2). Ein weiteres typisches Symptom ist der auffällige Wachstumsverlauf unterhalb des genetischen Zielbereichs bis hin zum **Kleinwuchs**. Die Endgröße liegt ohne Behandlung meist < 150 cm. Klinisch imponiert ein dysproportionierter Körperbau, ein Schildthorax, ein tiefer Haaransatz, ein kurzer Hals mit Flügelfell, tief sitzende retrovertierte Ohren, Cubita valga, eine Verkürzung des vierten Mittelhandknochens, eine antimongoloide Lidachsenstellung und Nageldysplasien. Aufgrund der **Gonadendysgenesie** mit einer ovariellen Insuffizienz kommt es zur **Pubertas tarda**. Die Gonaden sind meist nur rudimentär angelegt und werden deshalb auch „Streak Gonads" genannt. Die Patientinnen sind somit meist infertil und leiden an einer primären Amenorrhö. Laborchemisch zeigt sich typischerweise im Verlauf ein hypergonadotroper Hypogonadismus. Oft sind weitere Organfehlbildungen assoziiert. Meist sind es kardiale Anomalien wie Aortenisthmusstenosen, Pulmonalstenosen oder Aneurysmen. Auch Nierenfehlbildungen (Hufeisenniere) sind beschrieben.

5. Chromosomenanalyse

Die Chromosomenaberration beim Ullrich-Turner-Syndrom kann in allen Zellen nachgewiesen werden oder im Falle eines Mosaiks nur einen Teil der Zellen betreffen. In 50 % der Fälle kommt es zum Fehlen des zweiten X-Chromosoms infolge einer Non-Disjunction. Die Chromosomenanalyse ergibt den **Karyotyp 45, X0**. In 50 % der Fälle kommt es zu unterschiedlichen **Mosaiken**. Hierbei liegen neben Zelllinien mit fehlendem zweiten X-Chromosom (45, X0) Zellen mit einem unauffälligen weiblichen Karyotyp vor. Möglich sind auch Mosaike wie

Fall 45 Wachstumsstillstand (13 Jahre)

beispielsweise 46, XX oder 47, XXX. In seltenen Fällen (circa 5 %) ist ein Y-Chromosom vorhanden (46, XY). In diesem Fall muss einen Entfernung der Gonaden bzw. ihrer Rudimente erfolgen, da ein erhöhtes Entartungsrisiko (Gonadoblastom oder Dysgerminom) besteht. Aufgrund der unterschiedlichen Aberrationen sind der Phänotyp und die klinische Ausprägung des Ullrich-Turner-Syndroms sehr variabel. Patientinnen mit einem Mosaik können durchaus spontan die Pubertät erreichen und fertil sein. In seltenen Fällen kann die Chromosomenanalyse bei Vorliegen eines Mosaiks nicht zur Sicherung der Diagnose führen. Besteht dennoch der Verdacht auf ein Ullrich-Turner-Syndrom, so können ergänzend andere Gewebe (Mundschleimhautzellen, Urothelzellen) mittels FISH-Analyse (FISH: Fluoreszenz-in-situ-Hybridisierung) untersucht werden. Auf diese Weise werden Zellen aller drei Keimblätter untersucht.

6. Therapie
Die Behandlung des Ullrich-Turner-Syndroms beinhaltet zwei Säulen.
Zur Behandlung des Kleinwuchses kann die Verabreichung von rekombinantem **Wachstumshormon** einmal täglich subkutan erfolgen. Zur Induktion der Pubertät und Behandlung des hypergonadotropen Hypogonadismus erhalten die Mädchen eine Östrogensubstitution mit einer kontinuierlichen Dosissteigerung, die die physiologische Pubertät imitiert.

Merke
Bei allen Mädchen mit Kleinwuchs sollte eine Chromosomenanalyse erfolgen!

Zusammenfassung
Bei Mädchen mit **Wachstumsstörung** und **Pubertas tarda** sollte an das mögliche Vorliegen eines Ullrich-Turner-Syndroms gedacht werden. Die Chromosomenaberration beim Ullrich-Turner-Syndrom kann in allen Zellen nachgewiesen werden oder im Falle eines Mosaiks nur einen Teil der Zellen betreffen. Phänotyp und klinische Ausprägung sind sehr variabel. Die Behandlung der Wachstumsstörung besteht in der täglichen Gabe von rekombinantem Wachstumshormon. Die Therapie der Pubertätsstörung erfolgt durch lebenslange Östrogensubstitution.

Trinkunlust, Dyspnoe und vermehrtes Schwitzen (4 Wochen)
Claudia Kupzyk

Anamnese
Besorgt kommt eine Mutter mit ihrer 4 Wochen alten Tochter in die Ambulanz. Emma habe seit der Geburt kaum zugenommen und trinke zunehmend schlechter. In letzter Zeit atme sie schwer und würde stark am Kopf schwitzen. Als heute beim Trinken die Lippen blau geworden seien, sei sie sofort ins Krankenhaus gekommen.

Untersuchungsbefund
Bei der Untersuchung sehen Sie einen zarten weiblichen Säugling mit verschwitztem Kopf. Gewicht 3.900 g, Länge 53 cm, Kopfumfang 39 cm. Die Lippen sind rosig. Die Atmung ist beschleunigt und angestrengt. Bei der Auskultation des Herzens hören Sie ein holosystolisches Geräusch mit Punctum maximum (P. m.) über dem 3.–4. ICR links parasternal und einen betonten 2. Herzton. Die Leber ist 3 cm unterhalb des rechten Rippenbogens zu tasten.

EKG und Röntgen-Thorax
EKG: Zeichen der biventrikulären Hypertrophie mit P-sinistroatriale.
Röntgen-Thorax: Kardiomegalie, verstärkte Hilus- und Lungengefäßzeichnung.

1. Wie lautet Ihre Verdachtsdiagnose?

2. Beschreiben Sie die Pathogenese dieser Erkrankung.

3. Welche weiteren Untersuchungen leiten Sie ein?

4. Welche Therapieoptionen haben Sie?

5. Nennen Sie prä- und postoperative Komplikationen!

6. Wie ist die Prognose der Patienten?

Fall 46 Trinkunlust, Dyspnoe und vermehrtes Schwitzen (4 Wochen)

1. Verdachtsdiagnose

Der Fall beschreibt die typischen Leitsymptome eines großen **Ventrikelseptumdefekts (VSD)**. Er ist definiert als **Defekt der ventrikulären Scheidewand** mit Übertritt von sauerstoffreichem Blut vom linken in den rechten Ventrikel (**Links-Rechts-Shunt**). Mit 20 % aller angeborenen isolierten Herzfehlbildungen ist der VSD das **häufigste kongenitale Herzvitium**. In weiteren 10 % ist er mit anderen kardialen Anomalien (ASD II, PDA, Aortenisthmusstenose) assoziiert oder Bestandteil komplexer Fehlbildungen. Die Trisomien 13, 18 und 21 sind mit der Erkrankung vergesellschaftet. Das Geschlechterverhältnis ist 1 : 1.

Die verschiedenen **Typen** des VSD werden durch ihre Lokalisation bestimmt (➤ Abb. 46.1):

- **(Peri-)membranöser Defekt:** VSD im membranösen Septum; infra- bzw. retrokristal; 70 %.
- **Muskulärer Defekt:** VSD im muskulären Septum; anterior und posterior apikal; 12 %; häufig multiple Defekte („Schweizer-Käse"-Defekt).
- **Subpulmonaler Defekt:** Outlet-VSD; infundibulär; supra- oder intrakristal; 8 %.
- **Sinusseptaldefekt:** Inlet-VSD (AVSD-Typ); posterior bzw. paratrikuspid; 8 %.

Je nach Größe des Septumdefekts variiert die Symptomatik. Kleine VSD bleiben häufig symptomlos und fallen lediglich durch ein sehr lautes hochfrequentes Systolikum auf. Gelegentlich können Symptome wie verstärktes Schwitzen und eine vermehrte Infektneigung beobachtet werden. Mittelgroße VSD führen zu Entwicklungsverzögerung, eingeschränkter Belastbarkeit, **Belastungsdyspnoe** und rezidivierenden Bronchitiden. Kinder mit großem VSD werden bereits in den ersten Lebenswochen aufgrund einer **fortschreitenden Herzinsuffizienz** durch starkes **Schwitzen, Trinkunlust, Gedeihstörung**, Dyspnoe und **Hepatomegalie** symptomatisch. Das **Herzgeräusch** ist mittelfrequent holosystolisch und strahlt vom **3.–4. ICR links parasternal** aus. Der 2. Herzton ist betont und kann, ebenso wie ein präkordiales Schwirren, gelegentlich getastet werden. **Differenzialdiagnosen** sind andere kardiale Fehlbildungen, z. B. eine Aorten- oder Pulmonalstenose oder eine Mitralinsuffizienz,

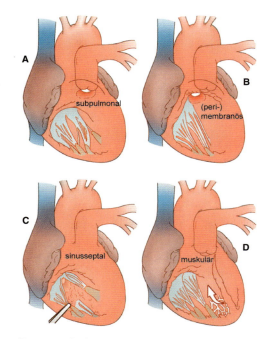

Abb. 46.1 Verschiedene Typen des Ventrikelseptumdefekts.

idiopathische Myokarderkrankungen und entzündliche oder sekundäre myokardiale Dysfunktionen.

2. Pathogenese

Postnatal sinkt beim Säugling der anfänglich physiologisch hohe pulmonale Widerstand, sodass der Druck im rechten Ventrikel unter den Druck des linken Ventrikels abfällt. Dadurch kommt es bei einem VSD bereits innerhalb der ersten Lebenswochen zur Ausbildung eines **Links-Rechts-Shunts**. Das Shuntvolumen variiert in Abhängigkeit vom Ausmaß des Defekts und den Widerstandsverhältnissen im großen und kleinen Kreislauf. Bleibt der Druck bei kleineren Defekten im linken Ventrikel größer als im rechten Ventrikel, spricht man von einem **drucktrennenden VSD**. Durch den Shunt kommt es zu einer **erhöhten Volumenbelastung** beider Ventrikel und zu **vermehrter pulmonaler Durchblutung**, wobei der Druck im rechten Ventrikel bei kleineren Defekten durch den Fluss von Shuntvolumen durch die A. pulmonalis zunächst normal bleibt. Ist der Defekt so groß, dass es durch das Shuntvolumen (> 50%) zu einem Druckausgleich zwischen den Ventrikeln kommt (**nicht drucktrennender VSD**) führt dies zusätzlich zu einer **Druckbelastung des rechten Ventrikels**. Die Folge ist eine progrediente Herzinsuffizienz mit der entsprechenden Symptomatik.

3. Diagnostik

EKG: Bei kleinem VSD normal; bei mittelgroßem und großem VSD links- oder biventrikuläre Hypertrophie mit P-sinistroatriale und (überdrehtem) Linkstyp, Sokolow-Index (SV2 + RV5) > 3,5 mV.

Röntgen-Thorax: Bei kleinem VSD unauffällig; bei größeren Defekten vergrößerter linker Vorhof und Ventrikel, prominentes Pulmonalissegment und verstärkte Lungengefäßzeichnung.

Echokardiografie: Darstellung des VSD in Größe und Lokalisation; nicht drucktrennender VSD > 5 mm; dopplerkardiografische Bestimmung der Shuntrichtung und des Druckgradienten (drucktrennender VSD > 50 mmHg, nicht drucktrennender VSD < 30 mmHg), Abschätzung des rechtsventrikulären Drucks.

Herzkatheteruntersuchung: Bestimmung der intraventrikulären Drücke, des pulmonalen Widerstands und des Shuntvolumens; die Indikation besteht bei gleichzeitig geplantem interventionellen Defektverschluss oder zum präoperativem Ausschluss weiterer kardialer Anomalien.

4. Therapie

Bei sehr kleinen hämodynamisch nicht relevanten Defekten muss keine weitere Therapie erfolgen. Drucktrennende Defekte verschließen sich bis zum Schulalter in bis zu 80 % spontan oder verkleinern sich wesentlich, sodass zunächst abgewartet werden kann. Eine **medikamentöse Therapie der Herzinsuffizienz** (Diuretika, Digitalis, ACE-Hemmer) ist meistens erst beim nicht drucktrennenden VSD indiziert. Je nach Symptomatik und Defektgröße wird der operative Verschluss des VSD zwischen dem 6. und 12. Lebensmonat geplant, wenn keine spontane Verkleinerung des Defekts absehbar ist. Bei fehlender kardialer Symptomatik und Shuntvolumina < 40 % kann in einigen Fällen das Vorschulalter abgewartet werden. Der **operative Verschluss** erfolgt durch **direkte Naht** oder die Verwendung eines **Dracon-Patchs**. Kann der Defekt z. B. aufgrund multipler Defekte oder komplexer Herzvitien nicht primär verschlossen werden, ist selten ein **palliatives Pulmonalis-Banding** indiziert. Einige Defekte können inzwischen interventionell verschlossen werden.

5. Komplikationen

Bleibt ein großer VSD unbehandelt, kommt es durch die kontinuierliche Volumenbelastung des pulmonalen Kreislauf nach dem 1. Lebensjahr zu einem irreversiblen Umbau der Alveolen mit Obliteration der Lungengefäße (**Eisenmenger-Reaktion**). Die progrediente Widerstandserhöhung führt zunächst zu einer Aufhebung des Links-Rechts-Shunts mit kurzzeitiger klinischer Verbesserung und schließlich zur **Shunt-Umkehr** (Rechts-Links-Shunt). Klinisch imponieren die Patienten mit **zentraler Zyanose** und Leistungsabfall. Das typische VSD-Geräusch kann nicht mehr auskultiert werden. Im **EKG** überwiegt eine **Rechtsherzhypertrophie**, der **Röntgen-Thorax** zeigt einen **Kalibersprung** zwischen zentralen und peripheren Lungengefäßen. Bei **irreversibler fixierter pulmonaler Hypertonie** (Persistenz unter Sauerstoff- oder NO-Beatmung und Prostaglandininfusion), ist der operative Verschluss des VSD aufgrund einer drohenden dekompensierten Rechtsherzinsuffizienz kontraindiziert und eine (Herz)-Lungentransplantation die einzige Therapieoption. Die häufigste postoperative Komplikation ist der **Rechtsschenkelblock** ohne hämodynamische Relevanz. In 10 % der Fälle verbleibt ein **bifaszikulärer Block**, selten ein **AV-Block** mit der Notwendigkeit einer Schrittmacherimplantation. Weitere mögliche Komplikationen sind Rest-Shunts, Verletzungen der Aorten- und Trikuspidalklappe oder der plötzliche Herztod.

Fall 46 Trinkunlust, Dyspnoe und vermehrtes Schwitzen (4 Wochen)

Merke
Der Verschluss eines großen symptomatischen VSD sollte innerhalb des 1. Lebensjahrs erfolgen, um einen irreversiblen pulmonalen Hypertonus zu vermeiden!

6. Prognose
90 % der VSD sind wegen der **hohen Rate von Spontanverschlüssen** und deutlicher Defektverkleinerungen nicht operationsbedürftig. Erfolgt jedoch ein notwendiger Verschluss eines großen VSD nicht, liegt die Lebenserwartung bei ca. 40 Jahren. 25 % dieser Patienten entwickeln nach dem 1. Lebensjahr eine **irreversible pulmonale Hypertonie**. Bei VSD-Verschluss innerhalb des 1. Lebensjahres werden meistens keine Langzeitschäden beobachtet. Die Lebenserwartung ist normal. Die Letalität bei isoliertem, singulärem VSD liegt bei Kindern unter 2 %. Der plötzliche Herztod nach operativer Versorgung ist extrem selten.

Zusammenfassung
Der isolierte VSD ist die **häufigste angeborene kardiale Fehlbildung**. Er ist definiert als Defekt in der ventrikulären Scheidewand mit konsekutivem Links-Rechts-Shunt. Je nach Lokalisation unterscheidet man membranöse, muskuläre und infundibuläre VSD. Abhängig von der Größe des Defekts reichen die Symptome von leichtem Schwitzen und Infektneigung bis zu den typischen Zeichen der Herzinsuffizienz mit Trinkunlust, Gedeihstörung, Dyspnoe und Hepatomegalie. Auskultatorisch fällt ein **systolisches Herzgeräusch** über dem 3.–4. ICR links parasternal auf. Bei größeren Defekten zeigen sich im **EKG** Zeichen der links- oder biventrikulären Hypertrophie, im **Röntgen-Thorax** eine Kardiomegalie und vermehrte Lungengefäßzeichnung. Die **Echokardiografie** kann den VSD verifizieren. Hämodynamisch werden drucktrennende und nicht drucktrennende Defekte unterschieden. Viele Defekte verschließen oder verkleinern sich spontan, sodass lediglich 10 % der Fälle operationsbedürftig sind. Große, symptomatische VSD werden innerhalb des 1. Lebensjahres operativ verschlossen, da sich durch die anhaltende Volumenbelastung des pulmonalen Kreislaufs ab dem 1. Lebensjahr eine **fixierte pulmonale Hypertonie** entwickeln kann (Eisenmenger-Reaktion). In diesen Fällen ist ein VSD-Verschluss kontraindiziert und eine Herz-Lungentransplantation die letzte Therapieoption. Nach rechtzeitigem VSD-Verschluss haben die Patienten eine normale Lebenserwartung. Komplikationen wie therapiebedürftige AV-Blocks oder der plötzliche Herztod sind selten.

47

Schwere Atemwegsinfektionen, Lymphadenopathie und Fieber (2 Jahre)

Claudia Kupzyk

Anamnese
Ihnen wird ein 2 Jahre altes Mädchen mit hohem Fieber und leichtem Husten zuverlegt. Im Arztbrief der vorbehandelnden Klinik lesen Sie, dass Eva seit Geburt bereits mehrere fieberhafte Atemwegsinfektionen und Otitiden gehabt habe, die teilweise antibiotisch behandelt werden mussten. In den beigefügten Laborparametern fällt Ihnen ein erhöhtes IgG auf. Der auswärtige Röntgen-Thorax-Befund beschreibt eine interstitielle Pneumonie.

Untersuchungsbefund
2 Jahre altes, blasses Mädchen in deutlich reduziertem AZ und gutem EZ. Tachypnoe mit anstoßender Atmung. O_2-Sättigung bei Raumluft 95 %. Pulmo seitengleich belüftet, keine Rasselgeräusche. Rhinitis, Trommelfelle beidseits leicht gerötet. Deutlich geschwollene Lymphknoten zervikal, submandibulär und inguinal. Bakteriologischer Sputumbefund: Nachweis von Pneumocystis jieroveci.

1. An welche Diagnose müssen Sie denken?

2. Welche Untersuchungen leiten Sie ein?

3. Beschreiben Sie die Pathogenese der Erkrankung.

4. Wie wird diese Erkrankung behandelt?

5. Wie kann die vertikale HIV-Infektion vermieden werden?

6. Wie bewerten Sie die Prognose der Patientin?

Fall 47 Schwere Atemwegsinfektionen, Lymphadenopathie und Fieber (2 Jahre)

1. Verdachtsdiagnose

Aufgrund der pulmonalen Infektionsneigung, des erhöhten IgG (unspezifische polyklonale B-Zellstimulation) und dem Nachweis von Pneumocystis jieroveci muss an das mögliche Vorliegen einer **HIV-Infektion** gedacht werden. Die Infektion mit dem Retrovirus führt zum **Immundefektsyndrom AIDS** (Acquired Immunodeficiency Syndrome). Bekannt sind die Virus-Typen **HIV-1** und **HIV-2** mit jeweils mehreren Subtypen. Sie gehören zur Subfamilie der Lentiviren. HIV-1 wird weltweit am häufigsten nachgewiesen, Infektionen mit HIV-2 werden insbesondere in Westafrika beobachtet. Die Übertragung erfolgt horizontal (sexuell, parenteral) oder vertikal von der HIV-infizierten Mutter auf ihr Kind (konnatal, perinatal). Während bei der **horizontalen Infektion** die klinische Inkubationszeit mehr als 10 Jahre betragen kann, werden 30 % der Kinder nach **vertikaler Transmission** bis zum 4. Lebensjahr symptomatisch. Ein Drittel aller Infizierten durchläuft in den ersten 3 Monaten nach Infektion ein **Prodromalstadium** mit generalisierter Lymphknotenschwellung, Fieber, Hepatosplenomegalie und makulopapulösem Exanthem. Die Stadien der Erkrankung werden immunologisch und klinisch nach der **CDC-Klassifikation** (Centers for Disease Control/USA 1994) eingeteilt (➤ Tab. 47.1 und ➤ Tab. 47.2).

Tab. 47.1 Immunologische Stadieneinteilung der HIV-Infektion bei Kindern < 13 Jahre (CDC, 1994)

Stadium 1	Keine Immunsuppression	> 25 % CD4-Zellen
Stadium 2	Mäßige Immunsuppression	15–25 % CD4-Zellen
Stadium 3	Schwere Immunsuppression	< 15 % CD4-Zellen

Tab. 47.2 Klinische CDC-Klassifikation der HIV-Infektion bei Kindern < 13 Jahre (CDC, 1994)

Kategorie A	Kategorie B	Kategorie C
Milde Symptome	**Mäßig schwere Symptome**	**AIDS-definierende Erkrankungen**
• Lymphadenopathie (> 0,5 cm, > 2 Lokalisationen) • Hepatosplenomegalie • Dermatitis • Bilaterale Parotisschwellung • Rezidivierende/persistierende Infektionen der oberen Luftwege	• Persistierendes Fieber > 1 Monat • Schwere bakterielle Infektionen • Hepatitis, Nephropathie • Karditis/Kardiomyopathie • Rezidivierende/chronische Diarrhöen • LIP (lymphoide interstitielle Pneumonie) • CMV-Infektion im 1. Lebensmonat • Disseminierte Varizellen • HSV-Stomatitis > 2×/Jahr • HSV-Infektion Luftwege/Ösophagus im 1. Lebensmonat • VZV-Infektion > 1 Dermatom, > 2 Episoden • Toxoplasmose im 1. Lebensmonat • Nocardien-Infektion • Oropharyngeale Candida-Infektion über > 2 Monate, > 6. Lebensmonat • Leiomyosarkom	• > 2 schwer verlaufende bakterielle Infektionen in 2 Jahren • Extrapulmonale/disseminierte Tuberkulose oder ZNS-Befall ab 2. Lebensmonat • Extrapulmonale/disseminierte Histoplasmose/atypische Mykobakteriose • Kandidiasis Atemwege/Ösophagus • Extrapulmonale Kryptokokkose • Pneumocystis-jieroveci-Pneumonie • HSV-Infektionen Luftwege/Ösophagus ab 2. Lebensmonat, HSV-bedingtes mukokutanes Ulkus über > 1 Monat • LIP durch EBV • CMV-Infektion Retina/GI-Trakt ab 2. Lebensmonat • HIV-assoziierte Enzephalopathie, Wasting-Syndrom • PML durch JC-Viren • Parasitäre Diarrhöen über > 1 Monat • Lymphome, Kaposi-Sarkom

CMV: Zytomegalie-Virus, HSV: Herpes-simplex-Virus, VZV: Varizella-zoster-Virus, EBV: Epstein-Barr-Virus, PML: progressive multifokale Leukenzephalopathie, GI-Trakt: Gastrointestinaltrakt

2. Diagnostik

Initiale Diagnostik:
- Nachweis von Antikörpern gegen HIV-1 und HIV-2 (ELISA, Westernblot).
- Nachweis von HIV-DNA und HIV-RNA durch Nukleinsäurenachweis-Test (NAT).
- Direkter Nachweis des Virus in HIV-Kulturen.
- Nachweis des p24-Antigens (HIV-spezifisch).

Status- und Verlaufsdiagnostik:
- Bestimmung der Konzentration CD4-positiver T-Zellen (T4/T8-Quotient).
- PCR-Virusquantifizierung (RNA-Kopien/ml, Virusäquivalente/ml).
- Bestimmung der Immunglobuline im Blutserum (IgG, IgM, IgA), Blutbild.
- Bestimmung von Impfantikörpern nach Grundimmunisierung.
- Bestimmung viraler Antikörper und Serologie (Herpes, CMV, EBV, Toxoplasmose).
- Genotypische Resistenztestung des HIV, „Therapeutic Drug Monitoring".

Bei Neugeborenen HIV-positiver Mütter sind mindestens bis zum 18. Lebensmonat spezifische Antikörper (mütterliches IgG) nachweisbar. Mit der Bestimmung von HIV-DNA/RNA kann eine vertikale Infektion bereits im 2.–4. Lebensmonat nachgewiesen werden.

Merke

Ein positiver HIV-Antikörper-Test muss vor Diagnosestellung immer durch eine zweite Untersuchungsmethode und eine zweite Blutprobe bestätigt werden!

3. Pathogenese

Die Retroviren HIV-1 und HIV-2 schleusen sich mittels eines Hüllproteins (gp120) in Zellen des **zellulären Immunsystems** ein. Voraussetzung für die Anheftung an die Zelle sind das **CD4-Oberflächenantigen** sowie verschiedene **Korezeptoren** (CCR3, CCR5, CXCR4). In die betroffenen Zellen (CD4-positive T-Helferzellen, Makrophagen, Monozyten, Langerhans-Zellen der Epidermis, Teile der Mikroglia) wird die Erbinformation des HI-Virus nach Transkription der Viren-RNA durch eine **reverse Transkriptase** in DNA in die Wirtszelle eingebaut. In Abhängigkeit von Immunantwort und zellstimulierenden Faktoren kann die Infektion zunächst symptomlos bleiben. Durch Zytolyse, gestörte Proliferation und verminderte Expression von CD4-Oberflächenantigenen kommt es schließlich zu einem **Mangel an CD4+-Zellen** mit vermindertem Quotienten T-Helferzellen(CD4)/T-Suppressorzellen(CD8). Zunehmende **Immunsuppression**, opportunistische Infektionen und Malignome sind die Folge.

4. Therapie

Antivirale Therapie: Sie wird nach einem Konsensus Statement der Pädiatrischen Arbeitsgemeinschaft AIDS (PAAD) und der Deutschen Gesellschaft für Pädiatrische Infektiologie (DGPI) aus dem Jahr 2010 durchgeführt.

Therapieziel ist die Reduktion der Viruslast auf < 50 HIV-RNA-Kopien/ml.

Im 1. Lebensjahr unabhängig vom Stadium, danach bei Kategorie B und C oder Viruslast > 100.000 Kopien/ml oder immunologischen Stadien 2 bzw. 3 (altersabhängig) besteht gute Evidenz für die Durchführung einer Dreifachtherapie:

2 NRTI (Nukleosid-Reverse-Transkriptase-Inhibitor) + **1 NNRTI** (Nicht-Nukleosid-Reverse-Transkriptase-Inhibitor) oder **2 NRTI + 1 PI** (Protease-Inhibitor).
- NRTI: Zidovudin (AZT), Lamivudin (3TC), Didanosin (DDI), Abacavir (ABC).
- NNRTI: Nevirapin (NVP), auch für Säuglinge empfohlen.
- PI: Nelfinavir (NPV), Lobinavir (LPV).
- Der Fusionsinhibitor Enfurvitide (T-20) ist seit 2003 in Europa zugelassen.

Supportive Therapie:
- Immunglobulintherapie bei rezidivierenden Infektionen.
- Prophylaxe der Pneumocystis-jierovicii-Pneumonie (Trimethoprim/Sulfmethoxazol).
- Impfungen nach den Empfehlungen der STIKO zu Impfungen bei Patienten mit Immundefizienz.
- Psychologische und interdisziplinäre Betreuung.

Fall 47 Schwere Atemwegsinfektionen, Lymphadenopathie und Fieber (2 Jahre)

5. Prophylaxe
Empfehlungen zur Prophylaxe der vertikalen HIV-Transmission:
- Antiretrovirale Dreifachtherapie während der Schwangerschaft (inkl. Resistenztestung, Messung der HIV-RNA, „Therapeutic Drug Monitoring").
- Elektive Entbindung per Sectio in der 38. SSW.
- In Abhängigkeit der Viruslast perioperativ Zidovudin i. v.
- Postexpositionsprophylaxe des Neugeborenen für 4 Wochen und Stillverzicht.

6. Prognose
Kinder erkranken nach **vertikaler HIV-Infektion** schneller an AIDS als Erwachsene oder Jugendliche nach horizontaler Infektion. Durch die Prophylaxe der vertikalen Infektion wurde die konnatale oder peripartale **Übertragungsrate** des HIV von der Mutter auf das Kind von 15 % auf 2 % reduziert. Voraussetzung ist jedoch eine gute Compliance. Eine Eliminierung der Infektion ist bis heute nicht möglich. Mittlerweile kann jedoch die **Lebenserwartung und -qualität** durch eine entsprechende Therapie und Betreuung deutlich gesteigert werden.

Zusammenfassung
Die **vertikale HIV-Transmission** ist der häufigste Infektionsweg im Kindesalter. Eine medikamentöse **Prophylaxe** der infizierten Mutter, die selektive Kaiserschnittentbindung, eine Postexpositionsprophylaxe des Neugeborenen sowie konsequenter Stillverzicht konnten die Transmissionsrate deutlich senken. **Pathogenetisch** infizieren die Retroviren HIV-1 und HIV-2 die CD4-positiven Zellen des Abwehrsystems durch Integration des viralen Erbguts in die Wirtszelle. Durch Zerstörung der T-Helferzellen kommt es zur Immunsuppression und schließlich zum **erworbenen Immundefekt-Syndrom AIDS** mit Entstehung opportunistischer Erkrankungen. Die immunologische und klinische Stadieneinteilung erfolgt nach der **CDC-Klassifikation**. Die **Diagnose** wird über die positive HIV-Kultur, den Nachweis spezifischer Antikörper, HIV-DNA und HIV-RNA sowie des p24-Antigens gestellt. Zusätzlich erfolgt die quantitative Bestimmung CD4-positiver Zellen und der Viruslast. Aktuelle Leitlinien empfehlen eine **antiretrovirale Dreifachtherapie** sowie eine begleitende supportive Therapie. Auch wenn eine Heilung bisher nicht möglich ist, können **Lebenserwartung und -qualität** durch die stetige Weiterentwicklung und Optimierung der Therapie kontinuierlich verbessert werden.

Symmetrische Zuckungen und Entwicklungsretardierung (4 Monate)

Sebastian Schröder

Anamnese

Eine Mutter berichtet in der Ambulanz, dass bei ihrem Sohn Julius seit einer Woche immer wieder symmetrische Zuckungen des ganzen Körpers auftreten – so als ob er sich erschrecke und anschließend verbeuge. Diese träten in Serie auf und dauerten jeweils nur wenige Sekunden. Zuerst habe sie gedacht, er sei nur etwas schreckhaft, aber nun treten die Episoden immer öfter auf und dauern immer länger, und Julius weine oft im Anschluss. Er sei auch nicht mehr so munter und aufmerksam wie noch vor drei Wochen, sondern schlafe viel. Schwangerschaft und Geburt seien unauffällig verlaufen. Julius sei am Termin in einem Geburtshaus spontan entbunden worden und bei unauffälligem postnatalen Verlauf bereits am 2. Lebenstag nach Hause entlassen worden. Die bisherige Entwicklung sei unauffällig gewesen (U4 noch nicht durchgeführt). Die Familienanamnese ist leer, Julius ist das erste Kind der Familie.

Untersuchungsbefund

Vier Monate alter, männlicher Säugling in gutem AZ und EZ. Gewicht 6,3 kg (10.–25. Perzentile), Länge 61 cm (25.–50. Perzentile), Kopfumfang 41,5 cm (25. Perzentile). Temperatur: 36,7 °C rektal. Müde, aber kooperativ bei der Untersuchung in Rückenlage, Kopf in Mittelstellung, fixiert nur kurz, wenig Interesse beim Verfolgen von Gegenständen, zögerliches Greifen mit beiden Händen, kein orales Explorieren, kein Wechsel zwischen den Händen. Muskeleigen- und Fremdreflexe symmetrisch schwach auslösbar. Im Traktionsversuch keine Kopfkontrolle, Arme gestreckt, im gehaltenen Sitz fällt der Kopf nach vorne, Rundrücken, Beine schlaff. In Bauchlage unsicherer Unterarmstütz kurze Zeit möglich, dreht sich selbstständig zurück, generalisierte muskuläre Hypotonie. Integument, Cor, Pulmo und Abdomen unauffällig. Pulse seitengleich, Wirbelsäule regelrecht, HNO blande.

1. Welche Differenzialdiagnosen ziehen Sie in Betracht?

2. Ist eine ambulante oder stationäre Diagnostik und Behandlung erforderlich und warum?

3. Beschreiben Sie die Ätiologie des West-Syndroms.

4. Welche Untersuchungen sind nun erforderlich?

5. Welche therapeutischen Maßnahmen leiten Sie ein?

6. Wie ist die Prognose des West-Syndroms?

Fall 48 Symmetrische Zuckungen und Entwicklungsretardierung (4 Monate)

1. Differenzialdiagnose

Das **West-Syndrom** (BNS-Anfälle, infantile Spasmen) zeichnet sich durch ein charakteristisches Anfallsmuster aus: **B**litzartige, heftige myoklonische Stöße der Extremitäten mit Kopf-**N**icken und Beuge- (**S**alaamkrämpfe) oder Streckmuster. Das Anfallsmuster kann von Patient zu Patient variieren. Die Anfälle treten im Wach- oder Schlafzustand, einzeln, aber meist in Serie von bis zu 100 Anfällen auf. Sie dauern in der Regel zwischen 5 und 30 Sekunden, postiktal bestehen oft Unruhe, Verwirrtheit und Weinen. Häufig zeigen sich Augenbewegungen mit Bulbusdeviation oder Nystagmus. Sie treten typischerweise zwischen dem 2. und 12. Lebensmonat auf, ein Beginn bis zum Ende des 2. Lebensjahres ist möglich (Late Onset). Die Inzidenz liegt bei ca. 40/100.000. Der Anteil am Gesamtkollektiv von Kindern mit Epilepsie beträgt 2–8 %.

Neugeborenenanfälle treten in den ersten 4 Lebenswochen auf, haben eine vielseitige Ätiologie und können sich im Verlauf zu einem BNS-Syndrom entwickeln.

Frühkindliche myoklonische Epilepsien gehören zu den wichtigen Differenzialdiagnosen. Auch die **nichtepileptischen, gutartigen Myoklonien** des Säuglingsalters können BNS-Anfällen ähneln, sie stellen allerdings keinen pathologischen Befund dar und gehen per definitionem nicht mit EEG-Veränderungen einher. Sie führen nicht zu einer Entwicklungsstörung und haben eine sehr gute Prognose. Nichtepileptische **Startle-Reaktionen** bei irritablem Säugling und **Shuddering** (paroxysmale Schauderattacken/Kältezittern) können ebenfalls initial mit Blitzanfällen verwechselt werden. Das West-Syndrom wird gelegentlich als abdominelle Kolik fehlinterpretiert. Weitere Differenzialdiagnosen sind die **Hyperekplexie, Selbstgratifikation** und **paroxysmale** Störungen.

2. Ambulante oder stationäre Diagnostik und Therapie

Bei Verdacht auf West-Syndrom ist zeitnah ein **EEG** durchzuführen, um nach charakteristischen EEG-Veränderungen im Schlaf zu suchen (das Wach-EEG kann in seltenen Fällen zu Beginn einen Normalbefund zeigen). Nach Sicherung der Diagnose ist ein **rascher stationärer Therapiebeginn** unter enger Überwachung erforderlich. Parallel dazu wird die zugrunde liegende Ätiologie durch weitere diagnostische Maßnahmen aufgearbeitet.

3. Ätiologie

Das West-Syndrom kann sowohl **idiopathisch** als auch **symptomatisch** (80 % der Fälle) bedingt sein. Das symptomatische West-Syndrom kann durch primäre und sekundäre, intrauterin oder postnatal entstandene Hirnschädigungen bedingt sein.

Strukturelle/genetische Hirnerkrankungen: Translokationen, Monosomien, Trisomien, Phakomatosen (z. B. Tuberöse Sklerose, Neurofibromatose), Aicardi-Syndrom, CHARGE-Assoziation, Smith-Lemli-Opitz-Syndrom, (fokale) kortikale Dysplasien, Heterotopien und Lissenzephalien.

Metabolische Erkrankungen: Phenylketonurie, Ahornsiruperkrankung, Pyruvatdehydrogenasemangel, Biotinidasemangel, Harnstoffzyklusdefekte, organische Azidurien, Morbus Leigh, Morbus Krabbe, Adrenoleukodystrophie.

Sekundäre Hirnschädigungen: Maternale Toxinämien, transplazentare Infektion (STORCH), hypoxisch-ischämische Enzephalopathien, periventrikuläre Leukomalazie, Hypoglykämien, Sudden Infant Death Syndrome (SIDS), Z. n. Herzchirurgie in Hypothermie, Apoplex, Blutungen, Traumen, virale und bakterielle Infektionen, Abszesse.

Bei einem **kryptogenen West-Syndrom** ist keine primäre oder sekundäre Ätiologie zu erkennen.

4. Diagnostische Maßnahmen

Das EEG zeigt beim klassischen West-Syndrom typischerweise bereits im Wachzustand eine Hypsarrhythmie mit generalisierter kontinuierlicher Verlangsamung und multifokale epilepsietypische Potenziale (Sharp slow Waves) (➤ Abb. 48.1). Nur selten zeigt das **Wach-EEG** noch keine Hypsarrhythmien. Im **Schlaf-EEG** kommt es oft zu einer Synchronisation mit generalisierter Sharp-slow-Wave-Aktivität im Wechsel mit spannungsarmen Phasen. Aus der **Trias** der Anamnese (**Entwicklungsregression**), Klinik (**BNS-Anfälle**) und EEG (**Hypsarrhythmie**) lässt sich die Diagnose West-Syndrom stellen.

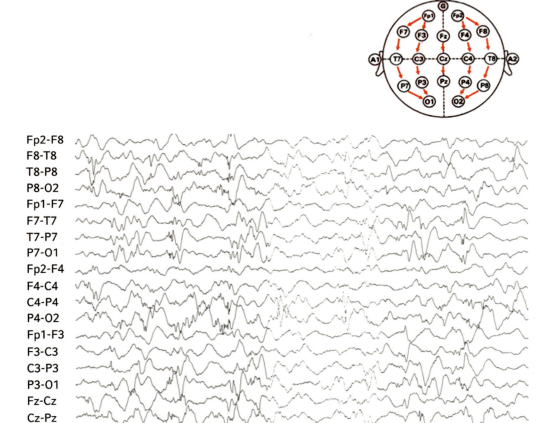

Abb. 48.1 Wach-EEG mit Hypsarrhythmie (kontinuierliche hochamplitudige Verlangsamung mit multiregionalen Spikes) bei einem 4 Monate alten Säugling.

Zur Abklärung der Ätiologie sind weitere diagnostische Maßnahmen erforderlich (**Ultraschall** des Schädels und/oder MRT des Schädels), Stoffwechseldiagnostik aus Blut, Urin, ggf. Liquor, genetische Untersuchungen. Weitere diagnostische Maßnahmen sind in Abhängigkeit der differenzialdiagnostisch in Frage kommenden Ätiologie erforderlich.

5. **Therapeutische Maßnahmen**

Ziele der leitliniengerechten Therapie sind die rasche **Anfallsfreiheit** und das **Sistieren der Hypsarrhythmie** im Wach- und Schlaf-EEG. Dies ist die Voraussetzung für eine bestmögliche Entwicklung des Kindes. Kinder mit einem West-Syndrom sollten **primär** mit **ACTH, oralen Kortikosteroiden** oder **Vigabatrin**

Fall 48   Symmetrische Zuckungen und Entwicklungsretardierung (4 Monate)

(VGB) (v. a. bei Vorliegen einer Tuberösen Sklerose) behandelt werden. Je nach Ätiologie ist die medikamentöse Behandlung des West-Syndroms schwierig. **Topiramat (TPM), Valproat (VPA), Zonisamid (ZNS)** oder **Benzodiazepine** können eingesetzt werden, wenn die Medikamente der ersten Wahl wirkungslos sind. Bei Kindern, die nicht auf eine medikamentöse Therapie ansprechen, sollte früh die Möglichkeit eines **epilepsiechirurgischen Vorgehens**, insbesondere bei sichtbaren **fokalen ZNS-Läsionen**, geprüft werden. Der Therapieerfolg wird für die Medikamente der ersten Ordnung jeweils nach 14 Tagen klinisch und elektroenzephalografisch evaluiert. Aufgrund der oftmals langwierigen Therapieeinstellung ist wichtig, dass die Eltern ausführlich über die Erkrankung, über Wirkungen und Nebenwirkungen der Medikamente, aber auch über begleitende Förder- und Unterstützungsmöglichkeiten für Kind und Familie informiert werden. Eine in der Epileptologie geschulte Sozialpädagogin/Sozialarbeiterin sollte ebenfalls in das therapeutische Team einbezogen werden. Frequenz und Umfang der ambulanten/stationären Therapiekontrollen hängen von der Therapie, dem Verlauf der Epilepsie und der neurologischen Entwicklung des Kindes ab. Die **ketogene Diät** kann in seltenen Fällen eine sinnvolle Therapieoption sein (z. B. bei Atmungskettendefekten). Auch die **Vagusnervstimulation** ist ggf. in Betracht zu ziehen.

6. Prognose

Die **Ätiologie** beeinflusst maßgeblich die Prognose bei West-Syndrom. Anhand des **Entwicklungsstands** des Patienten vor Beginn des West-Syndroms lässt sich die spätere Entwicklung abschätzen (ca. 80 % der Patienten mit initial normalem Entwicklungsstand zeigen nach medikamentöser Einstellung auch weiterhin eine normale Entwicklung). Kinder mit einem **primären West-Syndrom** zeigen unter Therapie in ca. 50 % der Fälle eine normale Entwicklung. Allerdings weisen nur ca. 18 % aller Patienten mit West-Syndrom eine initial normale mentale Entwicklung auf, da die symptomatischen Fälle deutlich überwiegen. Bei 50 % aller Patienten bestehen **andere Anfallsformen** auch nach Sistieren der BNS-Anfälle fort. Etwa 33 % der Patienten entwickeln **Komorbiditäten** (z. B. Autismus). Bei therapieresistentem BNS-Syndrom ist der Übergang in ein **Lennox-Gastaut-Syndrom** charakteristisch. Die **Mortalität** des West-Syndroms beträgt 11,6 %. Als Todesursache wird in über 50 % ein **Status epilepticus** angegeben. Die medikamentöse Dauertherapie trägt ebenfalls zur Mortalität bei. Bei erfolgloser Therapie kommt es zu einer progressiven Verschlechterung des psychomentalen Status im Sinne einer **epileptischen Enzephalopathie**.

Merke

Das West-Syndrom ist charakterisiert durch die Trias aus Entwicklungsregression, typischem klinischem Anfallsmuster (Blitz-Nick-Salaam = BNS-Anfälle) sowie charakteristischen EEG-Veränderungen (Hypsarrhythmie) im Wach- und Schlaf-EEG.

Zusammenfassung

Das West-Syndrom gehört zu den frühkindlichen Epilepsien und macht ca. 2–8 % aller Epilepsien aus. Es ist gekennzeichnet durch frühes Auftreten jenseits der Neonatalperiode (3 Monate bis 2 Jahre, Häufigkeitsgipfel im 6. Lebensmonat), ein charakteristisches Anfallsmuster (propulsive Kopf- und Extremitäten-Myoklonie mit anschließender tonischer Komponente = **Blitz-Nick-Salaam**, BNS), ein charakteristisches EEG-Muster (**Hypsarrhythmie** mit polymorph irregulären generalisierten langsamen Deltawellen mit eingelagerten Spitzenpotenzialen und synchronisierten Amplitudendepressionen im Schlaf) und bei Therapieresistenz eine Entwicklungsstörung/psychomotorische Regression. Die **Ätiologie** (primär oder sekundär) ist heterogen und bestimmt die **Prognose** (sekundäres BNS-Syndrom in 80 % der Fälle mit meist schlechter Prognose). Therapeutisch ist ein rascher Therapiebeginn erforderlich, um eine bestmögliche kindliche Entwicklung zu ermöglichen. Medikamente der ersten Wahl sind **ACTH, Kortison** und **Vigabatrin**. Weitere Therapieoptionen sind Topiramat, Valproat, Zonisamid oder Benzodiazepine, ggf. eine neurochirurgische Intervention, in seltenen Fällen eine Vagusnervstimulation oder ketogene Diät. Bei Therapieresistenz ist mit einer progredienten klinischen Verschlechterung im Sinne einer **epileptischen Enzephalopathie** zu rechnen.

Abdominelle Umfangszunahme (2 Jahre)
Claudia Kupzyk

Anamnese
Kurz nach ihrem zweiten Geburtstag wird die kleine Lisa in der Ambulanz vorstellig. Die Mutter berichtet, dass ihr schon seit längerer Zeit aufgefallen sei, dass Lisas Bauch dicker geworden sei. Bei bestem Allgemeinzustand des Kindes habe sie dem jedoch zunächst keine Bedeutung beigemessen. Nun klage das Mädchen bei sonst guter Gesundheit jedoch häufiger über Bauchschmerzen.

Untersuchungsbefund
Sie sehen ein schlankes Mädchen mit prominentem Abdomen. Aufgrund ihrer ersten Verdachtsdiagnose palpieren Sie das Abdomen nur sehr vorsichtig. Sie tasten eine glatt begrenzte Raumforderung im rechten Hemiabdomen. Bei der Untersuchung gibt Lisa keine Schmerzen an. Der sonstige Untersuchungsbefund ist altersentsprechend. Die Blut- und Urinuntersuchung zeigt keine Auffälligkeiten. In der Abdomen-Sonografie weisen Sie eine von der rechten Niere ausgehende inhomogene Raumforderung nach.

1. Wie lautet Ihre Verdachtsdiagnose? Welche sind Ihre Differenzialdiagnosen?

2. Welche Untersuchungen melden Sie an? Welche Befunde erwarten Sie?

3. Beschreiben Sie Ätiologie und Pathogenese!

4. In welche Stadien wird die Erkrankung eingeteilt?

5. Wie therapieren Sie die Erkrankung?

6. Wie schätzen Sie die Prognose ein? Wovon wird sie beeinflusst?

Fall 49 Abdominelle Umfangszunahme (2 Jahre)

1. Verdachtsdiagnose und Differenzialdiagnosen
Bei der beschriebenen Anamnese ist das **Nephroblastom (Wilmstumor)** die führende Verdachtsdiagnose. Max Wilms beschrieb diesen malignen kindlichen Tumor aus embryonalem Mischgewebe erstmals 1899.
Klinisch sind die Patienten bei Erstdiagnose typischerweise beschwerdefrei. Häufig fällt den Eltern lediglich eine **Umfangszunahme des Abdomens** auf. Manchmal treten unspezifische Symptome wie Bauchschmerzen und Erbrechen auf. Leistungsabfall, Gewichtsverlust und Fieber werden erst im fortgeschrittenen Stadium beobachtet. Der Tumor wächst anfangs verdrängend mit umgebender Pseudokapsel, später infiltrativ. Bei Erstdiagnose ist das Malignom in 16 % der Fälle bereits metastasiert. Meistens sind regionale Lymphknoten oder die Lunge betroffen, gelegentlich die Leber oder das ZNS. Seltenere Symptome sind Hämaturie, arterielle Hypertonie und tumorbedingte Varikozelen. Zu 10 % manifestiert sich das Nephroblastom bilateral. Bei der Untersuchung tastet sich die Raumforderung **glatt begrenzt, manchmal höckrig**. Um eine die Prognose verschlechternde Tumorruptur zu vermeiden, ist die Palpation mit größter Vorsicht durchzuführen.
Epidemiologie:
- Häufigster kindlicher Nierentumor, 6 % aller Neoplasien im Kindesalter.
- 2–7/1 Mio Neuerkrankungen pro Jahr bei Kindern < 15 Jahre.
- 100 Neuerkrankungen pro Jahr in Deutschland.
- Altersgipfel 2.–3. Lebensjahr, Erkrankung im Erwachsenenalter extrem selten.
- Geringe Mädchenwendigkeit.
- Asiatische Länder weniger betroffen als USA und Europa.

Differenzialdiagnosen sind andere embryonale maligne Tumoren der Niere (Klarzell- und Rhabdoidtumor, mesoblastisches Nephrom, Nierenzellkarzinom) und der Nebenniere (Neuroblastom), embryonale benigne Tumoren und entzündliche Prozesse mit Abszessbildung.

Merke
Das Nephroblastom (Wilmstumor) ist bis auf ein vorgewölbtes Abdomen meist symptomlos. 16 % der Tumoren sind bei Erstdiagnose bereits metastasiert.

2. Diagnostik und Staging
Laborchemische Untersuchungen:
- NSE (neuronenspezifische Enolase) im Blut.
- Katecholamine im Urin.

Beide Untersuchungen dienen dem Ausschluss eines Neuroblastoms. Tumormarker für des Nephroblastom sind bisher nicht bekannt.

Bildgebung:
- **Abdomen-Sonografie:** Nachweis eines von der Niere ausgehenden Wachstums, meist scharfe Begrenzung durch Pseudokapsel, evtl. V.-cava-Thrombus, selten Kalzifikationen (➤ Abb. 49.1).
- **MRT des Abdomens:** Beurteilung der Beziehung zu den Nierengefäßen und der Beteiligung von Nachbarorganen; Beurteilung der kontralateralen Niere; Nachweis oder Ausschluss von Lebermetastasen und eines V.-cava-Thrombus.
- **Röntgen-Thorax:** Ausschluss Lungenmetastasen.
- **CT-Thorax:** Bei suspekten Herden in der Röntgenuntersuchung.
- Weitere Untersuchungen: EKG, Echokardiografie und DMSA-Szintigrafie zur Untersuchung der Nierenfunktion. Eine MRT des Schädels und eine Skelettszintigraphie sind nur bei Verdacht auf Klarzellsarkom indiziert.

3. Ätiologie und Pathogenese
Die Ätiologie des Nephroblastoms ist bis heute nicht sicher geklärt. Eine wichtige Rolle scheinen im Rahmen genetischer Veränderungen die **Wilms-Tumor-Suppressorgene** WT1 bis WT5 zu spielen. **Deletionen von WT1** werden in 10–30 % der Fälle nachgewiesen. Neben Genmutationen spielen die Mechanismen „**Loss of Heterozygosity**" (LOH) und „**Loss of Imprinting**" (LOI) bestimmter Genloci eine Rolle. Die **Nephroblastomatose** gilt als Präkanzerose des

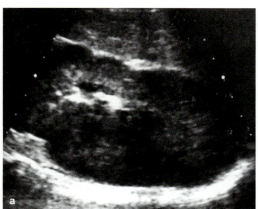
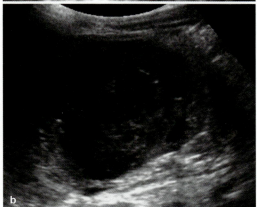

Abb. 49.1 Nephroblastom. Sonografie. **a.** Ventrolateraler Längsschnitt durch die rechte Nierenloge: Restniere kranial mit scharfer Grenze zum Tumor. **b.** Ventrolateraler Querschnitt: rundlicher Tumor mit komplexer Echogenität.

Nephroblastoms und wird bei 4 % der Patienten mit Wilmstumor nachgewiesen. Assoziationen des Nephroblastoms mit verschiedenen Syndromen und kongenitalen Fehlbildungen sind bekannt. Beispiele sind das **Beckwith-Wiedemann-Syndrom** und das **WAGR-Syndrom**, außerdem kommen eine isolierte Hemihypertropie, Augenmissbildungen und **urogenitale Fehlbildungen** ohne Syndrom-Assoziation vor.

Tab. 49.1 SIOP-Histologieklassifikation nach präoperativer Chemotherapie

Malignitätsgrad	Histologie
Niedrig maligne, „günstig"	- Zystisch partiell differenziert - Komplett nekrotisch - Hochdifferenzierte Epithelien
Intermediär maligne, „Standard"	- Epithelreich - Stromareich - Mischtyp - Fokale Anaplasie
Hoch maligne, „ungünstig"	- Diffuse Anaplasie - Blastenreich

Tab. 49.2 SIOP-Stadieneinteilung Nephroblastom nach Operation

Stadium	
I	Tumor auf die Niere beschränkt, vollständige Entfernung, Kapsel intakt
II	Ausdehnung über die Niere hinaus, vollständige Entfernung
III	Unvollständige Tumorentfernung oder lokale Lymphknotenmetastasen, keine hämatogene Metastasierung
IV	Fernmetastasen (Lunge, Leber, Knochen, ZNS)
V	Bilaterales Nephroblastom

4. Stadieneinteilung
Die Klassifikation und Stadieneinteilung des Nephroblastoms erfolgt nach SIOP (International Society of Paediatric Oncology) (➤ Tab. 49.1 und ➤ Tab. 49.2).

5. Therapie
In Europa erfolgt im Rahmen großer prospektiver Studien der SIOP zunächst ohne vorhergehende Tumorbiopsie eine **präoperative Chemotherapie** mit Vincristin und Actinomycin, bei Metastasen zusätzlich mit Doxorubicin für 4–6 Wochen. Hierdurch kann eine signifikante **Tumorverkleinerung** und eine Reduktion in-

Fall 49   Abdominelle Umfangszunahme (2 Jahre)

traoperativer Komplikationen erreicht werden. Im Anschluss erfolgt sekundär die partielle oder totale **Tumornephrektomie** mit Exploration des gesamten Abdomens und Lymphknoten-Staging durch Probenentnahmen. Indikation zur partiellen Tumornephrektomie ist der bilaterale Befall. Erkrankungen vor dem 6. Lebensmonat und nach dem vollendeten 16. Lebensjahr sind eine Indikation zur primär operativen Therapie. Der Operation schließt sich je nach Stadium und Histologie eine **Chemotherapie** mit Vincristin, Actinomycin, in höheren Stadien zusätzlich mit Etoposid, Carboplatin und Cyclophosphamid an. Bei Metastasen, intermediärer Malignität ab Stadium III und hoher Malignität ab Stadium II ist die Kombination mit einer **Radiotherapie** indiziert.

Merke

Die präoperative Chemotherapie ermöglicht durch Tumorreduktion bei 50 % der Patienten eine Rückführung in Stadium I und damit eine signifikante Verbesserung der Prognose.

6. Prognose

Die Prognose hängt wesentlich vom **Grad der Malignität**, dem **postoperativen Stadium** und der **Metastasierung** zum Zeitpunkt der Diagnose ab. Während früher der Wilms-Tumor nach ausschließlich operativer Therapie eine Überlebensrate von 20–40 % aufwies, werden heutzutage durch koordiniertes multidisziplinäres Vorgehen 90 % der Patienten langfristig geheilt. Bei nicht metastasiertem unilateralen Tumor beträgt die Gesamtüberlebensrate 98 %. Bei Erkrankungen mit einer Histologie niedriger oder intermediärer Malignität konnte ein ereignisfreies Überleben von über 90 % in den ersten 3 Jahren nachgewiesen werden. Eine **schlechtere Prognose** haben Patienten mit diffuser Anaplasie und blastenreichem Wilmstumor nach präoperativer Chemotherapie. Hier beträgt das ereignisfreie Überleben lediglich 78 %.

Zusammenfassung

Das Nephroblastom (Wilmstumor) ist ein maligner embryonaler Mischtumor des Kindesalters, der bei zunächst verdrängendem Wachstum durch **Umfangszunahme des Abdomens** meist ohne klinische Beschwerden auffällt. Der Erkrankungsgipfel liegt zwischen dem 2. und 3. Lebensjahr. Es besteht eine geringe Mädchenwendigkeit. **Differenzialdiagnosen** sind andere benigne und maligne embryonale Tumoren der Niere und Nebenniere sowie entzündliche Prozesse. Eine wichtige Rolle bei der Entstehung spielen genetische Veränderungen von **Wilmstumor-Suppressorgenen** und epigenetische Mechanismen. Vor Therapiebeginn erfolgt ein **Staging** durch bildgebende und nuklearmedizinische Verfahren. Tumormarker für den Wilmstumor sind bisher nicht bekannt. Stadieneinteilung, Klassifikation und Therapie sind in Europa durch langfristige prospektive Studien der SIOP festgelegt. Der **präoperativen Chemotherapie** schließt sich die partielle oder totale **Tumornephrektomie** an. **Postoperative Chemotherapie** und **Radiotherapie** werden in Abhängigkeit von Stadium und Histologie durchgeführt. Die **Prognose** ist dank des multidisziplinären Vorgehens mit einer Gesamtüberlebensrate von 90 % ausgezeichnet.

Gedeihstörung und Misslaunigkeit (11 Monate)
Christine Prell

Anamnese
Leonie ist 11 Monate alt. Sie wurde 5 Monate lang voll gestillt, seitdem erhält sie zusätzlich Obst-, Gemüse- und Breimahlzeiten. Seit dem 7. Monat nimmt sie nicht mehr an Gewicht zu. Sie leidet an breiigen, voluminösen Durchfällen und starkem Meteorismus. Auch ihr Wesen hat sich verändert. Das Mädchen, das früher immer gut gelaunt war, ist jetzt häufig eine missmutige kleine Nervensäge.

Untersuchungsbefund
Bei der Untersuchung wirkt Leonie blass und ängstlich. Das Gewicht liegt mit 7,2 kg unterhalb der 3. Perzentile, die Körperlänge liegt auf der 10. Perzentile. Das Abdomen ist ausladend, die Extremitäten wirken dünn, das Gesäß faltig.

1. Welche Verdachtsdiagnose stellen Sie?

2. Nennen Sie weitere mögliche Symptome und Verlaufsformen!

3. Welche Erkrankungen können mit der oben beschriebenen Erkrankung assoziiert sein?

4. Wie sichern Sie die Diagnose?

5. Welche Therapie empfehlen Sie?

6. Welche Differenzialdiagnosen müssen Sie in Betracht ziehen?

Fall 50 Gedeihstörung und Misslaunigkeit (11 Monate)

1. Diagnose

Bei dem hier geschilderten Fall handelt es sich am ehesten um die klassische Manifestation einer **Zöliakie**. Hierbei handelt es sich um eine **immunologisch bedingte Multiorganerkrankung** ausgelöst durch Gluten, dem Eiweißbestandteil von Weizen, und Prolamine verwandter Getreidearten (Roggen, Dinkel, Gerste) bei genetisch prädisponierten Individuen (Assoziation mit HLA-Antigenen DQ2 und DQ8). Gliadin, die alkohollösliche Komponente von Gluten, ist das schädigende Agens. Bei intrazellulärer Aufnahme von Gliadinmolekülen in Enterozyten kommt es zu einer zytotoxischen Reaktion, an der aktivierte Lamina-propria-T-Zellen und Zytokine beteiligt sind. Das Autoantigen ist dabei die Gewebetransglutaminase. Die Folge ist eine Zottenatrophie mit einer erheblichen Einschränkung der resorptiven Oberfläche, wodurch es zu einer schweren Malabsorption von Nahrungs- und Mineralstoffen kommt.

2. Klinik

Nach der Einführung von getreidehaltiger Beikost kommt es zum Auftreten von **chronischen Durchfällen** mit voluminösen, übel riechenden, fettglänzenden Stühlen. Die Kinder sind auffallend missmutig und weinerlich. Es kommt zu Gewichtsstillstand oder Gewichtsverlust, und es entsteht eine **Gedeihstörung** mit Kreuzen der Perzentilen nach unten (➤ Abb. 50.1). In der weiteren Folge kommt es zu einer schweren Dystrophie mit vollständigem Fehlen von subkutanem Fettgewebe (Tabaksbeutelgesäß) und einem massiv vorgewölbten Abdomen bei dünnen Extremitäten. Bei fortgeschrittener Malabsorption können **Eiweißmangelödeme, Vitamin-K-Mangel-Blutungen** und eine **Vitamin-D-Mangel-Rachitis** auftreten. Die Kinder sind aufgrund einer ausgeprägten **Eisenmangelanämie** blass. Sie zeigen eine **muskuläre Hypotonie** und sind infektanfällig.

Folgende Zöliakie-Verlaufsformen können unterschieden werden:

- **Zöliakie mit gastrointestinaler Manifestation (klassische Zöliakie).**

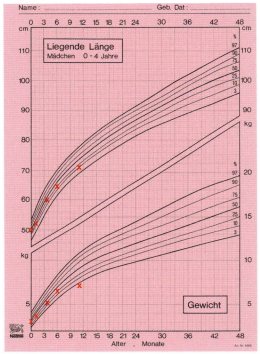

Abb. 50.1 Perzentilenkurve der Patientin.

- **Zöliakie mit extraintestinaler Manifestation (atypische Zöliakie**, z. B. mit Kleinwuchs, Anämie, Osteoporose).
- **Silente Zöliakie:** Keine Symptome einer Zöliakie, sonst werden jedoch alle Kriterien der Diagnose erfüllt (positive Serologie und auffällige Histologie).
- **Latente Zöliakie:** Keine Symptome und normale Dünndarmschleimhaut bei positiven zöliakiespezifischen Antikörpern.
- **Transiente Zöliakie:** Zöliakie, bei der alle diagnostischen Kriterien erfüllt waren, heilt aus und tritt bei erneuter Glutenbelastung nicht wieder auf.
- **Refraktäre Zöliakie:** Persistierende Zottenatrophie trotz streng glutenfreier Diät.

Merke
Bei einer Eisenmangelanämie ohne erkennbare Ursache sollte immer an eine Zöliakie gedacht werden!

3. Assoziierte Erkrankungen
Die Zöliakie ist mit einer Reihe von Autoimmun- und anderen Erkrankungen assoziiert. Bei Vorliegen einer dieser Erkrankungen sollte regelmäßig eine Zöliakie ausgeschlossen werden, da die Häufigkeit deutlich über dem Risiko der Allgemeinbevölkerung liegt:
- Diabetes mellitus Typ 1.
- Selektiver IgA-Mangel.
- Dermatitis herpetiformis Duhring.
- IgA-Nephropathie.
- Autoimmune Schilddrüsenerkrankungen.
- Autoimmune Erkrankungen von Leber und Gallenwegen.
- Trisomie 21.
- Ullrich-Turner-Syndrom.
- Williams-Beuren-Syndrom.

Auch Verwandte 1. Grades von an Zöliakie Erkrankten sollten auf das Vorliegen dieser Erkrankung untersucht werden.

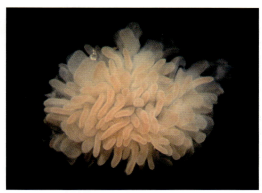

Abb. 50.2a Lichtmikroskopie eines Dünndarmbiopsats. Normalbefund mit normalen Dünndarmzotten.

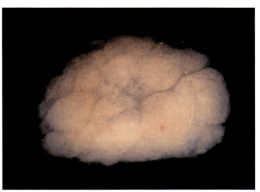

Abb. 50.2b Lichtmikroskopie eines Dünndarmbiopsats. Totale Zottenatrophie bei Zöliakie.

4. Diagnostik
- **Routinelabor:** Mikrozytäre Anämie, Serumeisen erniedrigt, Ferritin erniedrigt, Hypoproteinämie, Hypalbuminämie, Gerinnungsstörung, Hypokalzämie durch verminderte Vitamin-D- und Kalziumresorption, alkalische Phosphatase erhöht.
- **Zöliakiespezifische Antikörper:** Die Bestimmung der **t-Transglutaminase-IgA-Antikörper** weist eine hohe Sensitivität auf und ist derzeit der Test der Wahl. **Endomysium-IgA-Antikörper** besitzen ebenfalls eine hohe Sensitivität und Spezifität. Bei IgA-Mangel sollten Endomysium-IgG-Antikörper oder IgG-Antikörper gegen deamidiertes Gliadinpeptid bestimmt werden.
- **Dünndarmbiopsie** (➤ Abb. 50.2): Vor Diätbeginn muss die Diagnose histologisch gesichert werden, Ausnahmen siehe unten. Die Beurteilung schließt die Zottenhöhenabnahme, die Kryptenhyperplasie und die Quantifizierung der intraepithelialen Lymphozyten (IEL) ein.

Nach den neuesten Empfehlungen kann auf eine Dünndarmbiopsie verzichtet werden, wenn folgende Voraussetzungen erfüllt sind:
- Kind/Jugendlicher mit klassischen gastrointestinalen Symptomen einer Zöliakie.
- t-Transglutaminase-IgA-Antikörper größer als das 10-fache der Norm.
- Bestätigung der Seropositivität durch Bestimmung der Endomysium-Antikörper in einer 2. Blutprobe.

Fall 50 Gedeihstörung und Misslaunigkeit (11 Monate)

- Positivität von HLA DQ2/DQ8.

Bei Vorliegen eines dieser Kriterien erfolgt die freie Wahl der Eltern nach Aufklärung durch einen Kindergastroenterologen über die Optionen der Diagnosestellung mit oder ohne Biopsie.

Merke

Ein begleitender selektiver IgA-Mangel kann bei der serologischen Zöliakiediagnostik zu falsch negativen Ergebnissen führen!

5. Therapie

Die Therapie der Zöliakie besteht in einer **lebenslangen glutenfreien Diät**. Das bedeutet, dass auf Weizen, Roggen, Gerste, Dinkel und Grünkern verzichtet werden muss. Alternative Kohlenhydrate sind Mais, Reis, Hirse, Buchweizen, Amaranth und reine Weizenstärke (sog. Primastärke). Hafer und entsprechende Produkte sind für die meisten Zöliakiepatienten nicht toxisch, wenn die Produkte nicht kontaminiert sind. Bei Mangel an Mikronährstoffen bei Diagnosestellung sollte eine gezielte Substitutionstherapie durchgeführt werden. Es sollte eine Ernährungsberatung durch eine erfahrene Ernährungsfachkraft erfolgen. Praktische Hilfe bietet auch die Deutsche Zöliakie-Gesellschaft (DZG).

Unter der Diät kommt es innerhalb von Wochen bis Monaten zu einer Rückbildung der Symptome, die Schleimhaut normalisiert sich innerhalb von 6–12 Monaten.

Merke

Die Therapie einer Zöliakie besteht in einer lebenslangen streng glutenfreien Diät.

6. Differenzialdiagnosen

- **Andere Malabsorptions- oder Maldigestionssyndrome:** Mukoviszidose, Kuhmilchprotein-Unverträglichkeit, angeborene intestinale Enzymdefekte, Acrodermatitis enteropathica.
- **Chronische Erkrankungen:** Chronisch-entzündliche Darmerkrankungen, HIV-Enteropathie, primäre Immundefekte, Nierenerkrankungen, Herzinsuffizienz, Tuberkulose, Malignome.
- **Störungen des sozialen Umfelds/psychiatrische Erkrankungen:** Vernachlässigung, Münchhausen-by-proxy-Syndrom, Essstörung.

Zusammenfassung

Die **Zöliakie** ist eine immunologisch bedingte Systemerkrankung, die mit einer **Zottenatrophie** der Dünndarmschleimhaut und Malabsorption einhergeht. Die Diagnose wird meist im frühen Kleinkindalter gestellt. Oligosymptomatische Formen der Zöliakie mit Kleinwuchs oder **Eisenmangelanämie** können jedoch Jahre bis Jahrzehnte unerkannt bleiben. Eine **glutenfreie Diät** sollte erst begonnen werden, wenn die Kriterien zur Sicherung der Diagnose Zöliakie erfüllt sind. Eine strikte Einhaltung der Diät ist notwendig, um Folgeerkrankungen wie Osteoporose, Infertilität oder maligne Darmlymphome zu vermeiden.

Register

A

Abdominelle Umfangzunahme 193
Abgeschlagenheit
– ALL 66
– Hypothyreose 106
– infektiöse Mononukleose 90
– Muskeldystrophie Duchenne 60
– Non-Hodgkin-Lymphom 141
– rheumatisches Fieber 162
– SLE 173
Absence-Epilepsie, EEG 2
Abwesenheit 1
Acrodermatitis chronica atrophicans 16
Adipositas, Morbus Cushing 120
Adrenogenitales Syndrom (AGS) 6, 130
Adynamie 120
Agammaglobulinämie 10
AGS, *Siehe* adrenogenitales Syndrom
AIDS 186
Akute lymphatische Leukämie (ALL) 66
– FAB-Einteilung 67
– prognostische Faktoren 67
– Therapie 67
Akutes Abdomen 122
Alkalose, hypochlorämische 130
Aminosalizylsäure 44
Anämie
– HUS 74
– Zöliakie 199
Anfall
– bakterielle Meningitis 38
– BNS-Krämpfe 190
– epileptischer Gelegenheits- 26
– fokaler zerebraler 166
Angina lacunaris 90
Ansprechbarkeit, fehlende 1
Anti-Saccharomyces-cerevisiae-Antikörper (ASCA), Morbus Crohn 42

Aortenisthmusstenose 34
– postduktale 34
– präduktale 34
Apathie
– bakterielle Meningitis 38
– neonatale Sepsis 125
Aphthe 43
Apnoe
– bakterielle Meningitis 37
– zentrale 38
Arthralgien 173
Aspiration, chronische 71
Atemnot, nächtliche 153
Atemwegsinfektionen, schwere 185
Azidose
– hyperkaliämische 130
– metabolische 6, 54, 122, 127

B

Babypuderaspiration 71
B-ALL 143
Bauchschmerzen
– ALL 67
– Diabetes mellitus 53
– Invagination 93
– Morbus Crohn 41
– Nephroblastom 193
– Pneumonie 149
Beckwith-Wiedemann-Syndrom 195
Beinschmerzen 29
Bewusstseinsstörung
– bakterielle Meningitis 38
– Meningokokkensepsis 113
Bewusstseinsverlust 25
Bilirubin 138
Bilirubinenzephalopathie 139
Blitz-Nick-Salaam-Krämpfe 190
Blutaustauschtransfusion 139
Borreliose 14
Bradykardie, nekrotisierende Enterokolitis 121
Brodie-Abszess 30
Bronchiolitis 171
Bronchitis

– obstruktive 171
– rezidivierende 45
Bronchopneumonie 150
Brudzinski-Zeichen 38
B-Symptomatik 66, 142
Burkitt-Lymphom 142
B-Zell-Leukämie 142

C

Calprotectin 42
Cholestase, neonatale 62
Cholezystitis, zystische Fibrose 47
Chorea minor 162
Choreoathetose, Bilirubinenzephalopathie 140
Colitis ulcerosa 42
Cushing-Syndrom 118

D

DDAVP-Test 82
Dehydratation
– hypertrophe Pylorusstenose 129
– Schweregrad 18
Depressive Verstimmung, Morbus Cushing 117
Desmopressin-Test 82
Diabetes insipidus
– centralis 82
– neurohormonalis 82
– renalis 82
Diabetes mellitus 54
– Diagnostik 54
– Langzeitfolgen 56
– zystische Fibrose 47
Diarrhö
– breiige, voluminöse 197
– Gastroenteritis 17
– HUS 73
– Invagination 93
– Zöliakie 198
DIOS, distales intestinales Obstruktionssyndrom 46
Doose-Syndrom 2
Durchfall, *Siehe* Diarrhö
Durstversuch 82

Dyspnoe
- Fremdkörperaspiration 70
- Neugeborenensepsis 127
- Non-Hodgkin-Lymphom 143
- Pneumonie 150
- Pseudokrupp 154
- RSV-Infektion 169
- Ventrikelseptumdefekt 181
Dystrophie
- hypertrophe Pylorusstenose 129
- Zöliakie 198
Dystrophin 60

E

Early-Onset-Sepsis 125, 126
EEG
- Absence-Epilepsie 2
- Befundung 3
- Provokationsmethoden 3
- Wellen 3
EHEC 74
Eisenmangelanämie 199
Eisenmenger-Reaktion 183
Elektrophysiologische Untersuchung 51
Endomysium-AK 178, 199
Enterohämorrhagische E. coli 74
Entwicklungsretardierung 189
Epiglottitis, akute 154
Epilepsie
- Absence- 1
- Anfall bei bakterieller Meningitis 38
- Enzephalopathie 192
- fokaler zerebraler Anfall 166
- Gelegenheitsanfall 26
- juvenile myoklonische 2
- Klassifikation 167
- Notfallmedikation 167
- Rolando- 166
- West-Syndrom 190
Epistaxis 22
Epstein-Barr-Virus 90
Erbrechen
- bakterielle Meningitis 38
- Gastroenteritis 17

- Harnwegsinfektion 157
- Invagination 93
- rezidivierendes 5
- schwallartiges 129
Erstickungsanfall 70
Erythema anulare 162, 163
Erythema chronicum migrans 15
Ewing-Sarkom 30
Exanthem
- ampicillininduziertes 90
- infektiöse Mononukleose 89
Exsikkose
- Diabetes mellitus 54
- Gastroenteritis 18
- hypertrophe Pylorusstenose 130

F

FAB-Einteilung 67
Fazialisparese, periphere 14
Fieber
- B-Symptomatik 66
- Gastroenteritis 18
- Harnwegsinfektion 157
- HIV 185
- Kawasaki-Syndrom 101
- Meningokokkensepsis 113
- Osteomyelitis 29
- rheumatisches 161
- RSV-Infektion 169
- SLE 173
- Tonsillitis 25
Fieberkrampf 26, 166
Fiebersenkende Maßnahmen 27
Flüssigkeitsbedarf, täglicher 19
Football-Sign 123
Fragmentozyten 75
Fremdkörperaspiration
- Ersticken 72
- Heimlich-Manöver 71
- Säugling 71
Fußpulse 34

G

Gallengangsatresie 63
Garin-Bujadoux-Bannwarth-Syndrom 15

Gastroenteritis 18
Gedeihstörung 45, 197
Gelenkblutungen 78
Gelenkschwellung
- Hämophilie A 77
- rheumatisches Fieber 161
Gesichtszüge, asymmetrische 13
Gewichtsabnahme 65
- Diabetes mellitus 53
- Morbus Crohn 41
- Non-Hodgkin-Lymphom 141
- rheumatisches Fieber 161
Gewichtszunahme
- Diabetes insipidus 81
- fehlende 61
- Morbus Cushing 117
Gliadin, Zöliakie 198
Glomerulonephritis 134
Glutenfreie Ernährung 200
Glutenunverträglichkeit 198
Gnomenwaden 57
Gower-Zeichen 58

H

Hämatome 21
- Hämophilie A 77
Hämaturie 73
- DD 86
Hämodialyse 75
Hämolytisch-urämisches Syndrom (HUS) 74
Hämophilie 78
- Arthropathie 80
- Bildung von Hemmkörpern 79
Harnwegsinfektion 158
- Chemoprophylaxe 160
Heimlich-Manöver 71
Hepatoportoenterostomie nach Kasai 63
Hepatosplenomegalie
- ALL 67
- infektiöse Mononukleose 90
Herzinsuffizienz
- rheumatisches Fieber 164
- Ventrikelseptumdefekt 183

Hirsutismus 120
HIV-Infektion
– CDC-Klassifikation 186
– Diagnostik 187
– Stadieneinteilung 186
– Therapie 187
– vertikale 186
Husten
– akuter Anfall 69
– bellender 153
– Pneumonie 150
– trockener 169
Hypalbuminämie 134
Hyperbilirubinämie 139
– direkte 140
– indirekte 140
– Sepsis 127
Hyperkortisolismus 106
Hyperlipidämie, nephrotisches Syndrom 134
Hyperlordose 59
Hypertonie, pulmonale 183
Hypertrophe Pylorusstenose 130
Hypokaliämie, bei hypochlorämischer Alkalose 130
Hypophysenadenom 120
Hypothyreose, konnatale 110
Hypsarrhythmie 191

I
IgA-Nephritis 86
Ikterus
– Icterus neonatorum 138
– Icterus prolongatus 61
– konnatale Hypothyreose 109, 110
– Neugeborene 137
Immundefekt
– klinische Warnsignale 10
– primärer 10
Immunthrombozytopenie, akute 22, 78
Impfempfehlung bei rheumatischen Erkrankungen 99
Infekte, gehäufte 9
Infektiöse Mononukleose 90

Insulin-like Growth Factor (IGF1) 106
Insulintherapie 55
Interkostale Einziehungen 49
Invagination 94
Iridozyklitis 98
ITP, *Siehe* Immunthrombozytopenie

J
Jones-Kriterien 162
Juvenile idiopathische Arthritis (JIA) 98

K
Kawasaki-Syndrom 102
– Schuppung der Haut 103
– Therapie 103
Kent-Bündel 50
Kernikterus 140
Kernig-Zeichen 38
Ketoazidose 54
Kissing Disease 90
Kleinwuchs 105, 179
– familiärer 108
Kloni 165
Kniegelenksschwellung 97
Knochenalter 108, 179
Knochenmarksinsuffizienz 67
Knochentuberkulose 30
Knochentumoren
– Stadieneinteilung 147
– TNM-Klassifikation 147
Koagulopathie 78
Koronaraneurysmen 103
Kortisol, erniedrigtes 6
Krebsscherenphänomen 95
Kretinismus 111
Kurzdarmsyndrom 123
Kussmaul-Atmung 54

L
Lacklippen 101
Laryngitis, subglottische 154
Late-Onset-Sepsis 126
Lennox-Gastaut-Syndrom 192

Leukämie 115
– akute lymphatische 66
– B-Zell- 142
Leukozytopenie 174
Lidödeme 133, 135
Links-Rechts-Shunt 182
Liquorbefund
– bakterielle vs. virale Meningitis 38, 115
– Meningitis vs. Neuroborreliose 14
Lobärpneumonie 150
– Röntgen 151
Lungenabszess 152
Lupus erythematodes 174
Lyme-Borreliose 14
Lymphadenopathie 65, 185
– Kawasaki-Syndrom 101
– zervikale 89
Lymphknotenschwellung, schmerzlose zervikale 141
Lymphom
– großzellig-anaplastisches 143
– kleinzelliges 142
– lymphoblastisches T-Zell- 143
Lymphozytose, atypische 91

M
Magenperistaltik, sichtbare 130
Makroglossie 110
Makrohämaturie, schmerzlose 85
Meckel-Divertikel 95
Mekoniumileus 46
Meningitis 114
– bakterielle 38
– bakterielle, Erreger 38
– Borrelien 15
– Therapie 115
Meningokokkensepsis 114
– Therapie 115
Meningoradikuloneuritis 15
Meryon-Zeichen 60
Morbus Bruton 10
Morbus Crohn, Differenzialdiagnose 42

Morbus Cushing   118
Morbus Werlhof   23
Mukoviszidose   46
Mundwinkel, hängender   13
Muskeldystrophie Duchenne   58, 59
Muskelschwäche   57
Muskelschwund   120
Myxödeme   110

N

Nachtschweiß   66
– B-Symptomatik   142
Nackensteifigkeit   38
Nasenflügeln   49
Nebennierenrindeninsuffizienz   7
Nekrotisierende Enterokolitis   122
– Bell-Klassifikation   123
Nephroblastom   194
– Stadieneinteilung   195
Nephrotisches Syndrom   134
Neugeborene, Infektionszeichen   127
Neugeborenenikterus   138
– Phototherapie   139
Neugeborenensepsis   128
Neuroborreliose   14
– Therapie   16
Neuronenspezifische Enolase   194
Nierentumor   194
Nierenversagen, akutes   74
Non-Hodgkin-Lymphom   142

O

Obstruktionssyndrom, distales intestinales (DIOS)   46
Ödeme
– HUS   73
– nephrotisches Syndrom   136
Osteomyelitis   146
– akute   30
– Röntgenbild   31
– spezifische   30
Osteoporose   120
Osteosarkom   146

P

Pankreasinsuffizienz, exokrine   46
Pankreatitis, zystische Fibrose   46
Panzytopenie   174
Parästhesien, hemifaziale   165
Paul-Bunnell-Antikörper   91
Peritonealdialyse   75
Petechien   21, 65, 67
– Meningokokkensepsis   113
Pfeiffer-Drüsenfieber   90
Philadephia-Chromosom   68
Photic Driving   3
Phototherapie   138
Pilokarpiniontophorese   47
Plasmapherese   75
Pleuraempyem   152
Pneumatosis intestinalis   123
Pneumokokken, atypisches HUS   74
Pneumonie   150
– bakterielle   150
– Erreger   151
– interstielle   150
– nekrotisierende   150
– RSV   171
– verkäsende   150
Polydipsie   54
– Diabetes insipidus   81
– psychogene   82
Polyurie
– Diabetes insipidus   81
– Diabetes mellitus   53
Probiotika, Gastroenteritis   19
Proteinurie   134
Pseudokidney Sign   95
Pseudokrupp   154
Pubertas tarda   179
Purpura Schoenlein-Henoch   78, 114
Pyarthros   30
Pyelonephritis   158
– akute   160
Pyknolepsie   2
Pyloromyotomie   131
Pylorusatresie   131
Pyoderma gangraenosum   43

R

Racecadotril, Gastroenteritis   19
Reentry-Tachykardie   50
Reflux, vesikoureteraler   159
Rehydratation   18
– Diabetes mellitus   55
Reizleitung, gestörte   50
Respiratory-Syncytial-Virus (RSV)   170
Rheumaknötchen   162
Rheumatisches Fieber   162
– Komplikationen   164
Rolando-Epilepsie   166, 167
RSV-Infektion   170
– Prophylaxe   171
– Röntgen   170

S

Salzverlust   6
Säuglingsosteomyelitis   32
Scapulae alatae   57, 58
Schießscheibenphänomen   94
Schleimhautblutungen   22
Schweißtest, zystische Fibrose   47
Schwitzen   33, 181
Sepsis
– Early-Onset-   126
– Late-Onset-   126
– neonatale   126
– neonatale, Therapie   127
– nosokomiale   127
Shiga-like-Toxin   74
Shunt-Umkehr   183
SIRS   126
Sklerenikterus   61, 137
Skrotalödem   135
Somnolenz   5
Speichelfluss   165
Spike-and-Wave-Komplexe   2
Sprechstörung   165
Stammfettsucht   120
Status epilepticus   27, 192
Stiernacken   120
Still-Syndrom   99
Streptokokken, Gruppe A   162
Striae rubrae   120

Stridor 69
– inspiratorischer 153
Stuhl
– acholischer 63
– blutig-schleimiger 93
Supraventrikuläre Tachykardie (SVT) 50
Systemischer Lupus erythematodes (SLE) 174
Systemisches inflammatorisches Response-Syndrom (SIRS) 126

T
Tabaksbeutelgesäß 198
Tachydyspnoe 169
Tachykardie 49
Thorax, überblähter 46
Thrombozytopenie
– HUS 74
– isolierte 22
Thrombozytose, nephrotisches Syndrom 134
Tonsillitis 26
– infektiöse Mononukleose 90
Transglutaminase-AK 178, 199
Triangular Cord Sign 63
Trinkschwäche 5, 33
– Icterus neonatorum 137

– konnatale Hypothyreose 109
– nekrotisierende Enterokolitis 122
– neonatale Sepsis 125
– Pneumonie 150
Trinkunlust, Ventrikelseptumdefekt 181

U
Übergewicht, Morbus Cushing 117
Ullrich-Turner-Syndrom 107, 178, 179
– Chromosomenanalyse 179
Urin
– roter, DD 86
Uveitis 98

V
Vaskulitis, akute allergische 114
Ventrikelseptumdefekt 182
Virilisierung 6
Vollmondgesicht 120
von-Willebrand-Syndrom 78

W
Wachstumshormonmangel 106, 108
Wachstumsstillstand 117, 177

WAGR-Syndrom 195
West-Syndrom 190
– EEG 190
– Therapie 191
Wilmstumor 194
Wolff-Parkinson-White-Syndrom 50
Wundheilung, schlechte 9

Z
Zahnfleischblutungen 22
Zeckenbiss 14
Zöliakie 107, 178, 198
– Diagnose 199
Zuckungen, symmetrische 189
Zyanose
– bakterielle Meningitis 37
– Fremdkörperaspiration 69
– untere Extremität 34
– zentrale 183
Zystische Fibrose 46
– Schweißtest 47